W0255931

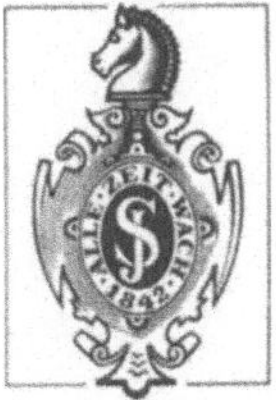
ALLE ZEIT WACH
1842

Emil Alfred Zimmer · Marianne Zimmer-Brossy

Röntgen-Fehleinstellungen

erkennen und vermeiden

Zweite, völlig neubearbeitete Auflage

Mit 200 Einzelabbildungen

Springer-Verlag Berlin Heidelberg New York 1979

E. A. Zimmer, Professor Dr., Röntgeninstitut Aarbergerhof, CH-3011 Bern

Marianne Zimmer-Brossy, Röntgeninstitut Aarbergerhof, CH-3011 Bern

ISBN-13: 978-3-540-09181-3 e-ISBN-13: 978-3-642-67187-6
DOI:10.1007/978-3-642-67187-6

CIP-Kurztitelaufnahme der Deutschen Bibliothek
Zimmer, Emil A.: Röntgen-Fehleinstellungen – erkennen und vermeiden (E. A. Zimmer, Marianne Zimmer-Brossy)
2., völlig neubearb. Auflage. Berlin, Heidelberg, New York: Springer 1979
NE: Zimmer-Brossy, Marianne (Mitarb.)

Vorwort zur zweiten Auflage

Die erste Auflage des Buches war überraschend kurzfristig vergriffen. Dieser Erfolg veranlaßte den Verlag, bei der vorliegenden zweiten Auflage unserem langgehegten Wunsch zu entsprechen, nämlich die Bilder als Negative zu reproduzieren. Jedes Original-Röntgenbild kann somit mit der entsprechenden Abbildung im Buch direkt verglichen werden. Für den Unerfahrenen ist damit das „bildmäßige" Umdenken nicht mehr nötig.
Obwohl sich einige Ergänzungen und Erweiterungen als unumgänglich erwiesen, haben wir uns bemüht, die von vielen Lesern begrüßte straffe Darstellung beizubehalten, ohne dabei die notwendige Prägnanz aufzugeben.
Erfreuliche Anregungen erhielten wir von Herrn Dr. W. Pohl, leitendem Arzt der Radiologischen Abteilung am St.-Franziskus-Hospital in Köln, einem als Lehrer zur Ausbildung von Röntgenassistentinnen besonders Erfahrenen. Wir haben vieles berücksichtigt und danken ihm für die guten Ratschläge im Interesse der Ausbildung unserer Mitarbeiter.
Herr E. Grob, Bern, unterzog sich der schwierigen Umkopierarbeit und fertigte diese Negativkopien, wie stets, mit seiner großen Sach- und Fachkenntnis vorzüglich an.
Herr Dr. H.G. Oeri, Basel, stand uns wie eh und je beratend zur Seite und, wie schon so oft, dürfen wir ihm auch jetzt wiederum herzlich danken.

Bern, Sommer 1979

E.A. Zimmer
Marianne Zimmer-Brossy

Vorwort zur ersten Auflage

Die Begutachtung von Röntgenaufnahmen in medizinischer Beziehung ist Sache des Arztes. Die Beurteilung der technischen Qualität, im Hinblick auf die Belichtung des Films und die richtige Einstellung, gehört zum Berufskreis einer versierten technischen Assistentin bzw. eines Assistenten. Eine diesbezügliche gezielte Ausbildung und Schulung fehlte aber bisher. Manchen Arzt interessiert auf dem Röntgenbild nur die diagnostische Ausbeute, auch wenn diese nur knapp genügt; um die technische Qualität der Röntgenaufnahme kümmert er sich kaum.

Die Mehrheit aller röntgenologisch tätigen praktischen Ärzte und Fachärzte ist sich jedoch ihrer Verantwortung bewußt. Sie pflegen eine gute medizinische Arbeit mit tadelloser Technik, sowohl im Labor als auch im Röntgenbetrieb. Häufig fehlen diesen Ärzten jedoch ausreichende Kenntnisse in Einstelltechnik, so daß sie bei Vorlage schlechter Röntgenaufnahmen Mühe haben, den richtigen Rat zur Verbesserung der Einstellung zu erteilen.

Frik, Stieve u.a. stellen fest, daß Fehlaufnahmen durch Personal mit mangelnder Erfahrung nicht nur aus materiellen und zeitlichen Gründen unrationell sind, sondern zudem gefährlich sein können im Hinblick auf den Strahlenschutz.

Marianne Brossy hat seinerzeit bei Bearbeitung des einstelltechnischen Teiles unseres „Lehrbuches der röntgendiagnostischen Technik" einer Forderung von Frik schon entsprochen, nämlich die Aufnahmetechnik durch vermehrte Standardisierung der Patientenlagerung und der Röhreneinstellung zu verbessern. In diesem Zusammenhang haben wir erstmals auf einige wenige, häufig vorkommende Fehlaufnahmen hingewiesen und waren überrascht über das positive Echo in allen Buchbesprechungen.

Die Bedeutung des Problems der Erkennung und Beurteilung von Fehleinstellungen für die tägliche Praxis hat uns veranlaßt, hier systematisch und mit reichem Bildmaterial über die häufigsten falschen Einstellungen zu berichten; ein solches Werk fehlt nämlich bis jetzt im deutschen und im ausländischen Schrifttum.

Um das Buch so kurz und so handlich wie möglich zu halten, haben wir uns auf die wichtigsten Standardaufnahmen beschränkt und verzichten überdies auf die Aufzählung von Fehlern wie: veratmete, verwackelte, unter- und überbelichtete Bilder, da diese Mängel leicht erfaßbar sind und sich ohne weiteres vermeiden lassen.

Hingegen beschreiben wir eingehend jene charakteristischen Markierungspunkte und -linien, die zu kontrollieren sind, um die technische Güte einer Röntgenaufnahme festzustellen.

Die Kenntnis der typischen Aspekte auf einem richtig eingestellten Röntgenbilde ist auch die Vorbedingung zur Erfassung des Bildes einer Fehleinstellung, das ja ebenfalls ein charakteristisches Aussehen besitzt. Die richtige Deutung eines falsch eingestellten Bildes erlaubt dann, auch die Ursache des Fehlers abzulesen, sei es eine falsche Zentrierung, sei es eine falsche Lagerung. So ist ohne Schwierigkeiten eine gezielte Korrektur der Aufnahme möglich.

Um unnötige Repetitionen von Röntgenaufnahmen zu vermeiden, was sich allein schon aus Strahlenschutzgründen aufdrängt, wird am Schlusse eines jeden Abschnittes angefügt, in welchen Fällen eine verfehlte Aufnahme aus medizinischen Indikationen zu wiederholen ist.

Unser Freund und langjähriger Berater, Herr Dr. H.G. OERI, Basel, stand uns nach Abfassung des Manuskriptes und bei der Durchsicht der Korrektur wiederum als kritischer Prüfer mit seiner großen Erfahrung bei; seine Gewissenhaftigkeit erleichterte uns die Arbeit. Wir möchten ihm an dieser Stelle, wie stets, unseren herzlichen Dank ausdrükken.
Die gute Bebilderung des Buches verdanken wir dem photographischen Können von Herrn E. GROB, Bern; er hat sich bei der Herstellung qualifizierter Kopien in ganz besonderem Maße eingesetzt.
Wir danken erneut den Verantwortlichen des Springer-Verlages, Heidelberg, und allen seinen Mitarbeitern für die große Mühe bei der Vorbereitung und Herstellung des vorliegenden Buches. Wir sind dankbar, daß wir darin die gleiche vorzügliche Drucklegung und Bildwiedergabe finden, die schon unser Lehrbuch auszeichnet, als notwendige Vorbedingung für ein erfolgreiches Studium dieses aus und für die Praxis konzipierten Nachschlagewerkes.
Wir hoffen, daß sich damit im röntgenologischen Schrifttum eine wichtige Lücke schließt!

Bern, Winter 1976

E.A. ZIMMER
MARIANNE BROSSY

Inhaltsverzeichnis

Obere Extremität

Schulter

Schädel

Wirbelsäule

Becken und untere Extremität

Obere Extremität

Handwurzel: dorso-volar und für das Os scaphoideum (Os naviculare)

Erkennungsmerkmale der richtigen Einstellung (Abb. 1)

A. Alle **Handwurzelknochen** müssen samt ihren Interkarpalräumen, sowie dem distalen Unterarmabschnitt und den proximalen Metakarpalien übersichtlich abgebildet sein, was nur bei senkrechter Zentrierung auf das Lunatum zu erreichen ist.

Auf einer guten Aufnahme **(Abb. 1)** überdeckt die Gelenkfläche des Radius nur als schmales Oval von Millimeterbreite den proximalsten Teil des Os scaphoideum und des Os lunatum. Die Gelenkfläche der Ulna liegt in gleicher Höhe wie jene des Radius. Das Scaphoid und das Lunatum überdecken sich nur geringfügig in den Randzonen.

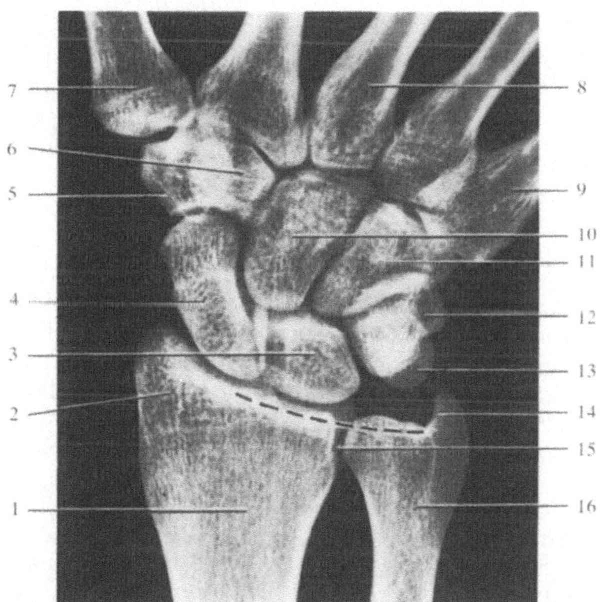

Abb. 1. Handwurzel (Carpus), dorso-volar, richtige Einstellung

1 Speiche / *Radius*
2 Griffelfortsatz der Speiche / *Processus styloideus radii*
3 Mondbein / *Os lunatum*
4 Kahnbein / *Os scaphoideum (Os naviculare)*
5 Großes Vieleckbein / *Os trapezium (Os multangulum majus)*
6 Kleines Vieleckbein / *Os trapezoideum (Os multangulum minus)*
7 1. langer Mittelhandknochen / *Os metacarpale I* oder *pollicis*
8 3. langer Mittelhandknochen / *Os metacarpale III*
9 5. langer Mittelhandknochen / *Os metacarpale V*
10 Kopfbein / *Os capitatum*
11 Hakenbein / *Os hamatum*
12 Dreiecksbein / *Os triquetrum*
13 Erbsenbein / *Os pisiforme*
14 Griffelfortsatz der Elle / *Processus styloideus ulnae*
15 Radioulnargelenk
16 Elle / *Ulna*

Die Handwurzel *(Carpus)* besteht aus den kleinen Handwurzelknochen *(Karpalknochen)*, die durch Gelenkräume *(Interkarpalgelenke)* voneinander getrennt werden.

Das Gelenk *(Articulatio)* zwischen den kleinen Handwurzelknochen und den langen Mittelhandknochen *(Metacarpalia)* ist das *Karpo-Metakarpal*-Gelenk.

Die Gelenkflächen (gestrichelte Linie) von *Radius* und *Ulna* liegen in gleicher Höhe

B. Zur Untersuchung des **Scaphoids** muß eine spezielle Darstellung verlangt werden: bei größtmöglicher Längsstreckung des Kahnbeins, so daß dieses weitgehend parallel zur Filmebene steht. Diese zweckmäßige Scaphoideinstellung ist aber nur zur Untersuchung dieses Handwurzelknochens richtig, jedoch nicht zur Darstellung des ganzen Verbandes der Handwurzelknochen.

Häufige Fehler und ihre Ursache bzw. Behebung

1. Beachte: Eine Aufnahme der ganzen Hand mit Zentrierung auf das Mittelfingergrundgelenk kann ein verzerrtes Bild der Handwurzel ergeben. Je nach der diagnostischen Fragestellung hat man entweder eine Zentrierung für eine Aufnahme der ganzen Hand vorzunehmen oder für eine der Handwurzel (Zentralstrahl auf das Lunatum gerichtet).

2. Die Gelenkfläche der Speiche **(Abb. 2)**, die sich statt strichförmig oder in einem schmalen Oval als großes, hohes Oval abbildet, verschattet unter Umständen Kahn- und Mondbein, die diagnostisch oft wichtig sind. Bei dieser Fehlprojektion wird auch die Spitze des Griffelfortsatzes der Ulna verdeckt, also gerade jene Stelle, die gerne absplittert. Die hohe Gelenkfläche des Radius ist bei dieser Projektion auch dadurch charakterisiert, daß das Oval distal eine zarte Begrenzungslinie, proximal hingegen eine kräftiger markierte aufweist.
   Die Gelenkfläche der Ulna ragt gegenüber dieser kräftigen Begrenzungskontur des Radius nach distal vor, steht also „eine Stufe höher". Es entsteht dadurch für einen nicht-versierten Beobachter das Bild der klinisch bedeutungsvollen Längenzunahme der Ulna, nämlich der sogenannten Plusvariante der Ulna nach Hultén. Bei Begutachtungen eine schlimme Fehldiagnose!

   Ursache:
   Zentrierung bei (geringfügig) von proximal einfallendem Strahlenbündel.
   Der Einfall der Röntgenstrahlen von proximal her kann bedingt sein durch geringfügige Schwenkung der Röntgenröhre, ellbogenwärts, in unserer Abb. 2 um 8°, was schon genügt.

   Korrektur:
   Richtige Einstellung der Röntgenröhre mit absolut senkrechter Zentrierung. Ellbogen, Unterarm und Handballen müssen alle flach auf dem Tisch aufliegen.

3. Eine gegenteilige Einstellung entsteht durch Röhrenschwenkung fingerwärts, d.h. Zentralstrahlrichtung von distal, und ergibt das Bild einer fast strichförmig schmalen Gelenkfacette des Radius **(Abb. 3)**, deren Achse in gleicher Höhe wie jene der Ulna liegt. Bei dieser Projektion überdecken sich Mondbeinvorderhorn und Kopf- bzw. Hakenbein erheblich.
   Diese „Fehleinstellung" ist jedoch anderseits von **Vorteil für die Beurteilung des Kahnbeines:** dieses erscheint dann atypisch langgestreckt bis zu einer Röhrenschwenkung von 10°, darüber hinaus längsverzerrt (Abb. 3, mit Einfallswinkel 25°), wobei weitere, zum Teil grobe Bildverzerrungen entstehen.

4. Die Längsachse des Os scaphoideum steht, bei aufgelegter flacher Hand, gekippt, mit ihrem distalen Teil filmnahe,

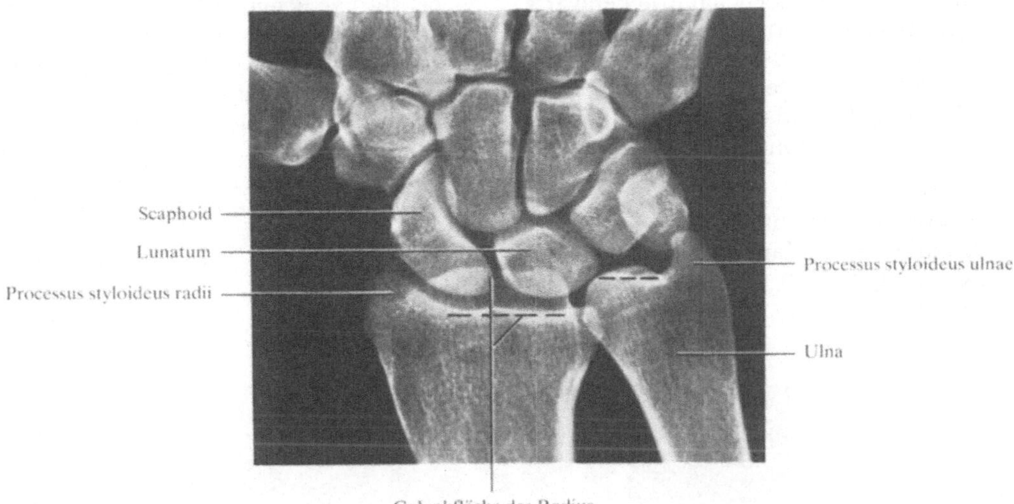

Abb. 2. Fehleinstellung der Handwurzel, dorso-volar
Starke Überlagerung von Scaphoid und Lunatum durch die Gelenkfläche des Radius.
Spitze des Processus styloideus ulnae wird vom Pisiforme überschnitten.
Gelenkfläche (gestrichelt) der Ulna überragt stufenförmig die proximale stark markierte Gelenkfläche (ebenfalls gestrichelt) des Radius

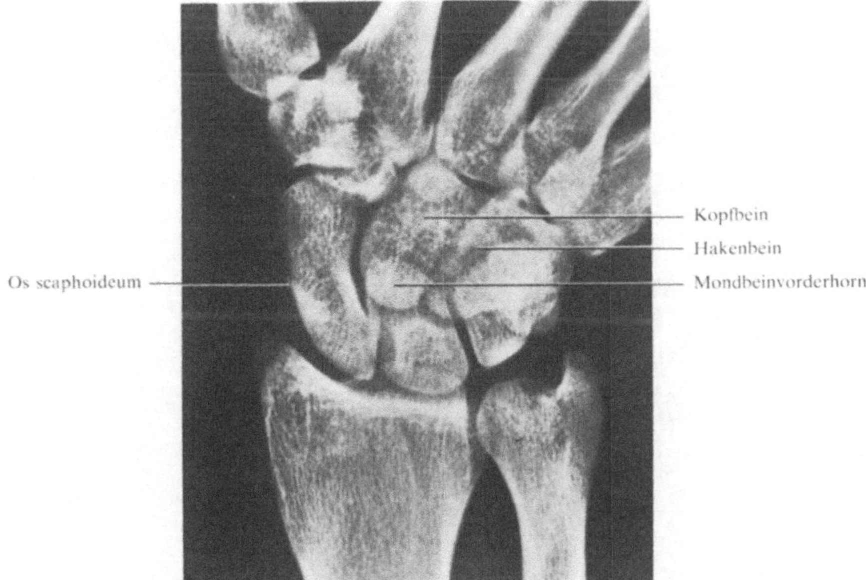

Abb. 3. Fehleinstellung der Handwurzel, dorso-volar,
aber mäßig gute Darstellung für **eine Aufnahme des Os scaphoideum** (Os naviculare), vgl. **Abb. 6.**
Atypisch langgestrecktes Kahnbein und weitere Verzerrungen (bei Einfallswinkel von 25° von distal)

mit dem proximalen handrückenwärts, mit anderen Worten, schräg im Handwurzelverband. Der Knochen stellt sich dadurch verkantet und verkürzt dar (**Abb. 4** und **5** sind somit für die Beurteilung des Os scaphoideum ungeeignet).

Korrektur:
Man muß zur richtigen Darstellung des Kahnbeines die Hand kräftig nach lateral (kleinfingerwärts) abduzieren und dies bei starker Beugung im Fingerend- und -grundglied des zweiten bis fünften Fingers. Durch diese Abhebung der distalen Hand vom Film stellt sich die Achse des Kahnbeines parallel zur Filmebene ein, so daß es übersichtlich, frei und in ganzer Länge projiziert (ähnlich wie bei der unter 3 beschriebenen Zentralstrahlrichtung, von distal her) und gut beurteilbar wird **(Abb. 6).**

4

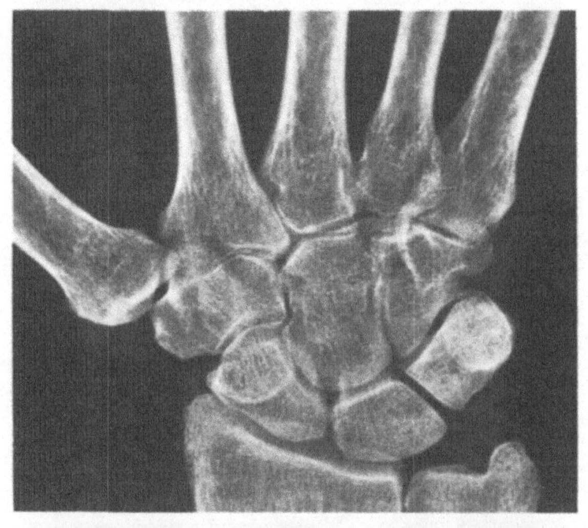

5

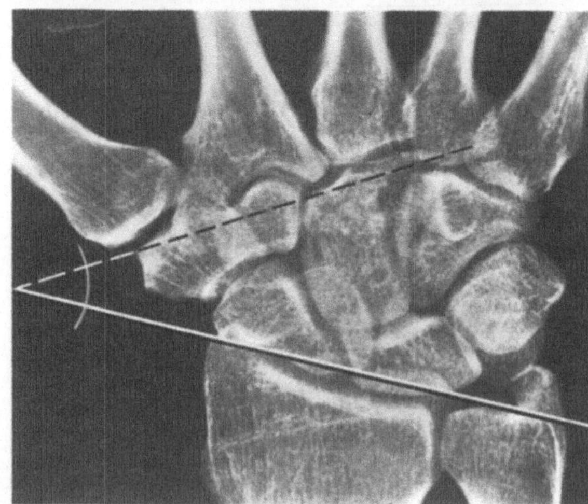

Abb. 4 und 5. Fehleinstellung der Handwurzel, dorso-volar
Das Os scaphoideum ist verkürzt und verkantet abgebildet und wird vom Os capitatum überdeckt.
Daumen und Metacarpale I sind abgespreizt.
Die Achse des Handgelenkes (ausgezogene Linie) trifft sich im spitzen Winkel mit der Achse des Karpo-Metakarpal-Gelenkes (gestrichelte Linie)

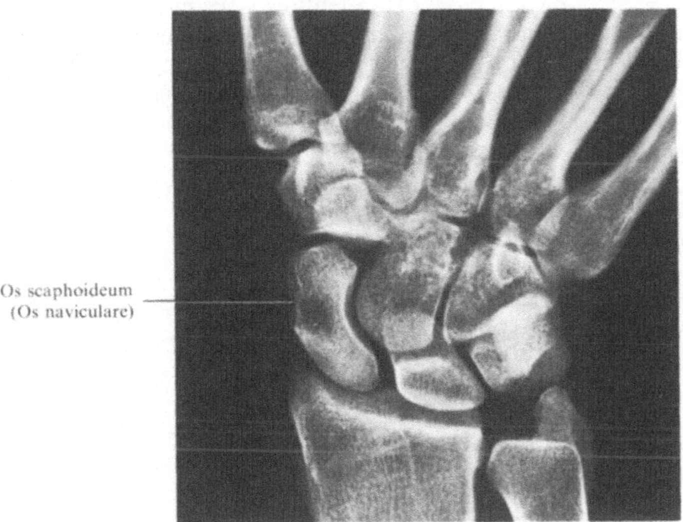

Abb. 6. Handwurzel, speziell für Os scaphoideum, richtige Einstellung
Darstellung des Kahnbeines in ganzer Länge und ohne störende Überdeckung

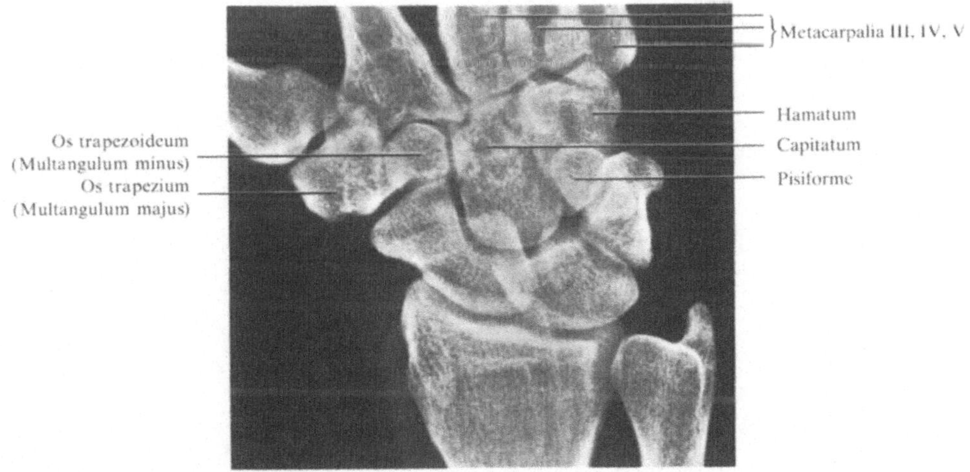

Abb. 7. Fehleinstellung der Handwurzel, dorso-volar
Überlagerungen der Metacarpalia III–V, von Scaphoid / Capitatum / Lunatum / Radius und von Capitatum / Hamatum / Pisiforme

5. Überdeckung des proximalen Teiles des Kahnbeines durch den Griffelfortsatz des Radius, sowie durch das Lunatum und das Capitatum, zudem Überlagerung von Capitatum, Hamatum und Pisiforme einerseits und von Metacarpale III, IV und V andererseits resultieren ebenfalls aus einer falschen Handstellung **(Abb. 7).**

Ursache
dieser Fehleinstellung ist die Wölbung des Handtellers, wobei sich dieser nur knapp auf den Daumen- und, vor allem auf den Kleinfingerballen abstützt.
Ein Vorteil dieser Projektion sei jedoch erwähnt: Die Multangula und die Basis von Metacarpale I + II liegen schön nebeneinander.

Korrektur:
Der Handteller muß bei der Aufnahme flachgedrückt auf dem Film liegen.

Wiederholung der Aufnahme

Bei jeder verkürzten oder verkanteten Darstellung des Kahnbeines, wenn Frakturverdacht besteht.

Bemerkung

Ein feiner Einriß in einem Handwurzelknochen entzieht sich häufig der Darstellung. Bei einem solchen Frakturverdacht empfiehlt es sich, mehrere Aufnahmen der Handwurzel vorzunehmen bei verschiedener (aber nur geringer!) Röhrenschwenkung für die einzelnen Bilder.

*Aufnahmetechnik bei Zimmer-Brossy**
Einstellungs-Nr. 13 (2. Aufl.), 13 (3. Aufl.).

---

* **Zimmer-Brossy,** Lehrbuch der röntgendiagnostischen Technik für Röntgenassistentinnen und Ärzte. Zweite, neubearbeitete Auflage 1974. Springer-Verlag Berlin-Heidelberg-New York.

Die dritte Auflage ist in Vorbereitung und erscheint 1980.

Handwurzel: Profilaufnahme

Erkennungsmerkmale der richtigen Einstellung (Abb. 1)

A. Scaphoid und Lunatum müssen sich auf der Aufnahme genau überdecken. Der distale Teil des Kahnbeines ragt mit seinen fingernahen Teilen selbstverständlich nach volar vor.

B. Die basalen Abschnitte der langen Mittelhandknochen, also von Metacarpale II–IV, sind ineinander projiziert.

C. Metacarpale I und Trapezium bilden sich vor der eben erwähnten Gruppe ab.

D. Die Gelenkmulde des Radius „umgreift" das Lunatum.

E. Die Gelenkflächen von Radius und Ulna enden in gleicher Höhe, ihre Kanten überschneiden sich.

F. Die Epiphysenzone der Ulna liegt praktisch innerhalb jener des Radius.

Häufige Fehler und ihre Ursache bzw. Behebung

1. Es mag überraschend klingen, ist aber eine Erfahrung, daß Subluxationen im

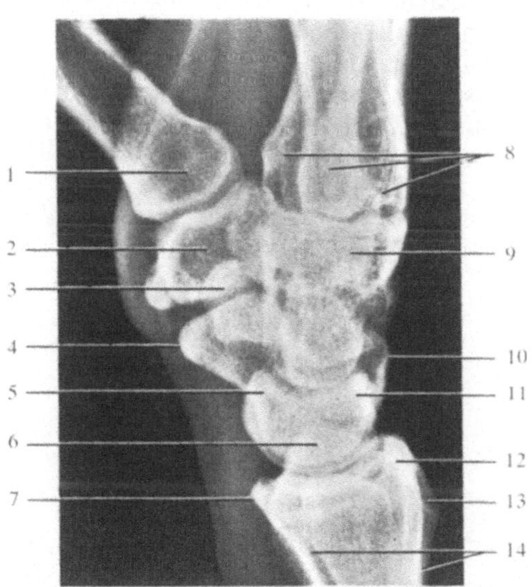

Abb. 1. Handwurzel, Profilaufnahme, richtige Einstellung

1 1. Mittelhandknochen / *Metacarpale I*
2 Großes Vieleckbein / *Trapezium (Multangulum majus)*
3 Erbsenbein / *Pisiforme*
4 Kahnbein, distaler Teil / *Os scaphoideum (Naviculare)*
5 Mondbein, Vorderhorn / *Lunatum*
6 Griffelfortsatz der Speiche (innerhalb des Mondbeines) / *Processus styloideus radii*
7 Speiche, Vorderkante / *Radius*
8 2.–5. Mittelhandknochen / *Metacarpalia II–V*
9 Hakenbein, Kopfbein, kleines Vieleckbein / *Hamatum, Capitatum, Os trapezoideum (Multangulum minus)*
10 Dreiecksbein (Rückseite) / *Triquetrum*
11 Mondbein, Hinterhorn / *Lunatum*
12 Griffelfortsatz der Elle / *Processus styloideus ulnae*
13 Speiche (Rückseite) / *Radius*
14 Elle (Vorder- und Rückseite) / *Ulna*

Handgelenk oft übersehen werden, nur deshalb, weil die Handwurzel nicht exakt im Profilstrahlengang aufgenommen wurde.

2. Projektion des gelenknahen Scaphoidteiles vor das Lunatum resultiert, wenn die Hand zu stark in Pronation steht, also volarwärts gekippt ist, in Richtung des Daumens.

   Korrektur:
   Die Grundgelenke des zweiten bis fünften Fingers müssen absolut senkrecht zum Film stehen.

3. Der distale Teil des Kahnbeines projiziert sich weitgehend in den Verband der distalen Reihe der Handwurzelknochen, also ins Hamatum und Capitatum.

   Ursache:
   Die Hand wurde zu stark zur Rückhand geneigt, d.h. in Supination. Es bildet sich dadurch, ähnlich wie später in Abb. 3, die, wie anschließend besprochen wird, noch andere Fehleinstellungen zeigt, der Ulnarschaft vor, also volar vom Radius ab.

   Korrektur:
   Die Grundgelenke des zweiten bis fünften Fingers müssen senkrecht auf der Filmebene stehen.

4. Ein häufiger Fehler, der zudem noch leicht übersehen wird, ist die Schrägprojektion der Handgelenkachse **(Abb. 2)**, wobei sich die Spitze des Griffelfortsatzes des Radius sogar ins Hamatum projiziert. Es überdecken sich weder die Gelenkfacette von Scaphoid und Lunatum einerseits, noch von Radius und Ulna andererseits. Sie projizieren sich jeweils untereinander, statt ineinander. Die Ulna erscheint verkürzt.
   Distaler Teil des Os scaphoideum und des Os pisiforme überdecken sich.

   Ursache
   ist ein falscher Einfallswinkel des Zentralstrahles, nämlich von proximal. Dies beruht meist auf falscher Lagerung des Unterarmes, wenn dieser vom Handgelenk weg nicht flach auf dem Tisch aufliegt, sondern abgewinkelt ist, mit angehobenem Ellbogen.

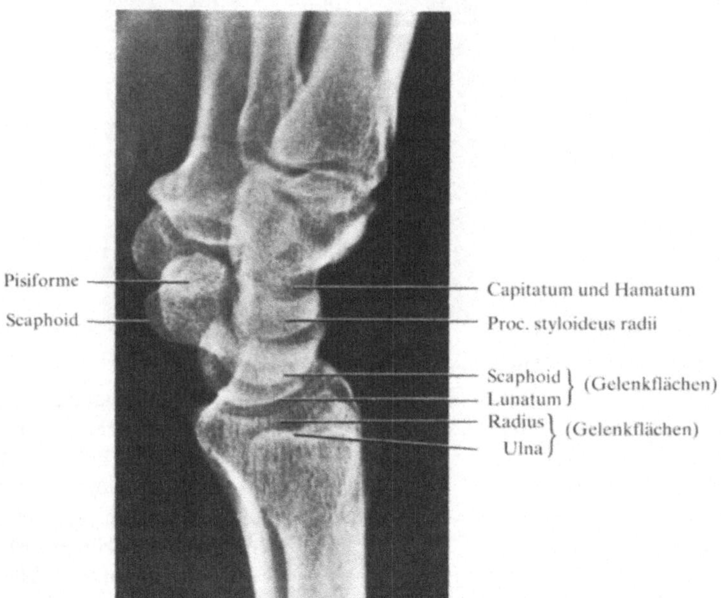

Abb. 2. Fehleinstellung einer Profilaufnahme der Handwurzel
Gelenkfacetten von Ulna und Radius einerseits, von Lunatum und Scaphoid andererseits fallen bildmäßig jeweils nicht zusammen, sondern projizieren sich untereinander.
Die Spitze des Processus styloideus radii überdeckt sogar das Capitatum in der distalen Handwurzelreihe

Korrektur:
Die Hand mit ihrer Kleinfingerfläche und der ulnare Rand des Unterarmes müssen sich genau in einer Ebene befinden, auf die, in Höhe des Handgelenkes, senkrecht zentriert wird.

5. Stehen die Achsen der Ulna und des Radius im spitzen Winkel zueinander und laufen erst im Gebiete des Handgelenkes zusammen, während die beiden Knochen bereits im Metaphysengebiet weit getrennt voneinander erscheinen, so liegt eine erhebliche Fehlhaltung des Unterarmes vor **(Abb. 3)**.
Dieser liegt im Ellbogengebiet mit seiner Rückfläche (Olecranon) auf (wie bei einer v.-d. Einstellung), ist jedoch im distalen Abschnitt, resp. mit der Hand gedreht, also in Profilstellung.
Die Ulna erscheint bei dieser Fehlhaltung überdies verlängert, denn durch die Pronation projiziert sich die Speiche längenmäßig verkürzt, so daß sich der Processus styloideus ulnae weit fingerwärts befindet und beinahe das Lunatumvorderhorn verdeckt.

Korrektur:
Der Patient muß seinen Ellbogen, den Vorderarm und die Hand streng im Profil lagern.

Wiederholung der Aufnahme

Fehleinstellung 1, 2 und 4 bei klinischer Fragestellung nach Subluxation der Handwurzel.

Bemerkung

Die Fehleinstellung 2 ist geeignet für Erkennung von **Ausrissen aus dem Triquetrum** [vgl. Zimmer-Brossy: Einstellung 16 (2. Aufl.), 17 (3. Aufl.)].
Fehleinstellung 3 läßt **Pisiformeverletzungen** gut erfassen [vgl. Zimmer-Brossy: Einstellung 17 (2. Aufl.), 18 (3. Aufl.)].
Aufnahmetechnik bei Zimmer-Brossy
Einstellungs-Nr. 14 (2. Aufl.), 15 (3. Aufl.).

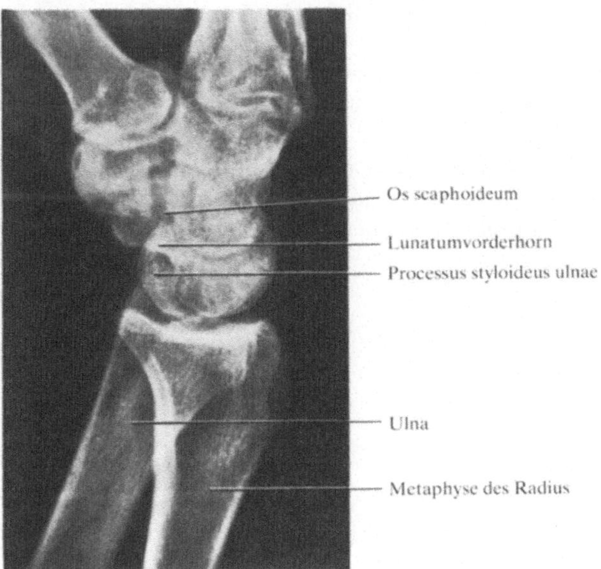

Abb. 3. Fehleinstellung einer Profilaufnahme der Handwurzel
Speiche und Elle im Metaphysengebiet weitgetrennt nebeneinander, wobei sich ihre Längsachsen im Handwurzelgebiet spitzwinklig schneiden.
Lange Ulna

Ellbogen: ventro-dorsale Aufnahme

Erkennungsmerkmale der richtigen Einstellung (Abb. 1)

A. Gelenkspalt zwischen Ober- und Unterarm muß deutlich dargestellt sein.

B. Radius und Ulna dürfen sich überlagern, aber nur ganz wenig an ihrem gemeinsamen Gelenk (Radioulnar-Gelenk).

C. Die Gelenkfläche des Radiusköpfchens muß sich als schmales Oval abbilden.

D. Die Achse des Radius und jene der Ulna verlaufen parallel.

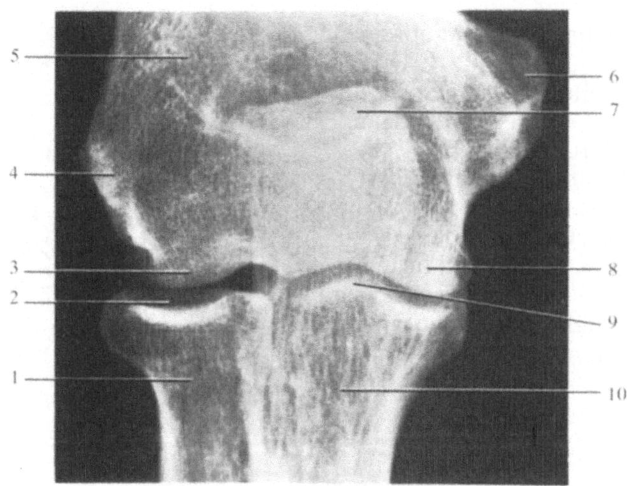

Abb. 1. Ellbogenaufnahme, ventro-dorsal, richtige Einstellung

Anatomische Erklärungen zum Ellbogengelenk / *Articulatio cubiti*

1 Speiche / *Radius*
2 Köpfchen des Radius / *Capitulum radii*
3 Köpfchen des Oberarmes / *Capitulum humeri*
4 *Epicondylus lateralis* des Humerus
5 Oberarm / *Humerus*
6 *Epicondylus medialis* des Humerus
7 *Olecranon* (überdeckt die *Fossa olecrani*)
8 Gelenkrolle des Oberarmes / *Trochlea humeri*
9 *Processus coronoideus* der Ulna
10 Elle / *Ulna*

Häufige Fehler und ihre Ursache bzw. Behebung

1. Der Gelenkspalt zwischen Humerus und Radiusköpfchen ist nicht ganz frei. Stellt sich dabei die Gelenkfläche des Radius strichförmig dar oder geringförmig oval (wie in Abb. 1), so war zwar die Lage des Unterarmes auf dem Untersuchungstisch richtig, der Humerus war aber statt flach schräg zum Tisch gestellt.

   Korrektur:
   Unter- und Oberarm des sitzenden Patienten müssen streng gestreckt gehalten werden und direkt auf dem Untersuchungstisch aufliegen.

2. Der Gelenkspalt zwischen Humerus und Radiusköpfchen ist nicht frei; die Gelenkfläche des Radiusköpfchens ist stark oval **(Abb. 2)** gezeichnet und verdeckt die Gelenkfläche des Humerus. Aus dieser Projektion der proximalen Gelenkfläche der Speiche kann man ablesen, daß der Unterarm, statt flach auf dem Tische zu lagern, schräg gehalten wurde. Mit anderen Worten: der Patient kippte den Unterarm mit Hand hoch, statt sie flach auf die Tischplatte zu legen, während der Humerus richtig parallel zur Filmebene angeordnet war.

   Korrektur:
   Wie unter 1 erwähnt, müssen Unter- und Oberarm streng gestreckt gehalten werden.

3. Radius und Ulna überkreuzen sich, so daß der Processus coronoideus der Ulna spornförmig vorspringt **(Abb. 3)**.
   Die Einstellung wurde in halb-schräger Projektion des Ellbogens vorgenommen, so daß auch der distale Humerusteil halb-schräg getroffen wurde und der Epicondylus radialis nicht mit seiner üblichen Größe vorspringt. All dies resultiert aus falscher Handhaltung: nämlich Drehung der Hand um 90° (=Daumen nach oben und damit Hand kleinfingerseits aufliegend).

   Korrektur:
   Die Rückhand muß bei der v.-d. Aufnahme des Ellbogens der Tischunterlage aufliegen.

4. Radius und Ulna überlagern sich über eine größere Strecke hinweg **(Abb. 4)**.

   Ursache:
   Der Unterarm wurde gesamthaft zu stark auf die Ulnaseite gedreht, infolge einer Innenrotation im Schultergelenk.

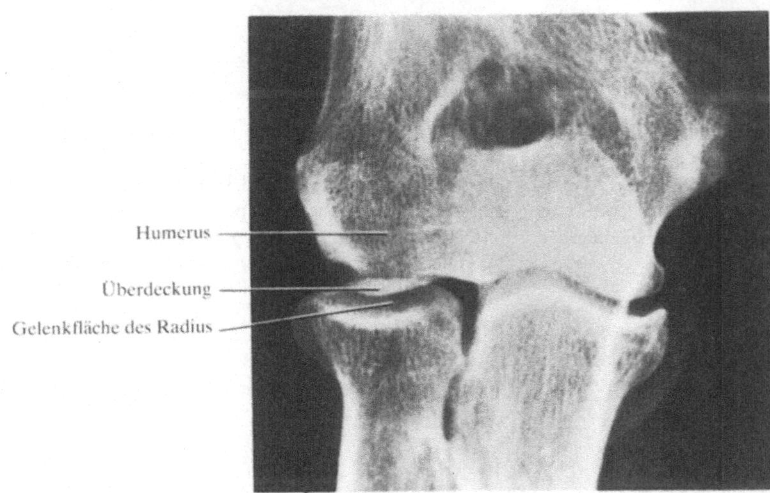

Abb. 2. Fehleinstellung einer ventro-dorsalen Ellbogenaufnahme
Gelenkfläche des Radius nicht strichförmig, sondern als breites Oval abgebildet und von der Gelenkfläche des Humerus zum Teil verdeckt

Korrektur:
Diese halb-schräge Projektion verbessert man durch absolute Flachlagerung von Unter- und Oberarm im Ellbogengelenk.

Wiederholung der Aufnahme

Bei nur geringfügiger Überschneidung wie in Position 1 und 2 ist keine Repetition nötig, wohl aber bei starker Überdeckung. Position 3 und 4 verlangen eine Wiederholung bei starker Überschneidung.

Bemerkung

Bei Patienten, die eine Streckhemmung im Ellbogen haben, macht man die Aufnahme nicht etwa in einer „Mittelstellung" (also nur mit dem Olecranon auf dem Tisch), sondern bei Flachlagerung des Unterarmes oder bei Flachlagerung des Oberarmes. Manchmal muß man beide Einstellungen versuchen.

Aufnahmetechnik bei Zimmer-Brossy
Einstellungs-Nr. 21 (2. Aufl.), 22 (3. Aufl.).

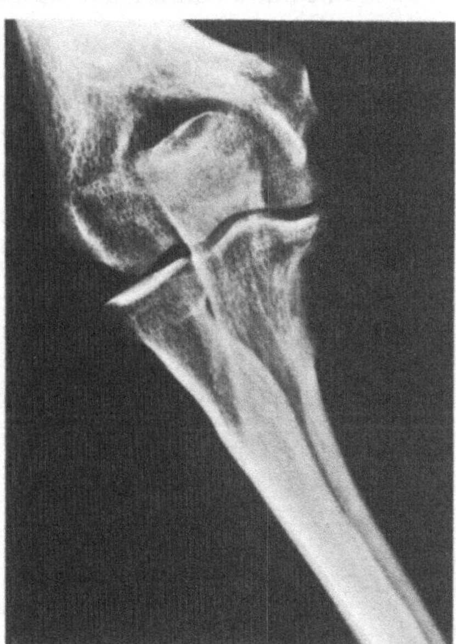

Abb. 3. Fehleinstellung einer ventro-dorsalen Ellbogenaufnahme
Die Achsen von Radius und Ulna überkreuzen sich in den mittleren Partien des Unterarmes, während im Ellbogengebiet Speiche und Elle nebeneinander liegen

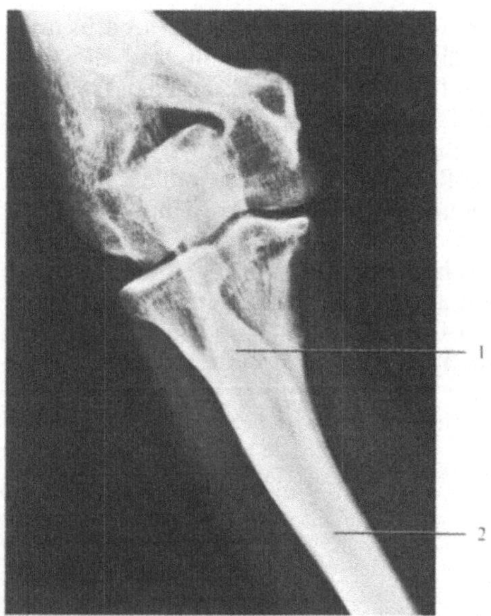

Abb. 4. Fehleinstellung einer ventro-dorsalen Ellbogenaufnahme
Die Achsen von Radius und Ulna laufen fast parallel bzw. ineinander, die Metaphysen (*1*) und die Diaphysen (*2*) überdecken sich praktisch.
Das Olecranon projiziert sich zentral ins Gelenkgebiet des Humerus

Ellbogen: Profilaufnahme

Erkennungsmerkmale der richtigen Einstellung (Abb. 1)

A. Die beiden Gelenkrollen des Oberarmes müssen sich auf einer seitlichen Aufnahme genau überdecken.

B. Das Radiusköpfchen ist in seinem vorderen Teil frei ohne jede Überlagerung. In seinen hinteren Abschnitten wird es vom vorderen Teil des Processus coronoideus verdeckt.

C. Die Spitze dieses Fortsatzes steht in fast gleicher Höhe wie die vordere Kontur des Radiusköpfchens.

D. Im Bereich des proximalen Unterarmes hat man zwischen den beiden Knochen, also zwischen Speiche und Elle, freien Durchblick.

Häufige Fehler und ihre Ursache bzw. Behebung

1. Der distale Oberarmteil ist schräg projiziert, d.h. die beiden Gelenkrollen überdecken sich nicht, sondern erscheinen über- resp. untereinander **(Abb. 2)**. Köpfchen und Halspartie des Radius werden vom Vorderteil der Elle weitgehend überdeckt. Die Spitze des Processus coronoideus der Ulna überragt die Vorderkante des Radiusköpfchens.

   Ursache:
   Schrägprojektion bei hängendem Oberarm.

   Korrektur:
   Der Film muß so hoch gelagert werden, daß Filmebene und Oberarmachse absolut parallel zueinander liegen.

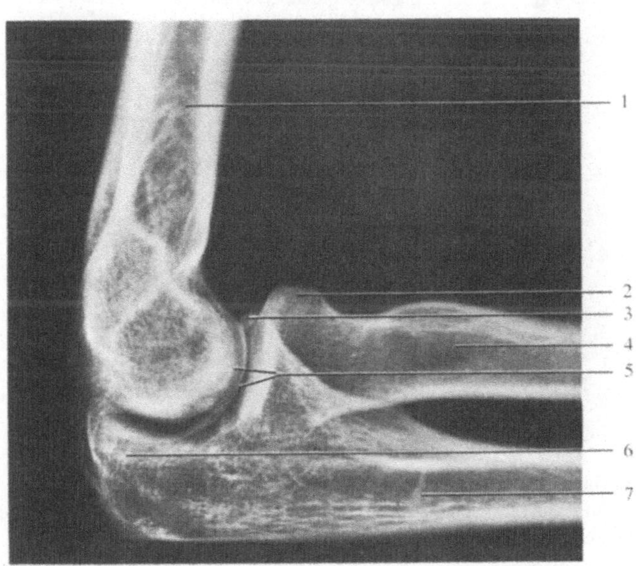

Abb. 1. Ellbogen, Profilaufnahme, richtige Einstellung

1 Oberarm / *Humerus*
2 Radiusköpfchen / *Capitulum radii*
3 *Processus coronoideus* der Ulna
4 Speiche / *Radius*
5 Gelenkfläche des Humerus
6 *Olecranon*
7 Elle / *Ulna*

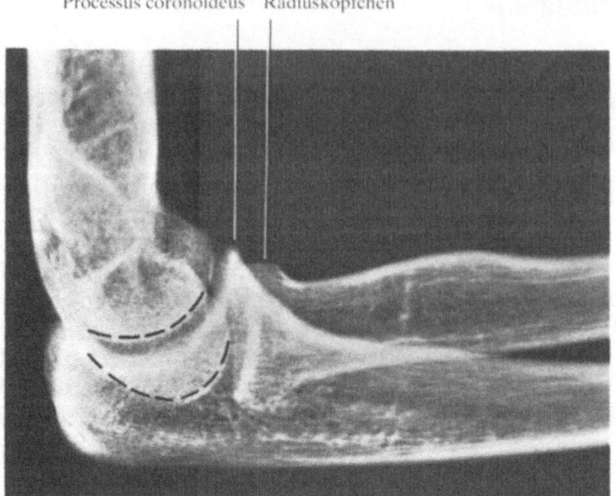

Abb. 2. Fehleinstellung einer Profilaufnahme des Ellbogens
Die Gelenkrollen des Humerus (gestrichelt) projizieren sich über- bzw. untereinander. Radiusköpfchen vollständig verdeckt

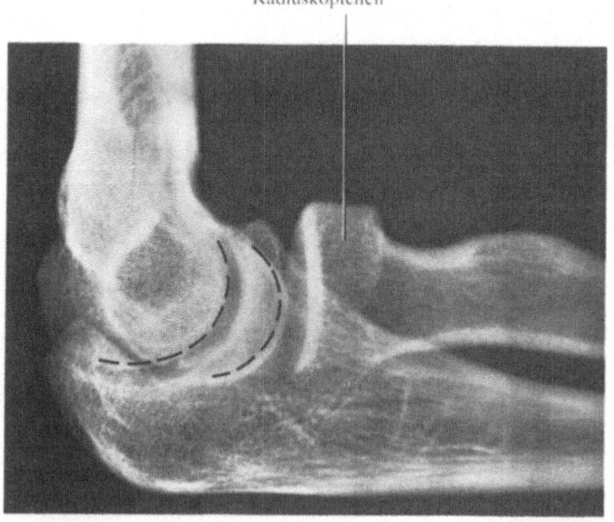

Abb. 3. Fehleinstellung einer Profilaufnahme des Ellbogens
Die Gelenkrollen des Humerus (gestrichelt) projizieren sich neben- resp. vor- und hintereinander. Das Radiusköpfchen erscheint handwärts verschoben

2. Die Gelenkrollen des Oberarmes projizieren sich vor- bzw. hintereinander (**Abb. 3**). Das Radiusköpfchen erscheint handwärts verschoben.

   Ursache:
   Schräger Einfall des Zentralstrahles bei falscher Haltung des Unterarmes. Dieser wurde schräg abwärts gehalten, weil die Hand zu tief gelagert war.
   Wenn hingegen das Radiusköpfchen den Processus coronoideus komplett überdeckt, so wurde die Hand zu hoch gelagert.

Korrektur:
Oberarm, ebenso aber auch der Unterarm müssen absolut genau zur Filmebene parallel liegen mit der Handfläche senkrecht zu dieser Ebene.

3. Eine starke Verprojizierung (beinahe in der Art einer Schrägaufnahme) stellt **Abb. 4** dar. Die Gelenkrollen sind weit voneinander getrennt, freie übersichtliche Projektion des Humero-ulnar-Gelenkes (halbmondförmig), wobei nur die Spitze des Processus coronoideus vom Radius überlagert ist. Freie Projektion des Radiusköpfchens, Radius und Ulna auf großer Strecke weit getrennt, parallel nebeneinander abgebildet.

Ursache:
Aufnahme bei gestrecktem innenrotiertem Arm und bei falscher Handhaltung (Handfläche dem Tisch aufliegend).

Korrektur:
Oberarm und Unterarm müssen bei rechtwinklig gebeugten Ellbogen aufgenommen werden und mit senkrecht aufgestellter Hand (also nicht mit der Handfläche oder mit dem Handrücken auf dem Tisch).

Wiederholung der Aufnahme

Fehleinstellung 2 und 3 sind dann zu wiederholen, wenn die klinische Fragestellung auf Fraktur des Radiusköpfchens oder auf Luxation lautet.

Aufnahmetechnik bei Zimmer-Brossy
Einstellungs-Nr. 22 (2. Aufl.), 23 (3. Aufl.).

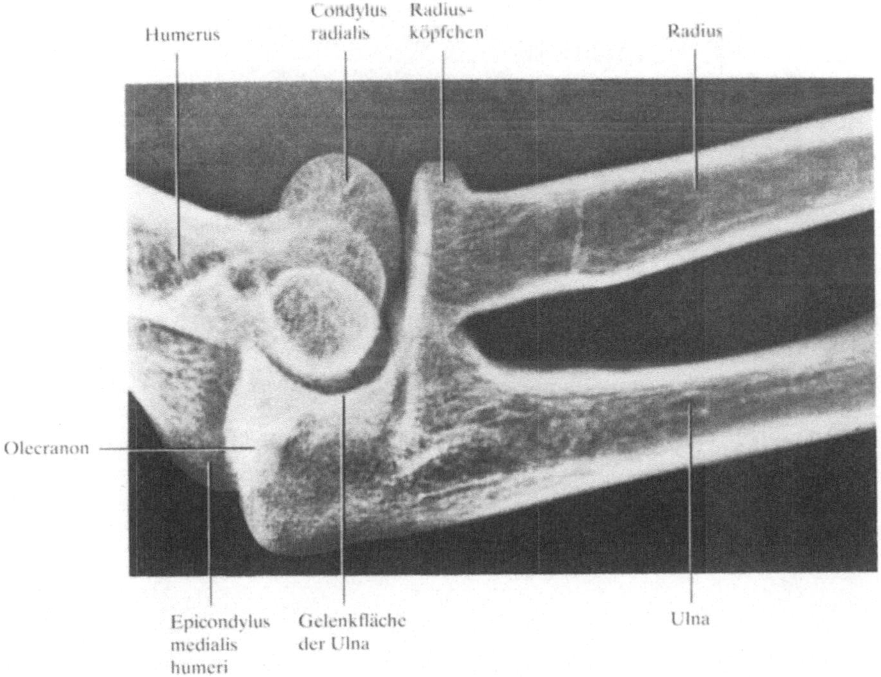

Abb. 4. Fehleinstellung einer Profilaufnahme des Ellbogens
Schrägprojektion der Humeruskondylen. Radius und Ulna projizieren sich praktisch nebeneinander, d.h. nur geringe Überdeckung zwischen dem Processus coronoideus der Ulna und dem Radiusköpfchen. Die Unterarmknochen liegen parallel zueinander. – Die bogenförmige Gelenkfläche der Ulna stellt sich markant dar

Ellbogen: Schrägaufnahme (für Radiusköpfchen)

Erkennungsmerkmale der richtigen Einstellung (Abb. 1)

A. Das Radiusköpfchen muß sich fast vollständig frei projizieren. Es darf weder von der Gelenkrolle des Oberarmes noch vom Processus coronoideus (mit Ausnahme von dessen vorderster Ecke) überdeckt sein.

B. Die Gelenkfläche des Radiusköpfchens soll sich fast strichförmig abbilden, höchstens als schmales Oval.

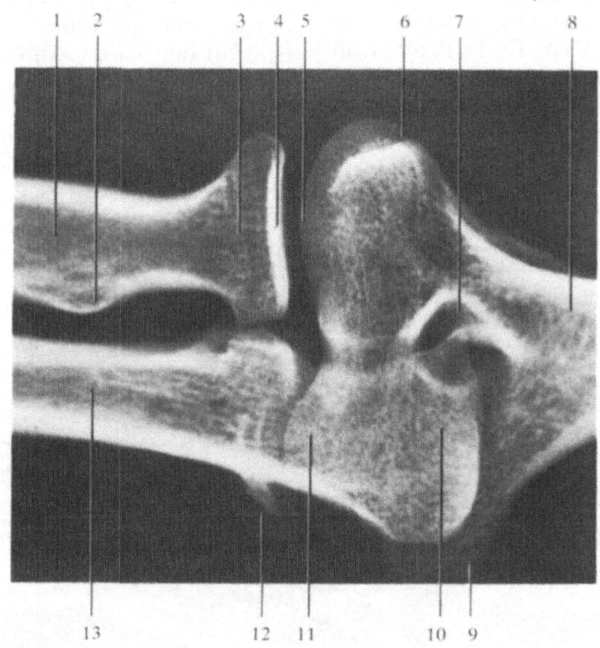

Abb. 1. Ellbogen, Schrägaufnahme des Radiusköpfchens, richtige Einstellung

1 Radius
2 Tuberositas radii
3 Radiusköpfchen / *Capitulum radii*
4 Gelenkfläche des Radius
5 Gelenkfläche des *Capitulum humeri*
6 Epicondylus lateralis
7 Fossa olecrani und *Fossa coronoidea*
8 Humerus
9 Epicondylus medialis
10 Olecranon
11 Trochlea humeri
12 Processus coronoideus
13 Ulna

Häufige Fehler und ihre Ursache bzw. Behebung

1. Die Ulna überdeckt mit ihrem Processus coronoideus teilweise, mehr oder weniger stark, das Radiusköpfchen.

   Ursache:
   Der Zentralstrahl von medial nach lateral fällt in einem zu kleinen Winkel ein, d.h. statt mit 45° mit nur 30° oder noch weniger.

2. Die Gelenkfläche des Radiusköpfchens ist, statt strichförmig (wie in Abb. 1) oder als schmales Oval, viel zu stark oval abgebildet und zudem teilweise von der Gelenkfläche des Humerus überdeckt.

   Ursache:
   Zentrierung auf das Radiusköpfchen zu stark von distal oder zu stark von proximal her.

   Korrektur:
   Komplette Streckung von Ober- und Unterarm, Rückhand auf der Tischunterlage und Zentrierung absolut senkrecht auf die Achse des Radius, bzw. des Unterarmes, mit einem Einfallswinkel von 45° zum Tisch.

Wiederholung der Aufnahme

Wenn das Radiusköpfchen nicht frei dargestellt ist.

Bemerkung

Bei Frakturen des Radiusköpfchens gelingt es dem Patienten manchmal nicht, den Arm ganz zu strecken und die Hand so zu halten, daß die Rückhand flach dem Tische aufliegt, also Handfläche nach oben. Versuche zeigen, daß das proximale Radio-ulnar-Gelenk sich ev. sogar bei Pronation der Hand (Daumen senkrecht nach oben) frei darstellen läßt.
Zur Vermeidung einer zu starken Vergrößerung bei Schrägaufnahmen des Ellenbogens kann man den gestreckten Arm im Schultergelenk entsprechend drehen lassen und dies ohne Röhrenkippung.

Aufnahmetechnik bei Zimmer-Brossy
Einstellungs-Nr. 25 (2. Aufl.), 26 (3. Aufl.).

Ellbogen: Schrägaufnahme (für den Processus coronoideus der Ulna)

Erkennungsmerkmale der richtigen Einstellung (Abb. 1)

A. Gute Durchsicht durch den ulnaren Teil des Ellbogengelenkes, ohne Überdekkung des vorderen Teiles des Processus coronoideus der Ulna, sei es durch die ulnare Humerusrolle, sei es durch das Radiusköpfchen.

B. Das Radiusköpfchen projiziert sich voll zentral in die proximale Ulna.

Häufige Fehler und ihre Ursache bzw. Behebung

1. Der Processus coronoideus erscheint plumpkonisch und zu kurz statt spitzkonisch, lang ausgezogen und ohne Überdeckung.

   Ursache:
   Ungenügende Schrägzentrierung. Falsche Armhaltung, d.h. zu starke Drehung daumenwärts (Außenrotation), so daß der Radius dem Tisch fest aufliegt, die Ulna dagegen vom Tisch abgehoben wird.

   Korrektur:
   Der Einfallswinkel des Zentralstrahles von lateral-medial muß gegenüber der Vertikalen 45° betragen (nicht nur 30°), also keine zu steile Einstellung.
   Ganzen Arm gestreckt auf dem Tisch lagern, Handflächen nach oben.

2. Überdeckung des Processus coronoideus durch den Humerus.

   Ursache:
   Allzu craniale oder allzu caudale Projektion.

   Korrektur:
   Der Zentralstrahl muß stets senkrecht auf die Ulna, resp. die Unterarmachse einfallen.

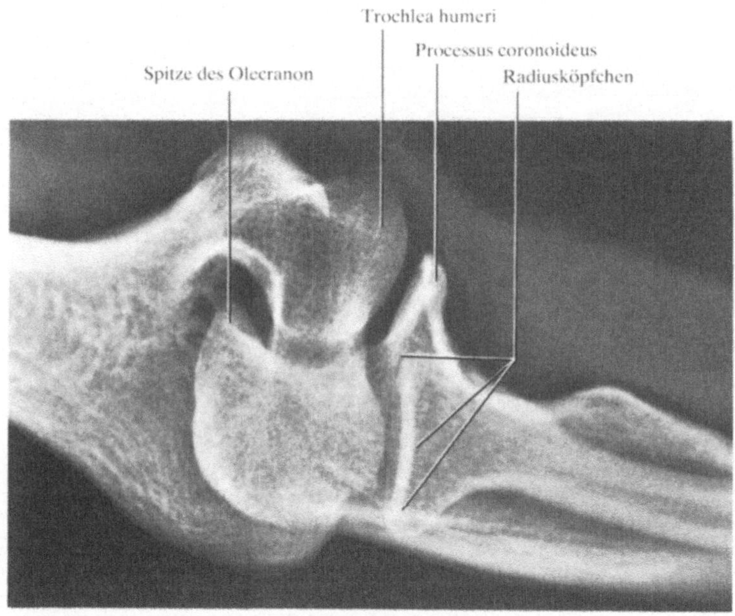

Abb. 1. Ellbogen, Schrägaufnahme für den Processus coronoideus der Ulna, richtige Einstellung

3. Überdeckung des Processus coronoideus durch das Radiusköpfchen **(Abb. 2).**

Ursache:
Der Einfallswinkel des Zentralstrahles ist zu flach, statt 45° vom Tisch, nur 30°.
Überdies läßt sich an der Divergenz der Achsen von Radius und Ulna ablesen, daß die Hand in Pronation (Handfläche zur Tischplatte) gehalten wurde.

Korrektur:
Gestreckter Ober- und Unterarm (auf Holzbrettern gelagert), Rückhand flach aufliegend. Zentralstrahl fällt im 45°-Winkel von lateral nach medial ein.

Wiederholung der Aufnahme

Bei Fehleinstellung 1 und Fehleinstellung 2 nur dann, wenn die Verdeckung zu störend ist.

Bemerkung

Zur Vermeidung einer zu starken Vergrößerung bei Schrägaufnahmen des Ellenbogens kann man den gestreckten Arm im Schultergelenk entsprechend drehen lassen und dies ohne Röhrenkippung.

Aufnahmetechnik bei Zimmer-Brossy
Einstellungs-Nr. 26 (2. Aufl.), 27 (3. Aufl.).

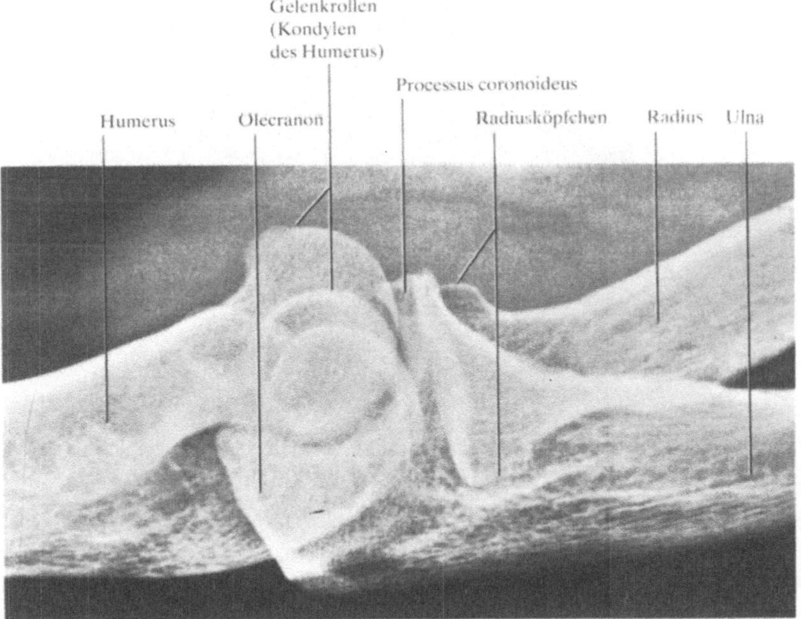

Abb. 2. Fehleinstellung einer Schrägaufnahme des Processus coronoideus der Ulna
Das Radiusköpfchen überlagert den Processus coronoideus vollständig.
Radius und Ulna sind in ihrer Achse divergierend

Oberarm: transthorakale Aufnahme

Erkennungsmerkmale der richtigen Einstellung (Abb. 1)

A. Der Oberarm, einschließlich des ganzen Humeruskopfes, muß sich innerhalb des Thoraxraumes frei darstellen, d.h. zwischen dem Brustbein einerseits und der Wirbelsäule andererseits.

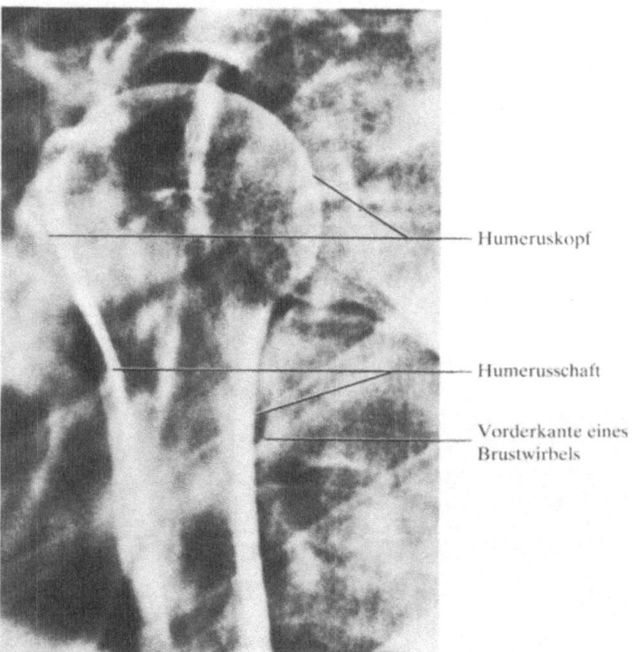

Abb. 1. Transthorakale Humerusaufnahme, richtige Einstellung

Häufige Fehler und ihre Ursache bzw. Behebung

Der Humeruskopf mit -hals (ev. sogar mit dem ganzen Oberarmschaft) wird von der Brustwirbelsäule zumindestens teilweise überdeckt **(Abb. 2)**. Die Wirbelkörper und die Intervertebralräume ergeben dadurch Überschneidungslinien, so daß man die Frakturen im Oberarm, resp. die Stellung der Fragmente nicht gut erkennen und somit auch nicht richtig beurteilen kann.

Ursache:
Die Aufnahme wurde bei reiner Profilstellung des Patienten gemacht.

Korrektur:
Man muß den Körper des Patienten im filmfernen Schultergebiet (bei erhobenem Arm) etwas nach hinten abdrehen. Die Wirbelsäule wird dadurch im Röntgenbild gegenüber dem aufzunehmenden Humerus etwas nach hinten verlagert.

Wiederholung der Aufnahme

Diese Fehleinstellung ist zu wiederholen.

Aufnahmetechnik bei Zimmer-Brossy
Einstellungs-Nr. 35 (2. Aufl.), 38 (3. Aufl.).

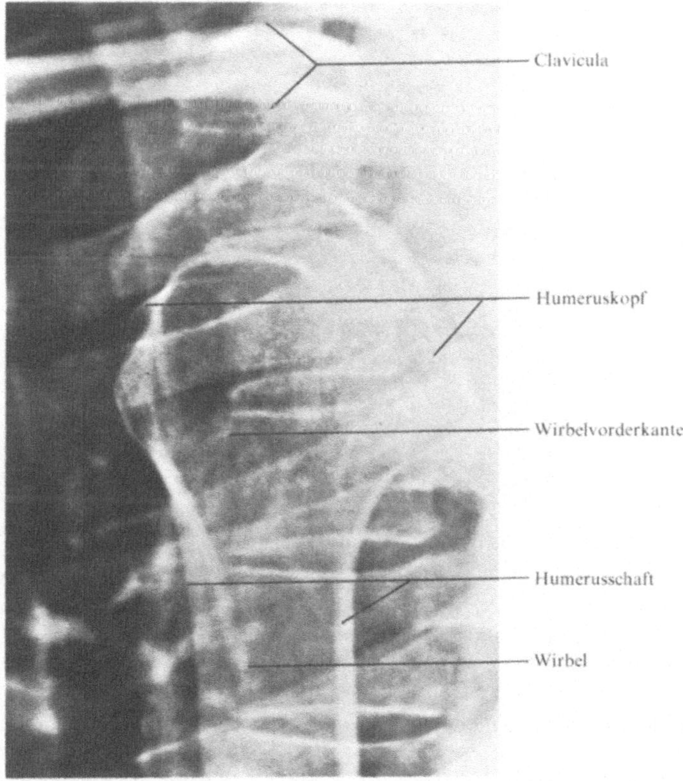

Abb. 2. Fehleinstellung einer transthorakalen Aufnahme des Humerus
Überlagerung des ganzen Humerus durch die Wirbelsäule

Schultergelenk: ventro-dorsale Aufnahme

Erkennungsmerkmale der richtigen Einstellung (Abb. 1–4)

Eine einzige klassische v.-d. Einstellung der Schulter in der Art einer „orthograden Aufnahme des Schultergelenkspalts" gibt es eigentlich nicht. In Lehrbüchern wird oft nur eine einzige Methode geschildert. Man muß aber prinzipiell Aufnahmen bei Außenrotation und bei Innenrotation des Ar-

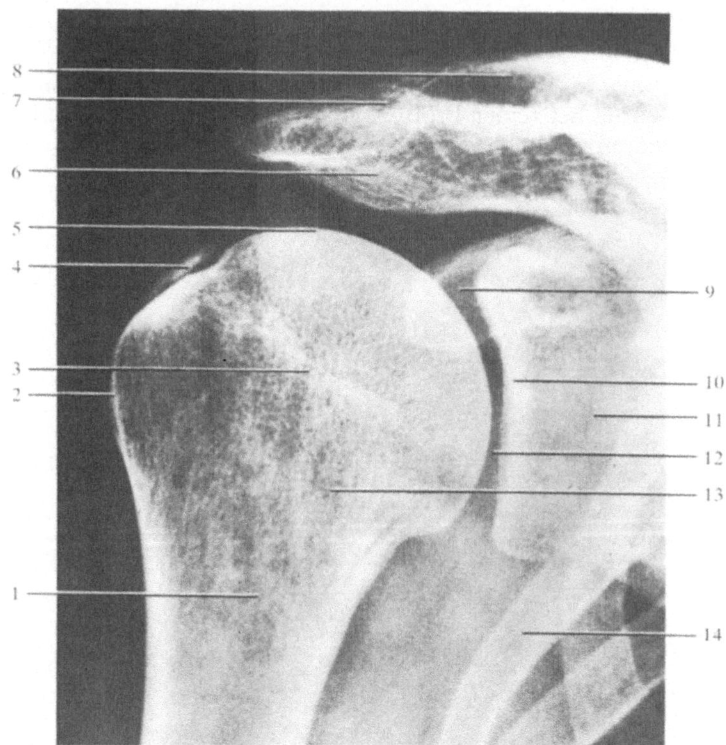

Abb. 1. Schultergelenk, ventro-dorsal, richtige Einstellung

1 Oberarm / *Humerus*
2 *Tuberculum majus humeri*
3 Knorpelfuge im Oberarmkopf / *Caput humeri*
4 Kalkablagerung bei *Periarthritis humero-scapularis*
5 Gelenkfläche des Oberarmkopfes
6 Schulterhöhe / *Acromion*
7 Schlüsselbein-Schulterblatt-Gelenk / *Acromio-Clavicular-Gelenk*
8 Schlüsselbein / *Clavicula*
9 Rabenschnabelfortsatz / *Processus coracoideus*
10 Gelenkpfanne des Schulterblattes / *Cavitas glenoidalis scapulae*
11 Schulterblatthals / *Collum scapulae*
12 Schultergelenk / *Articulatio humeri*
13 Hals des Oberarmes / *Collum chirurgicum*
14 Rippe / *Costa*

Die Schulterblattpfanne (10) stellt sich strichförmig dar, so daß man durch das Schultergelenk hindurch sieht. Der Humeruskopf ist nur von der Spitze des Rabenschnabelfortsatzes überdeckt, sonst vollständig frei.

Schlüsselbein und Acromion überdecken sich weitgehend.

Kleine Kalkablagerungen (=Periarthritis humero-scapularis, resp. Bursitis calcarea) am Tuberculum majus humeri

mes anfertigen, sonst werden kleine Einrisse, vor allem im Gebiete des Tuberculum majus humeri oder kleine periartikuläre Kalkdepots übersehen. Jede Einstellung für die verschiedenen Schulteraufnahmen, die wir hier nicht alle anführen können, hat ihre Anhänger.

A. Strichförmige **(Abb. 1)** oder flach-ovale **(Abb. 2)** Darstellung der Gelenkpfanne.

B. Weitgehend freie Begrenzung der Humeruskopfkuppe ohne irgendwelche Überlagerung (auch medial nicht zu stark durch die Pfanne).

C. Für **Aufnahmen bei Außenrotation des Oberarmes (Abb. 3)** ist charakteristisch, daß sich die beiden Tubercula lateral im Schulterkopf durch feine Corticalislinien markieren, getrennt durch eine Distanz von $^1/_2$–1 cm.

D. Bei **Aufnahmen in Innenrotation (Abb. 4)** sieht man diese Corticalislinien nicht oder nur undeutlich, sie liegen zentral im Humeruskopf. Medial unterhalb des Humeruskopfes sieht man einen kleinen Knochenvorsprung, der dem Tuberculum minus zugehört.

E. Die Spitze des Rabenschnabelfortsatzes überschattet die Gelenkpfanne des Schulterblattes und erreicht den Humeruskopf. Dieser Processus darf auf einer Schulteraufnahme nicht zu sehr verkürzt, aber auch nicht zu sehr verlängert erscheinen.

F. Clavicula und Acromion überdecken sich auf einer v.-d. Schulteraufnahme vollständig (Abb. 3) und liegen gleich hoch und in einer Ebene, oder sie kommen, zumindestens annähernd, zur Überdeckung (Abb. 1 und 4). Diese Darstellung ist zur Diagnostik der Lokkerung in diesem Gelenk von Bedeutung.

G. Die Gelenkrolle des Humeruskopfes muß „kugelrund" sein.

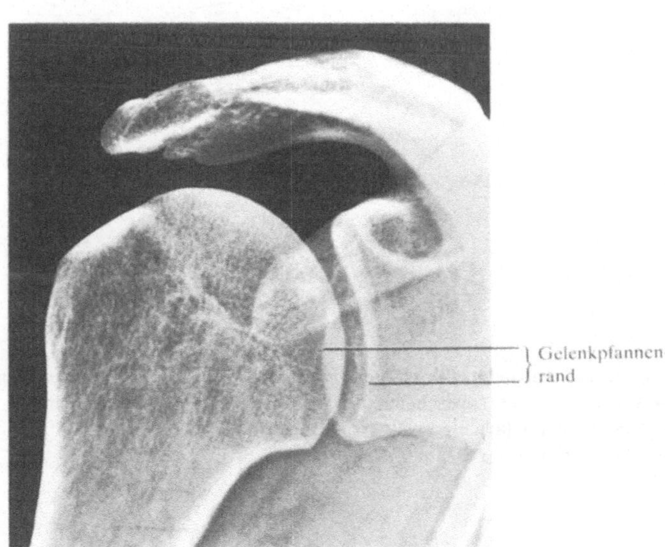

Abb. 2. Schultergelenk, ventro-dorsal, richtige Einstellung
Gelenkpfanne des Schulterblattes leicht oval. Diese Aufnahme ist nicht so schön wie Abb. 1, aber dennoch brauchbar

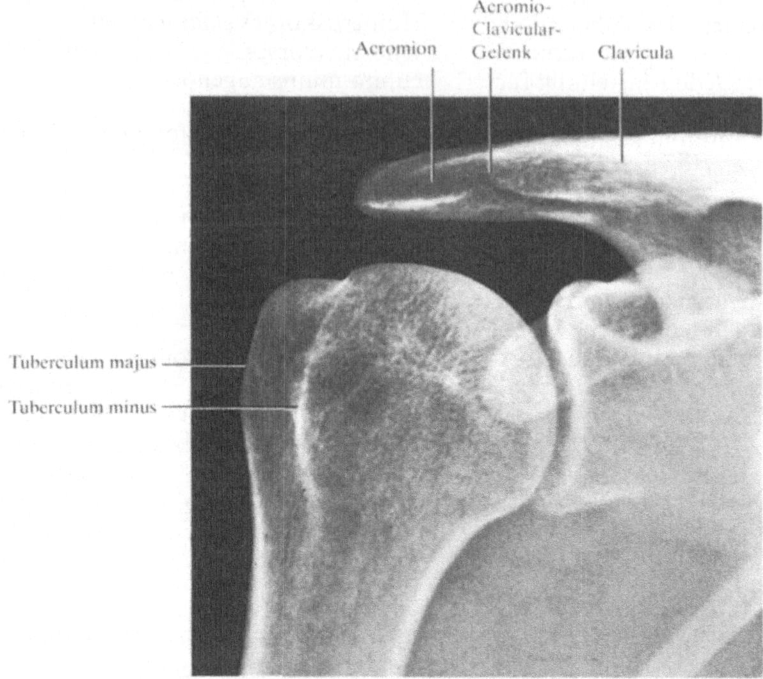

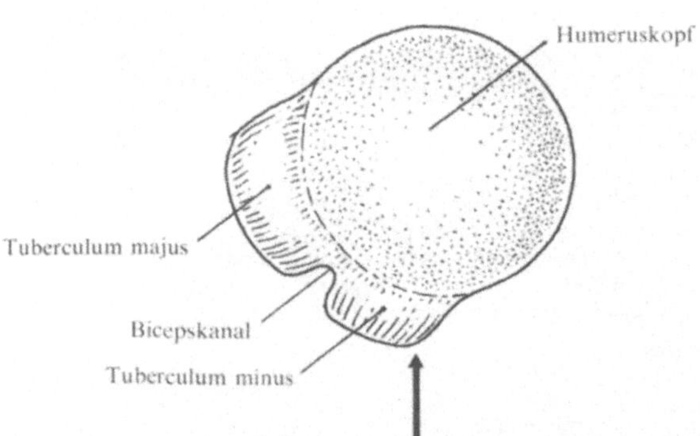

Abb. 3. Schultergelenk, ventro-dorsal, richtige Einstellung, Aufnahme in Außenrotation des Oberarmes
Deutliche Distanz (ca. $^1/_2$–1 cm) zwischen der Corticalis des Tuberculum majus und der des Tuberculum minus. Vollständige Deckung von Clavicula und Acromion an ihrem Gelenk.
Der Pfeil zeigt die Richtung des Strahlenganges

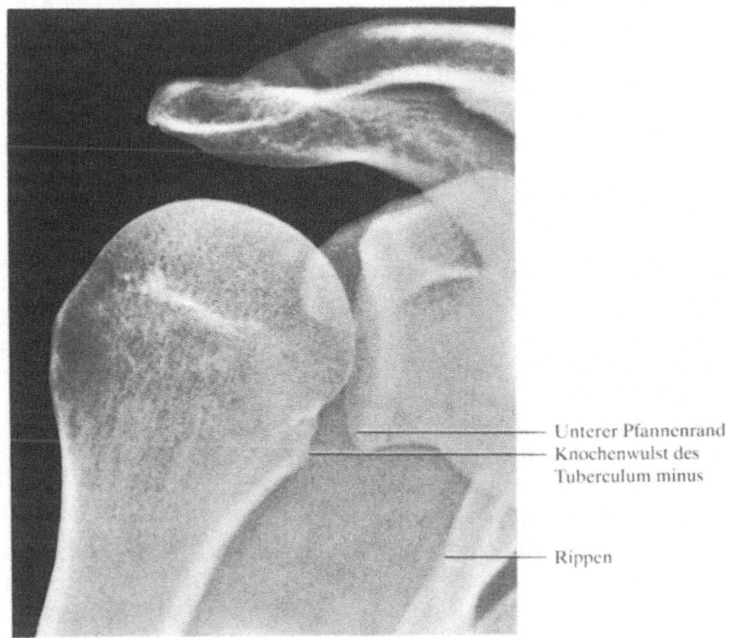

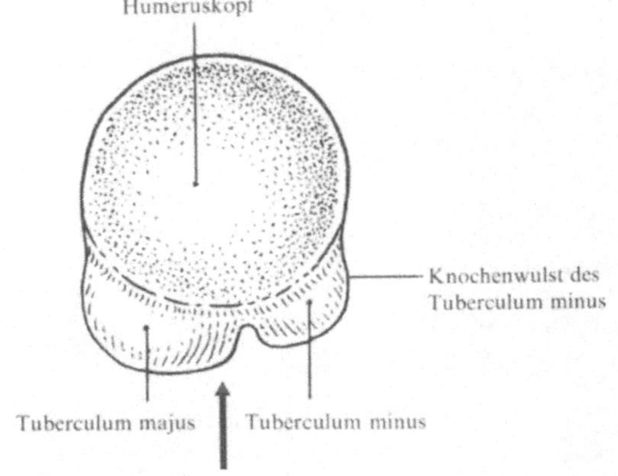

Abb. 4. Schultergelenk, ventro-dorsal, richtige Einstellung, Aufnahme in Innenrotation des Oberarmes
Keine Markierung des Tuberculum majus.
Charakteristisch ist der kleine, medial gelegene Knochenwulst, der zum Tuberculum minus gehört.
Großer Abstand zwischen Humerus und Rippen und zwischen unterem Pfannenrand und Rippen.
(Man vgl. Abb. 12 und 13)

Häufige Fehler und ihre Ursache bzw. Behebung

1. Die Gelenkpfanne des Schulterblattes ist nicht schmal, sondern breit oval **(Abb. 5)** dargestellt, so daß sie den Humeruskopf teilweise überdeckt (ein fast alltäglicher Fehler).

   Ursache:
   Das Schulterblatt der zu untersuchenden Seite muß flach auf der Kassette liegen.

   Korrektur:
   Der Körper des Patienten wurde nicht genügend auf die Schulter gedreht. Die Achse der Schulterblattpfanne muß senkrecht zum Film stehen.

2. Die Thoraxwand liegt zu nahe der Gelenkpfanne, so daß beinahe die Rippen und sogar das Schlüsselbein **(Abb. 6)** diese Artikulation überdecken.

   Ursache und Korrektur:
   Wird der Patient nicht ganz flach auf das Schulterblatt gelegt, sondern „überkippt", also zu stark seitlich auf die Schulter gelegt, so kommt es zu der eben besprochenen Fehleinstellung.
   Abb. 6 zeigt noch einen weiteren Fehler, der auf **Abb. 7** stärker hervortritt.

3. Das Sternoclaviculargelenk liegt tief unterhalb des Humeruskopfes, und die Spitze des Coracoides reicht bis zur Höhe des unteren Pfannenrandes hinunter.

   Ursache:
   Die Zentrierung ist zu stark von oben her und von medial erfolgt, so daß die Clavicula fast senkrecht steht.

4. Alleinige Überkippung des Brustkorbes bei richtiger Flachlagerung des Schulterblattes läßt sich an Abb. 7 ablesen, wo-

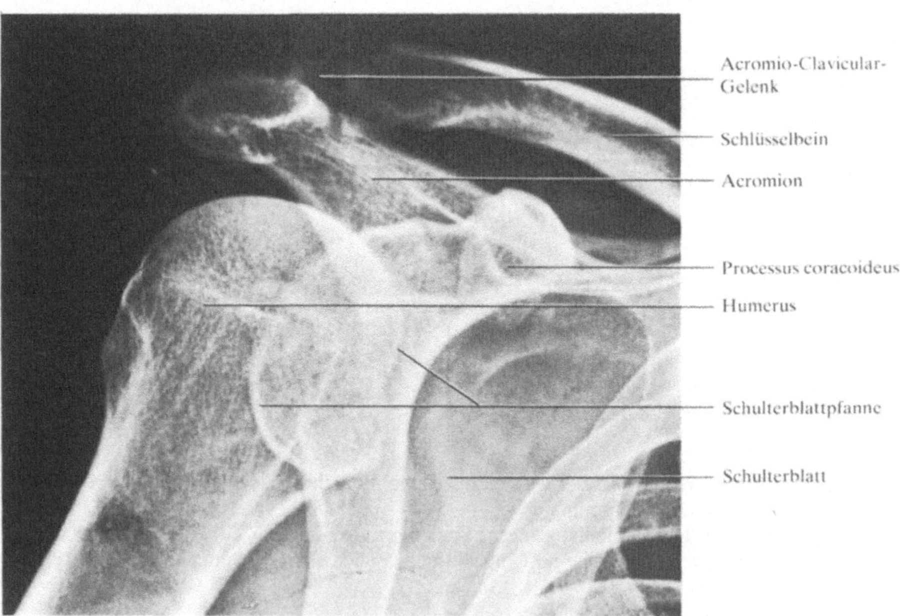

Abb. 5. Fehleinstellung einer ventro-dorsalen Schulteraufnahme
Die Pfanne des Schulterblattes ist breit oval, da das Schulterblatt „halbaxial" steht, in Richtung des (orthograd getroffenen) Processus coracoideus.
Der Humerus ist damit und dies trotz Außenrotation der Hand nicht in üblicher Außenrotation, sondern bildmäßig in Innenrotation dargestellt

bei der Schwertgriff des Brustbeines (Manubrium sterni) die laterale Thoraxwand erreicht. Im Gegensatz zur vorherigen Abbildung mit einer Zentrierung von oben, erfolgt diese nunmehr senkrecht auf das Gelenk.
Wiederum das typische Bild der Überkippung mit senkrecht verlaufendem Claviculamittelteil, der das Gelenk verdeckt.
Der Processus coracoideus springt normal vor.

5. Ein weiterer Nachteil dieser Fehleinstellung durch Überkippung wird ebenfalls häufig verkannt, nämlich die Verschattung des Schultergelenkes und des medialen Teiles des Humeruskopfes durch die Weichteile des Brustkorbes, vor allem die Brustmuskulatur **(Abb. 8)**.

Korrektur:
Wie unter 2 erwähnt.

6. Die richtige Haltung des Armes für eine Darstellung des Humeruskopfes in Außenrotation muß stets sorgfältig kontrolliert werden.
Bei richtiger Außenrotation beträgt der Abstand der beiden (vgl. Abb. 3) unter C beschriebenen Corticalisstreifen, die dem Tuberculum majus und minus zugehören, etwa $^1/_2$–1 cm.
Ist diese Distanz nicht vorhanden, so ist dies ein Zeichen einer unrichtigen Armhaltung, meistens dadurch, daß der Humeruskopf zu stark rotiert wurde, und zwar über die normale Außenrotation hinaus in eine Drehung nach hinten **(Abb. 9** und **10)**.

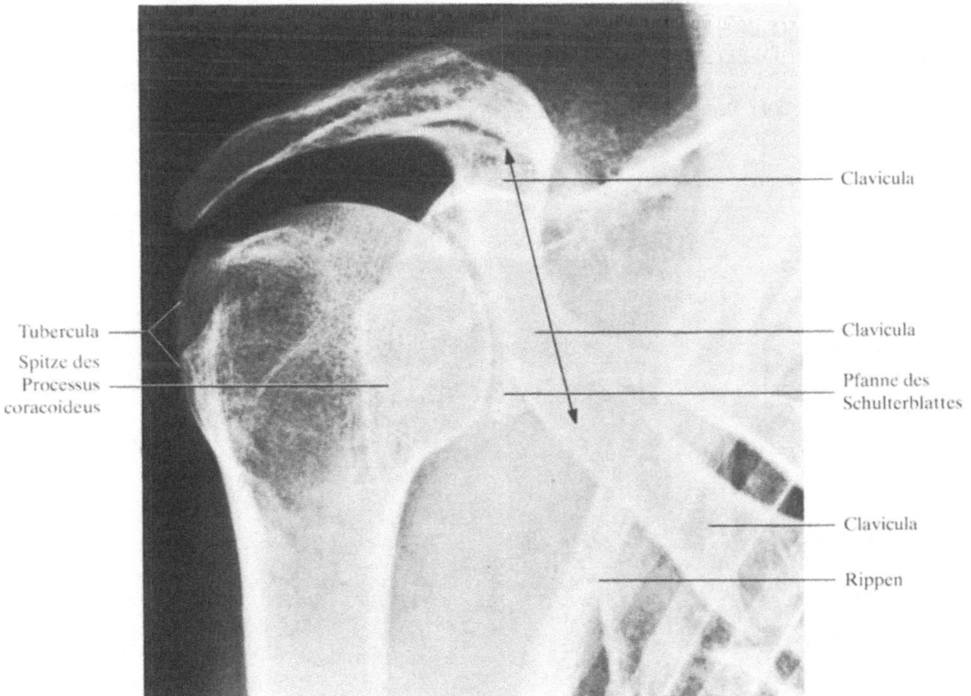

Abb. 6. Fehleinstellung einer ventro-dorsalen Schulteraufnahme
Die Clavicula ist im Bild weit nach lateral verschoben, so daß sie, die Schulterblattpfanne vollständig überdeckend, den Oberarmkopf erreicht, sie erscheint stark verbogen und in den zentralen Partien senkrecht ↕ verlaufend. Das Rippengitter ist jedoch nicht zu nahe am Oberarm. Der Processus coracoideus reicht weit ins Innere des Humeruskopfes. Das sternale Ende der Clavicula liegt viel tiefer als der Humeruskopf. Falsche Projektion der Tubercula

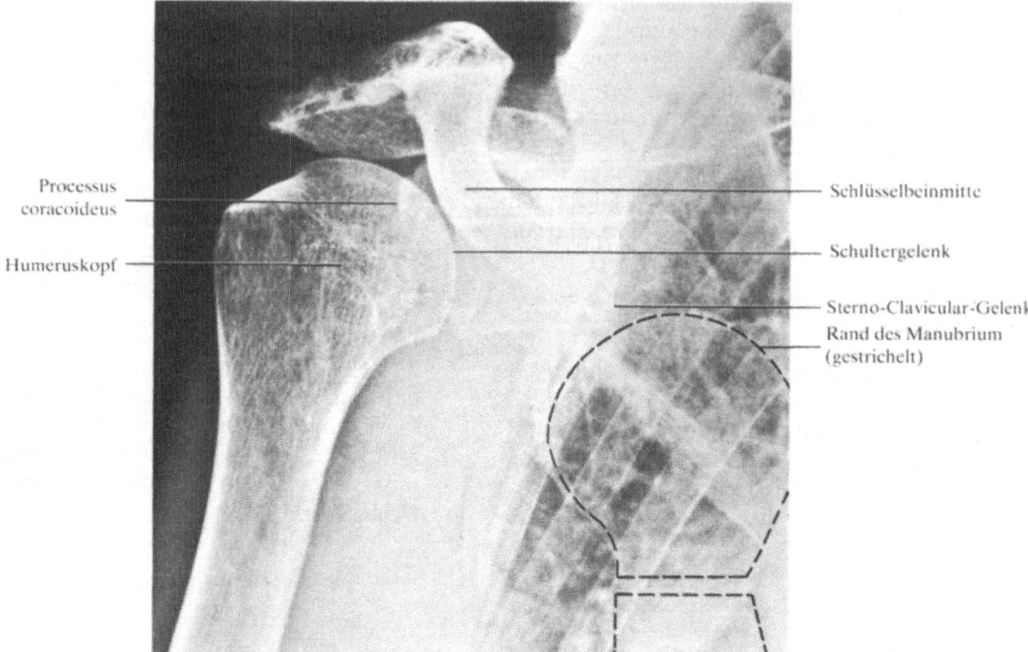

Abb. 7. Fehleinstellung einer ventro-dorsalen Schulteraufnahme
Clavicula, im Mittelteil senkrecht stehend, überdeckt das Schultergelenk. Das Sterno-Clavicular-Gelenk liegt wesentlich höher als in Abb. 6 und überlagert die seitliche Thoraxwand. Das Manubrium markiert sich weit lateral im Brustkorb. Der Processus coracoideus springt knapp in den Humeruskopf vor und nicht so weit wie in Abb. 6

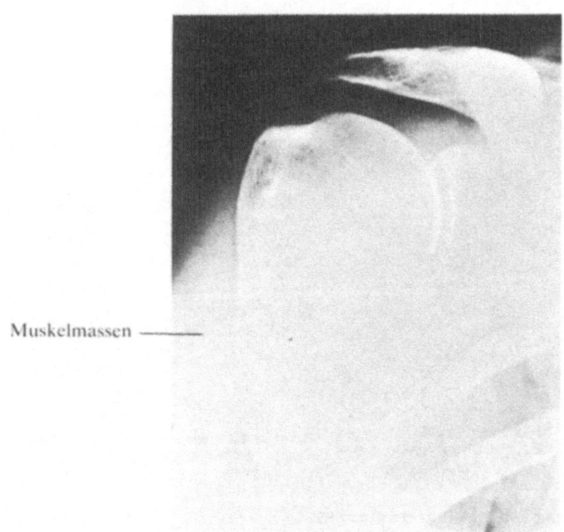

Abb. 8. Fehleinstellung einer ventro-dorsalen Schulteraufnahme
Die Muskulatur der Brustwand zusammen mit jener des Oberarmes absorbiert so viel Röntgenstrahlen, daß der Humerus lediglich oberhalb der verschatteten Zone beurteilbar ist. Das Schultergelenk ist komplett verschattet, der Thoraxinnenraum jedoch sichtbar

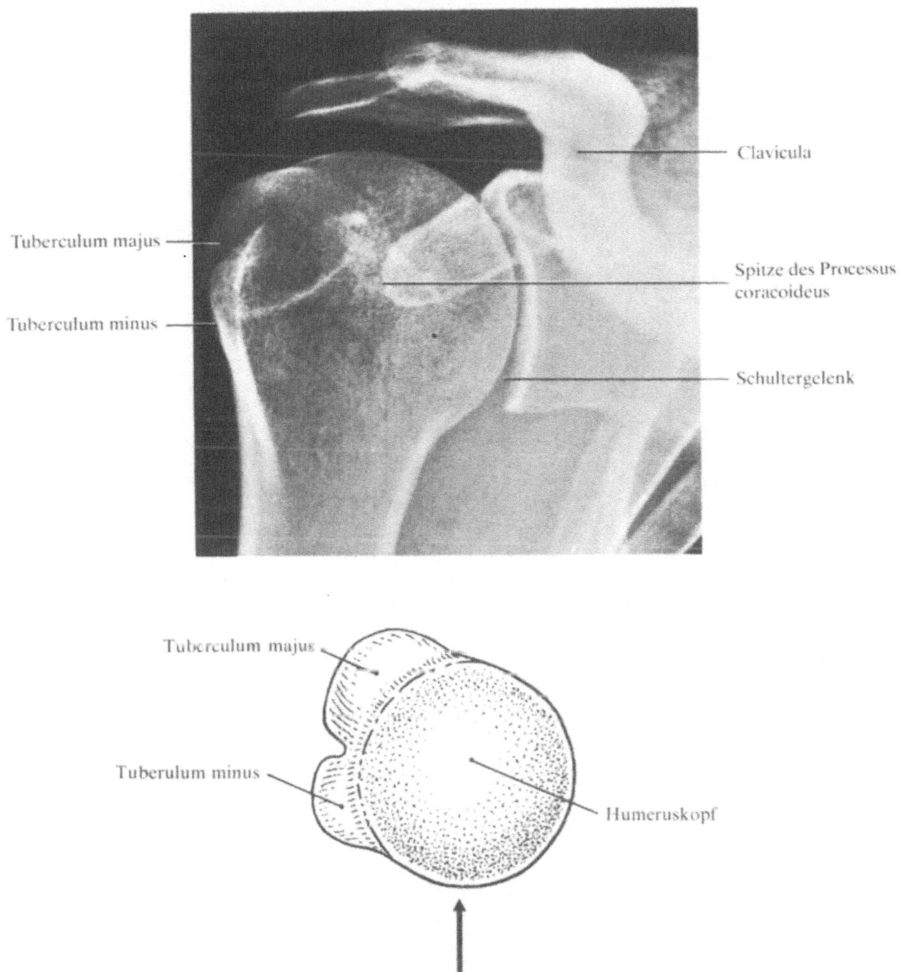

Abb. 9. Fehleinstellung einer ventro-dorsalen Schulteraufnahme in Außenrotation
Tuberculum majus und minus sind beide randständig getroffen. Der Processus coracoideus ragt tief in den Humeruskopf hinein.
Die Clavicula, stark gebogen und in ihrem Mittelteil beinahe vertikal verlaufend, erreicht fast die Gelenkfläche der Pfanne. Das Schulter- und das Acromio-Clavicular-Gelenk sind schön getroffen

Korrektur:
Die Handfläche muß bei der Aufnahme in Außenrotation (vgl. Abb. 3) nach vorne schauen, dabei muß der Daumen ganz nach der Seite abstehen, darf aber nicht zu weit nach hinten gedreht werden. Eine geringe Überdrehung des Daumens nach hinten führt bereits zum Bilde der Überdeckung **(Abb. 9)** beider Tubercula, bei starker Überdrehung werden beide sogar randständig **(Abb. 10).** Bei noch weiterer Drehung der Hand mit dem Daumen nach hinten erscheinen diese wie bei der Innenrotation, statt das Bild der Außenrotation zu ergeben.

7. Bei Innenrotation des Armes, so, daß der Daumen nach vorne steht, zeigt sich eine Projektion wie in **Abb. 11**; steht er nach medial, so entspricht das Ergebnis der **Abb. 12.**

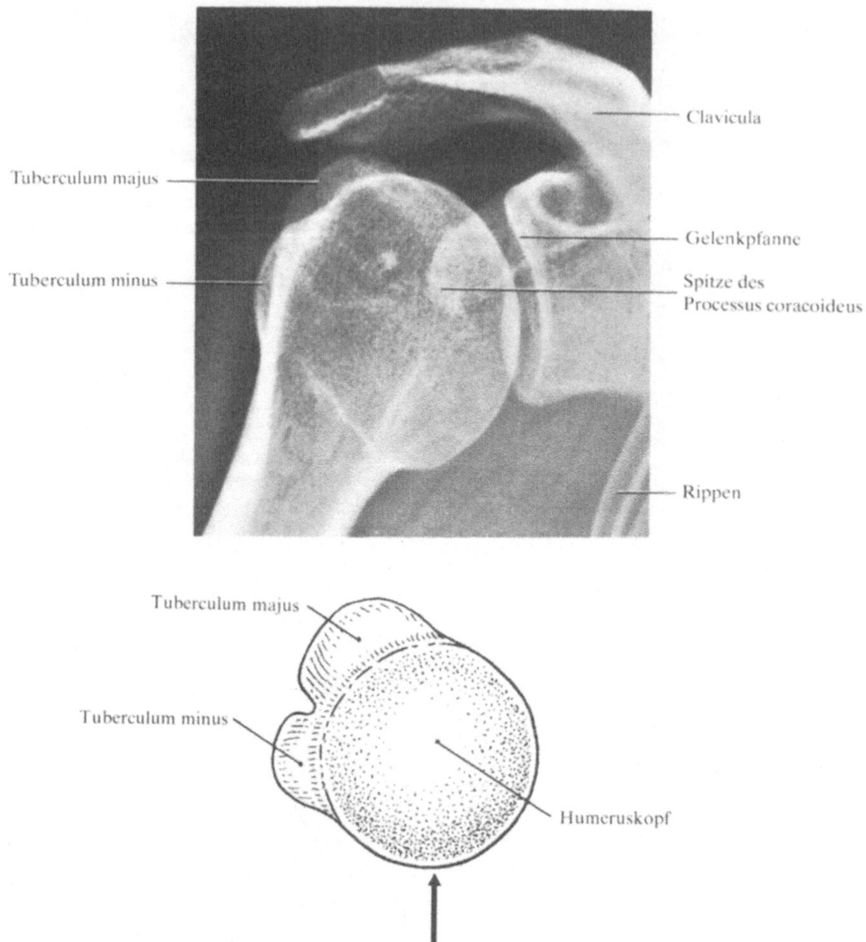

Abb. 10. Fehleinstellung einer ventro-dorsalen Schulteraufnahme, in Außenrotation
Man vergleiche auch Abb. 9. Das Tuberculum minus springt stärker vor als das Tuberculum majus. In ihrer Höhe sind die Tubercula stärker auseinander gerückt als im vorigen Bilde, und der Processus coracoideus ragt weniger tief in den Humeruskopf hinein, die Clavicula ist weniger gekrümmt und nicht so nahe an der Gelenkpfanne.
Die Distanz der Rippen vom Humerus ist groß.
Der Humeruskopf ist nicht kugelförmig, sondern abgeflacht und verzogen

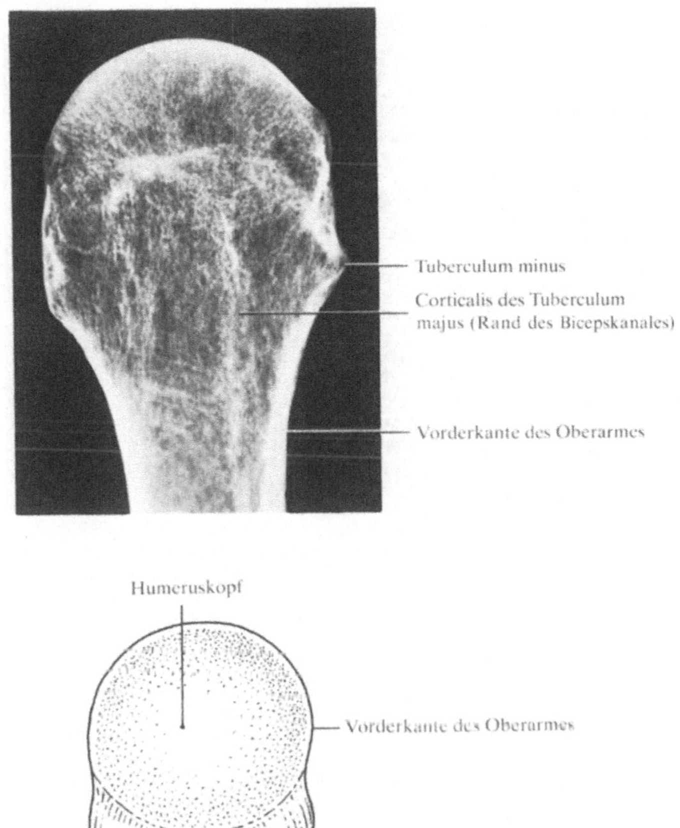

Abb. 11. Skeletaufnahme des Oberarmkopfes in Innenrotation, richtige Einstellung
Charakteristisches Vorspringen des Tuberculum minus an der medianen Kante des Humerus (Aufnahme leicht von cranial)

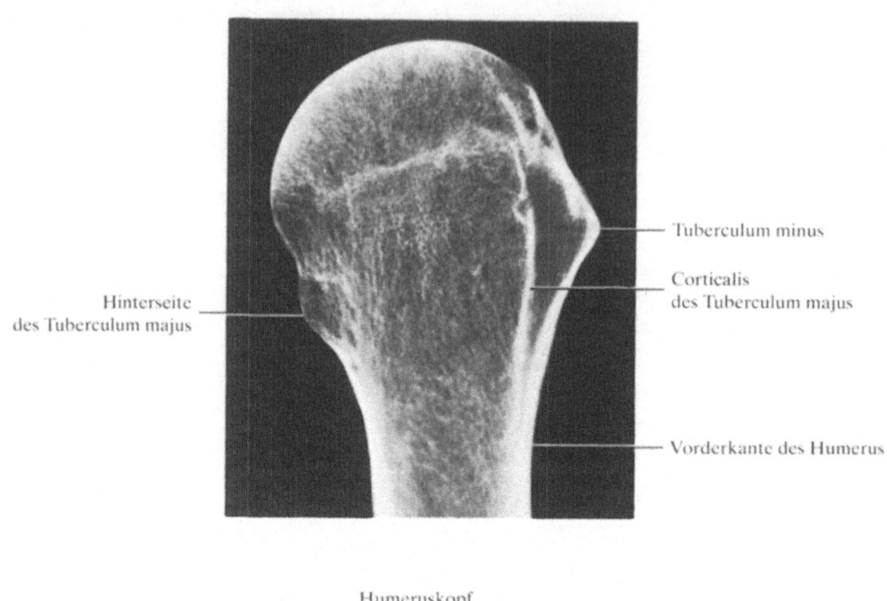

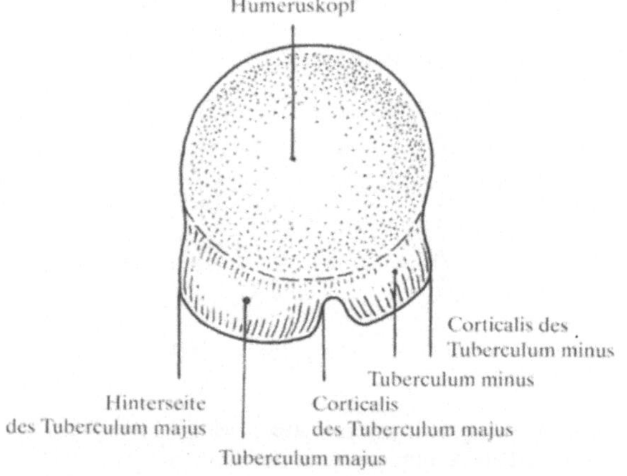

Abb. 12. Skeletaufnahme des Oberarmkopfes in Innenrotation, Fehleinstellung
Tuberculum minus stark vorspringend mit scharfer Corticalis.
Corticalis des Tuberculum majus ebenfalls stark markiert (Aufnahme leicht von cranial)

8. Die Gelenkrolle des Humeruskopfes bei Außenrotation, die, wie oben erwähnt, „kugelrund" sein soll, kann auf einem Röntgenbilde verzogen, cranio-caudal verlängert erscheinen und wirkt dann in ihrer Kuppe stark abgeflacht. Zwei vollständig verschiedene Zentrierungen führen, was diese „Verziehung" der Humeruskopfrolle betrifft, zum gleichen Bilde. Den Grund der Fehleinstellung kann man an der Lage des Tuberculum minus ablesen:

a) Projektion des (vorne liegenden) Tuberculum minus sehr tief in die Metaphyse des Oberarmes **(Abb. 13)** durch zu starke Zentrierung von cranial her, bei unserem Beispiel im Winkel von 35°. Beim Patienten gibt diese Fehlprojektion ein typisches Bild, wie schon teilweise unter Position 3 besprochen wurde und wie dies die Abb. 6 und 7, sowie **Abb. 14** zeigen.
Vor allem ist dabei die Schulterhöhe massiv dargestellt, die Clavicula verläuft

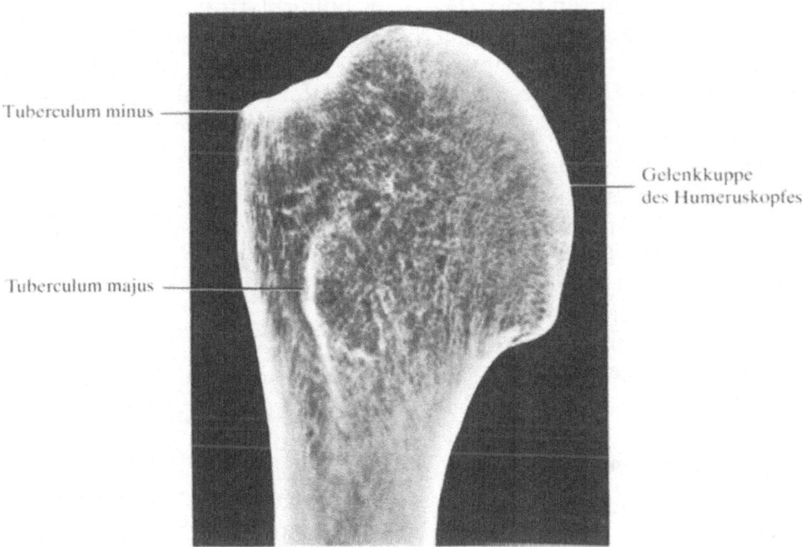

Abb. 13. Skeletaufnahme des Oberarmkopfes, in Außenrotation, Fehleinstellung
Tuberculum majus normal abgebildet.
Tuberculum minus weit unterhalb davon entfernt.
Abflachung der Kuppe des Humeruskopfes

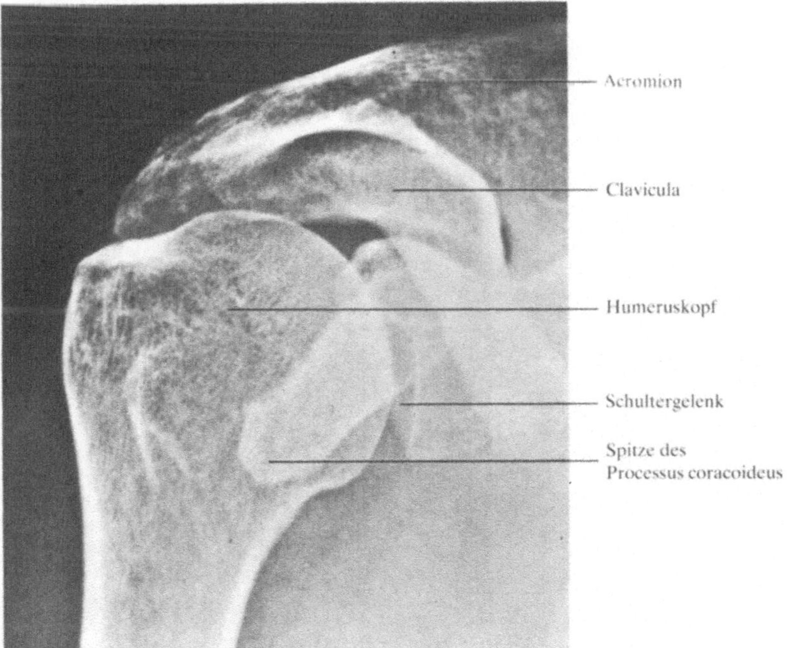

Abb. 14. Fehleinstellung einer ventro-dorsalen Schulteraufnahme
Mächtige Knochenmassen des Schlüsselbeines und der Schulterhöhe (Acromion) überdecken dachförmig, bogig den Humeruskopf.
Starke Abbiegung der Clavicula.
Steilstand des Processus coracoideus, der fast bis zur Humerusmetaphyse reicht.
Das (vorne liegende) Tuberculum minus steht zentral und tief im Humeruskopf

im Mittelteil senkrecht und der Processus coracoideus springt stark nach unten und tief in den Oberarmkopf vor. Seine Spitze liegt in Höhe des Tuberculum minus.

b) Projektion des (vorne liegenden) Tuberculum minus weit nach oben, so daß es sogar über das Tuberculum majus nach cranial vorragt **(Abb. 15)**, durch Einstellung von caudal her, bei unserem Beispiel in einem Winkel von 35° von caudal. Diese Fehleinstellung kommt vor, wenn der Ellbogen zu stark nach vorne verschoben ist.

Wiederholung der Aufnahme

Bei ovaler Abbildung der Gelenkpfanne (wie unter 1) kann die Aufnahme geduldet werden, da sie unter Umständen diagnostisch gewisse Aufschlüsse zu geben vermag (Verknöcherungsstörungen der Randleisten).
Hingegen ist die Aufnahme bei Fehleinstellung 2, 3 und 4 zu repetieren, wenn die Schulterblattpfanne nicht beurteilbar ist oder wenn das Bild wegen der überlagernden Muskulatur (Fehleinstellung 5) unterbelichtet und schlecht beurteilbar ist.
Fehleinstellung 6 verlangt die Wiederholung bei der Frage nach einem Tuberculumausriß.
Fehleinstellung 8: Repetition bei zu starker Abflachung der Gelenkrolle.

Bemerkungen

Über die Darstellung des Acromio-Clavicular-Gelenkes s. Zimmer-Brossy: Einstellung 34 (2. Aufl.), 35, 36 u. 37 (3. Aufl.).
Im Hinblick auf die Unfalldiagnostik sollten zusätzliche Aufnahmen des Schulterblattes und der Scapula in Erwägung gezogen werden.

Aufnahmetechnik bei Zimmer-Brossy
Einstellungs-Nr. 29 u. 30 (2. Aufl.), 30 u. 31 (3. Aufl.).

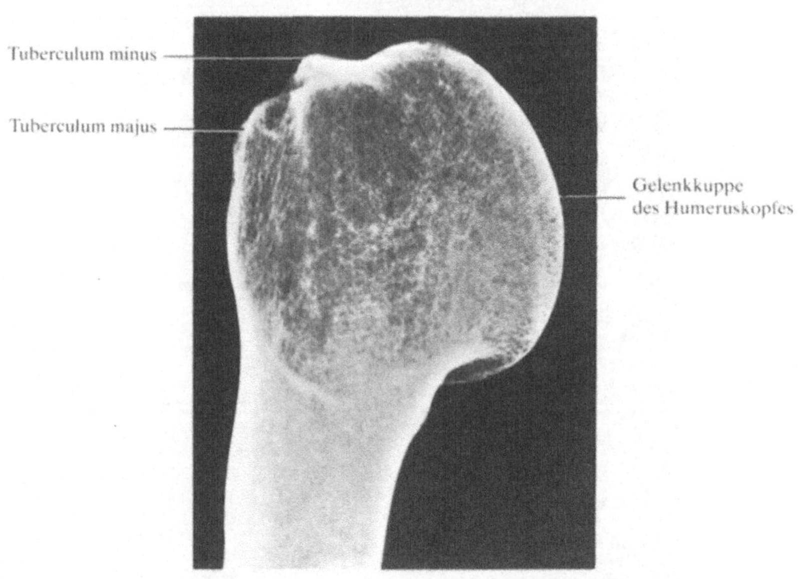

Abb. 15. Skeletaufnahme des Oberarmknochens in Außenrotation, Fehleinstellung
Das Tuberculum minus überragt das Tuberculum majus und springt stark nach oben vor. Abflachung der Kuppe des Humeruskopfes

Schultergelenk: axiale Aufnahme

Erkennungsmerkmale der richtigen Einstellung (Abb. 1)

A. Schlüsselbein und Acromion befinden sich mit ihrem Gelenk zentral innerhalb des Humeruskopfes.

B. Der Schulterkopf und vor allem die Schulterblattpfanne dürfen nicht durch die Schultermuskulatur überschattet werden.

C. Der Humeruskopf muß gut „durchschlagen" sein.

D. Abbildung des Processus coracoideus neben der Gelenkrolle des Oberarmes und die Clavicula nach vorne ausladend überquerend.

E. Konturen des Tuberculum majus und des Tuberculum minus im Abstand von ca. 1 cm.

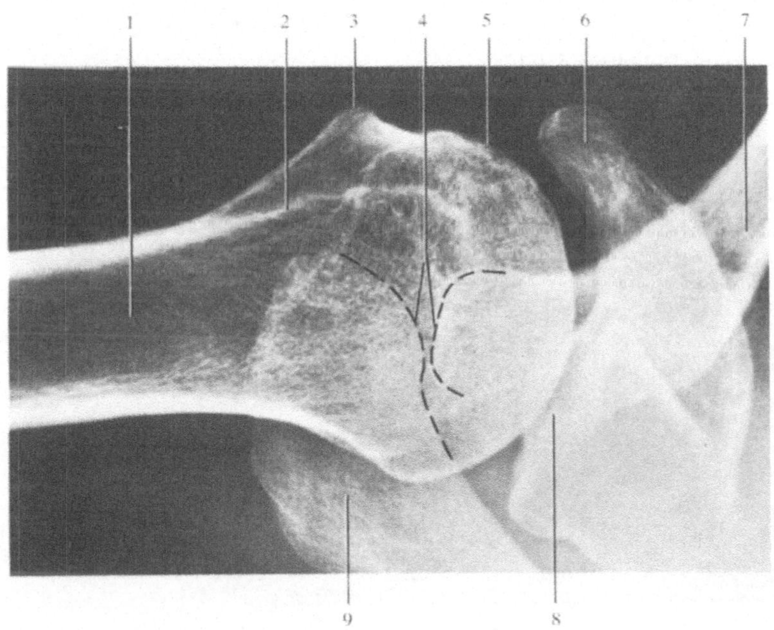

Abb. 1. Schulter, axial, richtige Zentrierung

Es sind alle Skeletpartien gut beurteilbar abgebildet

1 Oberarm / *Humerus*
2 Corticalis des *Tuberculum majus*
3 *Tuberculum minus*
4 Gelenk zwischen Schulterblatt und Schlüsselbein / *Acromio-Clavicular-Gelenk*
5 Gelenkfläche des Oberarmkopfes
6 Rabenschnabelfortsatz / *Processus coracoideus*
7 Schlüsselbein / *Clavicula*
8 Schultergelenk und Schulterblattpfanne
9 Schultergräte / *Acromion*

Häufige Fehler und ihre Ursache bzw. Behebung

1. Das Acromio-Clavicular-Gelenk ist fast nicht zu erkennen.

   Ursache:
   Ungenügende Belichtung, zu niedrige kV-Zahl.

   Korrektur:
   Entsprechend.

2. Die Schulterblattpfanne und teilweise auch der Humeruskopf erscheinen auf der Röntgenaufnahme unterbelichtet **(Abb. 2)**, so daß diese wichtigen Gelenkpartien nicht beurteilbar sind.

   Ursache:
   Meistens kein Belichtungsfehler, sondern das Resultat einer falschen Projektionsrichtung:
   Der Zentralstrahl fiel von caudal her viel zu schräg in die Achselhöhle ein, daher Weichteilverschattung des Gelenks.

   Korrektur:
   Richtige Zentrierung entlang der lateralen Thoraxwand.

Wiederholung der Aufnahme

Bei beiden Fehleinstellungen.

Aufnahmetechnik bei Zimmer-Brossy
Einstellungs-Nr. 31, 32 u. 33 (2. Aufl.), 32, 33 u. 34 (3. Aufl.).

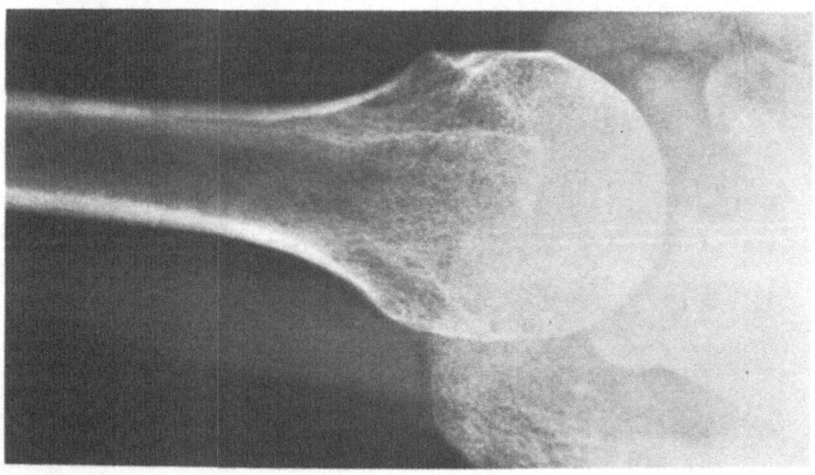

Abb. 2. Fehleinstellung einer axialen Schulteraufnahme
Überdeckung und damit ungenügende Erkennbarkeit der Schulter, sowie des Acromio-Clavicular-Gelenkes durch Weichteilverschattung

Schulterblatt: axiale Aufnahme

Erkennungsmerkmale der richtigen Einstellung (Abb. 1)

Die v.-d. Aufnahme macht weder bei der Untersuchung im Stehen noch im Liegen Schwierigkeiten.
Etwas heikler ist die axiale Aufnahme, sie muß sehr präzis eingestellt werden.

A. Das Schulterblatt muß als schmales Band abgebildet sein. Seine mediale und seine laterale Kante müssen sich decken.

B. Die Scapula wird von den Rippen nicht überdeckt, d.h. man kann die Muskellücke zwischen ihr und den Rippen gut beurteilen.

Häufige Fehler und ihre Ursache bzw. Behebung

1. Der häufigste Fehler ist die teilweise Überdeckung der Scapula, vor allem ihres medialen Randes, durch das Rippengitter **(Abb. 2).**

   Korrektur:
   Der Patient muß stärker in den Profilstrahlengang abgedreht werden.

Wiederholung der Aufnahme

Bei Überdeckung des Schulterblattes.

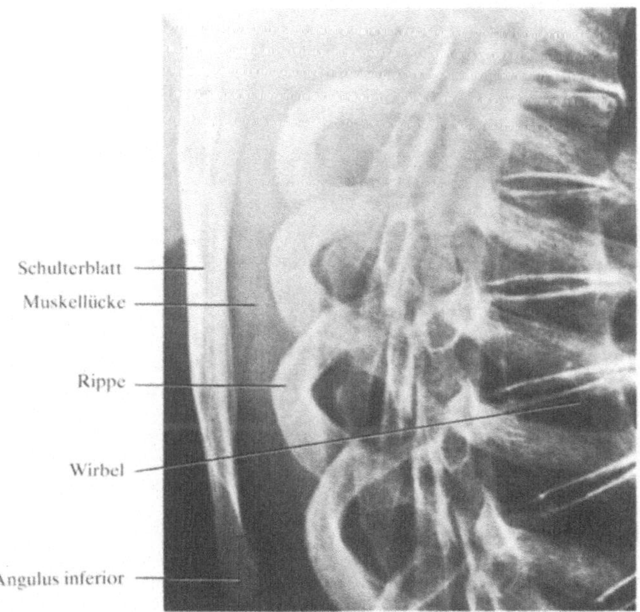

Abb. 1. Schulterblatt, axial, richtige Einstellung
Man sieht durch die Muskellücke zwischen den Rippen und dem orthograd getroffenen Schulterblatt hindurch

Bemerkung

Die axiale Aufnahme kann man eventuell am Zielgerät vornehmen, wobei sich das filmferne Schulterblatt leicht einstellen läßt.

Aufnahmetechnik bei Zimmer-Brossy
Einstellungs-Nr. 38 (2. Aufl.), 41 (3. Aufl.).

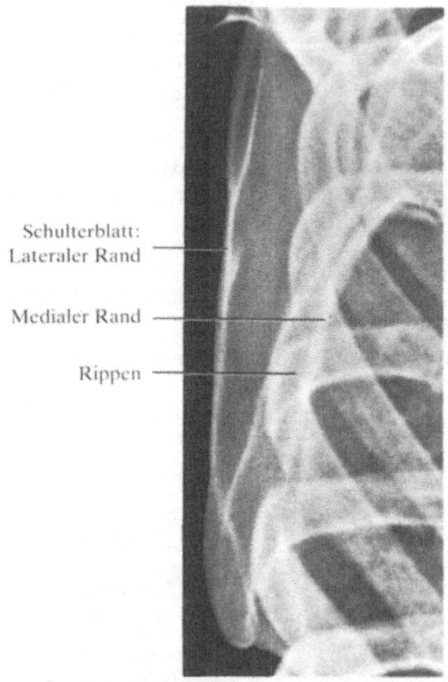

Abb. 2. Fehleinstellung einer axialen Aufnahme des Schulterblattes
Die Rippen überdecken den medialen Rand des Schulterblattes; dieses stellt sich trapezförmig statt als schmales Band dar

Schlüsselbein: axiale, caudo-craniale Aufnahme

Erkennungsmerkmale der richtigen Einstellung (Abb. 1)

Während die dorso-ventrale Schlüsselbeinaufnahme keinerlei aufnahmetechnische Schwierigkeiten bietet, ist die axiale Aufnahme schwieriger, aber bei einwandfreier Einstellung besonders aufschlußreich.

A. Die Clavicula muß sich in ganzer Länge darstellen, praktisch so lange wie auf der d.-v. Aufnahme.

B. Sternales und acromiales Ende müssen abgebildet sein, damit auch Prozesse an diesen Knochenenden zu erfassen sind (in Abb. 1 stellt sich z.B. eine noch nicht verschmolzene Apophyse dar).

C. Der Mittelteil der Clavicula ist von Rippen nicht verdeckt, d.h. man kann zwischen Rippe und Schlüsselbein hindurchsehen.

Häufige Fehler und ihre Ursache bzw. Behebung

1. Verkürzte Darstellung der Clavicula, wie in **Abb. 2.**

   Ursache:
   Falsche Lagerung: der Patient wurde zu stark auf die Schulter der aufzunehmenden Seite gedreht. Er lag flach auf dem Schulterblatt, beinahe so wie für eine Schulteraufnahme.

   Korrektur:
   Der Untersuchte muß mit seinem ganzen Körper flach auf den Tisch gebettet sein, jedoch muß die kranke Schulter durch ein Keilkissen angehoben werden.

2. Die Clavicula erscheint häufig auch verzerrt, weil der Zentralstrahl nicht senkrecht auf die Clavicula und den Film aufgefallen ist. Dies kommt häufig vor: einerseits bei hochgezogener Schulter,

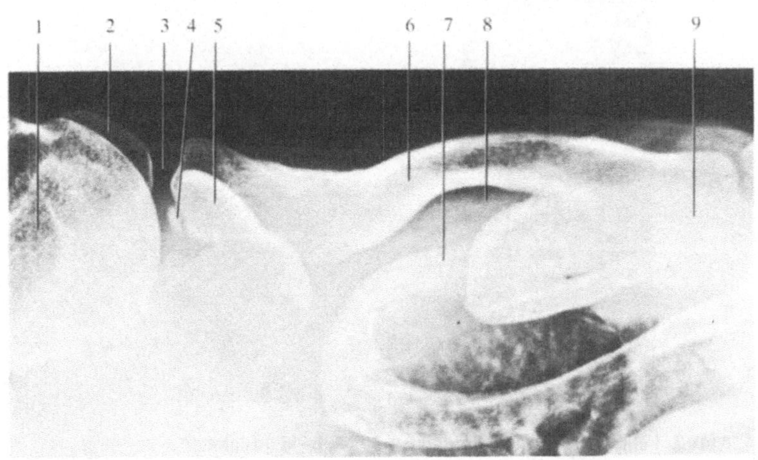

Abb. 1. Schlüsselbein, axial und caudo-cranial, richtige Einstellung
Das Schlüsselbein ist in ganzer Länge abgebildet mit seinem medialen und seinem lateralen Gelenk. Man sieht zwischen Clavicula und Rippen durch

1 Humeruskopf
2 *Acromion*
3 Acromio-Clavicular-Gelenk
4 Kleine Apophyse
5 *Processus coracoideus*
6 Schlüsselbein / *Clavicula*
7 Rippe
8 Muskellücke zwischen Schlüsselbein und Rippen
9 Sternales Ende der Clavicula, am Sterno-Clavicular-Gelenk

andererseits bei „fallender" Schulter. Mit anderen Worten: wenn Clavicula und Film nicht annähernd parallel zueinander liegen, kommt es automatisch zu einer verzerrten Darstellung.

Korrektur:
Schlüsselbeinachse und Filmachse müssen möglichst parallel zueinander stehen, soweit dies möglich ist. Entweder muß man dabei die Schulter nach unten ziehen oder nach oben, auf jeden Fall aber den Film möglichst nahe an die Halsweichteile anlagern.
Der Zentralstrahl fällt von caudo-cranial ein, je nachdem auch etwas von medio-lateral oder latero-medial.

3. Das Schlüsselbein wird von den vorderen Rippenabschnitten überdeckt, so daß man zwischen diesen zwei Knochenpartien nicht hindurch sehen kann.

Ursache:
Falsche Zentrierung: der Zentralstrahl fiel zu stark von unten her auf das Schlüsselbein ein, zu knapp entlang der Thoraxwand.

Korrektur:
Man muß in die Lücke zentrieren, die sich als Eindellung unterhalb der Clavicula auf der Haut erkennen läßt.

Wiederholung der Aufnahme

Bei grober Verzerrung und Verkürzung.
Aufnahmetechnik bei Zimmer-Brossy
Einstellungs-Nr. 40 (2. Aufl.), 43 (3. Aufl.).

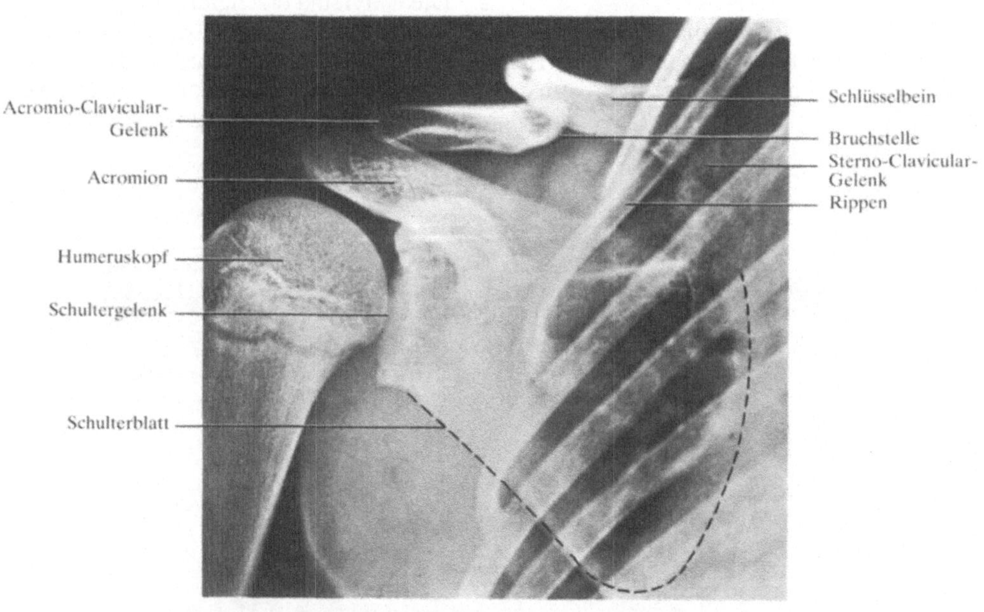

Abb. 2. Fehleinstellung einer axialen Schlüsselbeinaufnahme
Das (gebrochene) Schlüsselbein ist stark verkürzt und damit verzerrt abgebildet.
Das Sterno-Clavicular-Gelenk erreicht fast den lateralen Rippenrand.
Das Schulterblatt hingegen ist in ganzer Ausdehnung abgebildet

Schädel

Schädel: Profilaufnahme

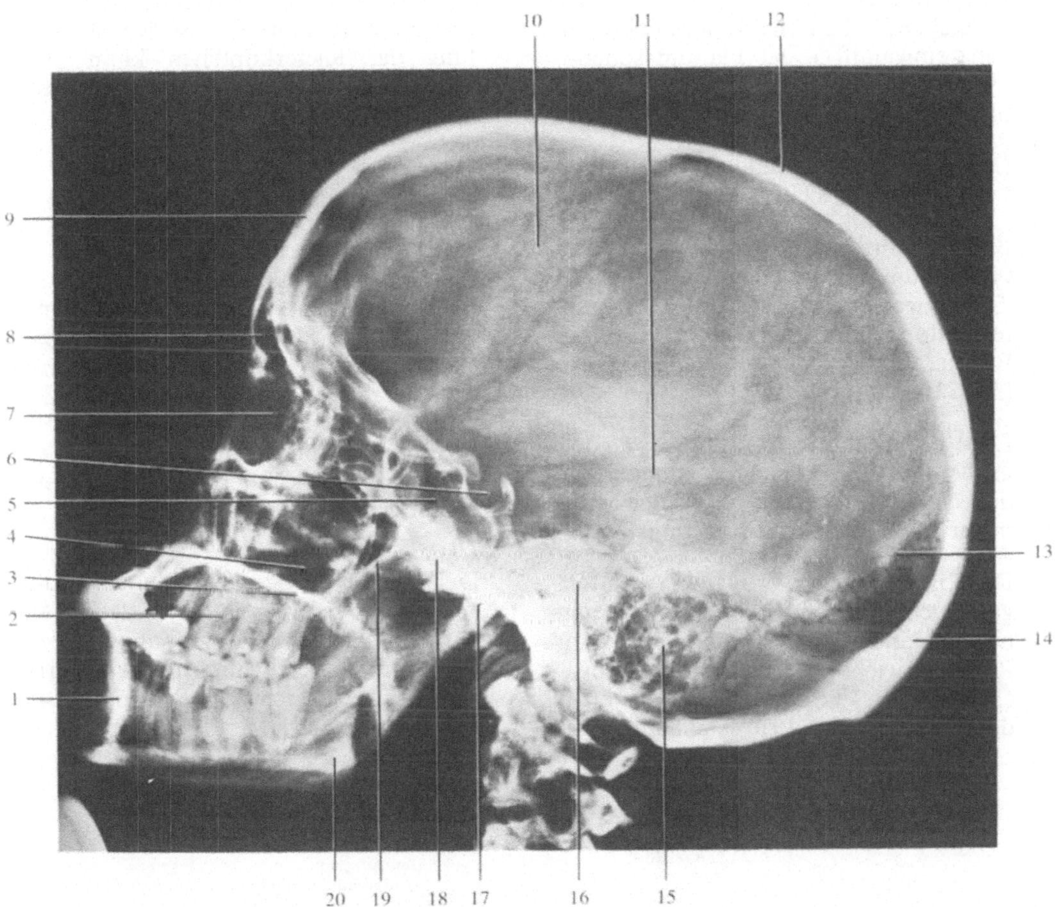

Abb. 1. Schädel (Cranium), Profilaufnahme, richtige Einstellung

1 Unterkiefer / *Mandibula*
2 Oberkiefer / *Maxilla*
3 Harter Gaumen / *Palatum*
4 Kieferhöhle / *Sinus maxillaris*
5 Keilbeinhöhle / *Sinus sphenoidalis*
6 Türkensattel (eingelagert die Hypophyse) / *Sella turcica*
7 Augenhöhle / *Orbita*
8 Stirnhöhle / *Sinus frontalis*
9 Stirnbein / *Os frontale*
10 Kranznaht / *Sutura coronalis*
11 Zirbeldrüse / *Glandula pinealis*
12 Scheitelbein / *Os parietale*
13 Hinterhauptnaht / *Sutura lambdoidea*
14 Hinterhauptbein / *Os occipitale* / *Squama occipitalis*
15 Warzenfortsatz des Schläfenbeines / *Processus mastoideus*
16 Schläfenbein mit Felsenbeinpyramide / *Os temporale, Pyramis*
17 Kieferköpfchen / *Processus condylaris* / *Caput mandibulae*
18 Mittlere Schädelgrube / *Fossa cranii media*
19 Hinterwand der Kieferhöhle
20 Kieferwinkel

Erkennungsmerkmale der richtigen Einstellung (Abb. 1)

A. Die Klinoidfortsätze überdecken sich weitgehend; ebenfalls, wenn auch nicht ganz einwandfrei, das Planum sphenoideale und die Lamina cribrosa, das Siebbeindach.

B. Die seitlichen Abschnitte der beiden Orbitae decken sich.

C. Boden, Vorderwand und Hinterwand (= Dorsum sellae) des Türkensattels (Sella turcica) bilden sich strichförmig, nicht doppelkonturiert ab, ebenso der Boden der mittleren Schädelgrube **(Abb. 2).**

D. Die Vorderkante der mittleren Schädelgrube und die kleinen Keilbeinflügel decken sich weitgehend (= wenige Millimeter), aber nicht unbedingt vollständig.

E. Die Kieferköpfchen projizieren sich fast ganz ineinander, oder stehen nur wenig nebeneinander, was von W. Pohl zu Recht als wichtiges Kriterium angesprochen wird. In Verfolgung der aufsteigenden Kieferäste sind sie leicht aufzufinden. Die Größenunterschiede in der Darstellung der Kieferköpfchen erleichtern die Erkennung, was filmnahe und was (größer und unschärfer) filmferne ist. Mit anderen Worten: An der Darstellung der Kieferköpfchen kann eine falsche Lagerung des Kopfs leicht festgestellt werden.

Häufige Fehler und ihre Ursache bzw. Behebung

1. Die Klinoidfortsätze projizieren sich nebeneinander statt ineinander und damit entsteht auch analog eine Doppelkonturierung der Vorder- und Hinterwand der Sella, sowie der Vorderwand der mittleren Schädelgrube und der Keilbeinflügel **(Abb. 3)**, ferner eine Darstellung beider Kieferköpfchen nebeneinander.

Ursache und Korrektur:
Der Schädel wurde nicht streng im Profil gelagert, sondern seitlich gedreht, so daß die Nase entweder zu nahe oder zu weit vom Untersuchungstisch entfernt war (vgl. die schematische Skizze **Abb. 4**). Korrektur entsprechend.

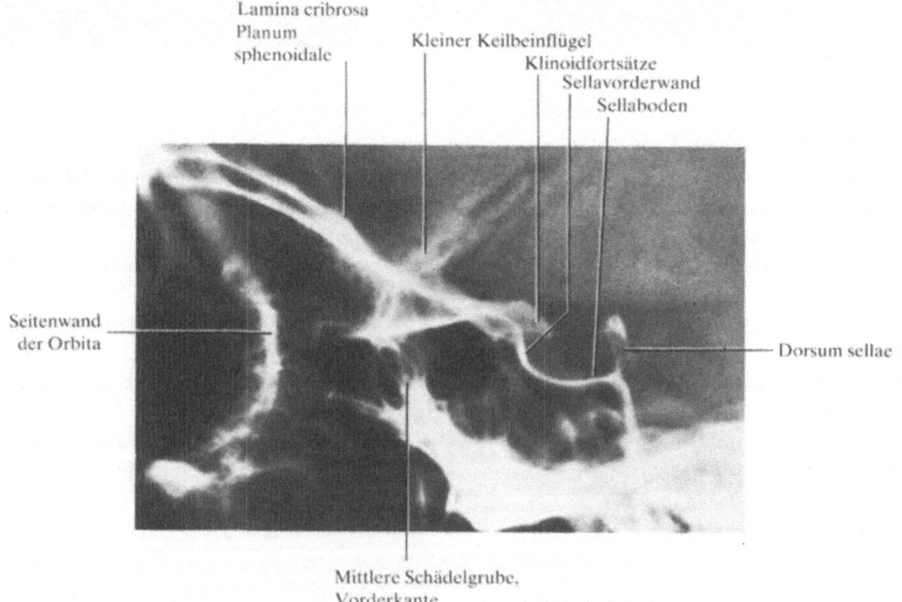

Abb. 2. Profilaufnahme des Schädels zur Darstellung der Sella turcica, richtige Einstellung

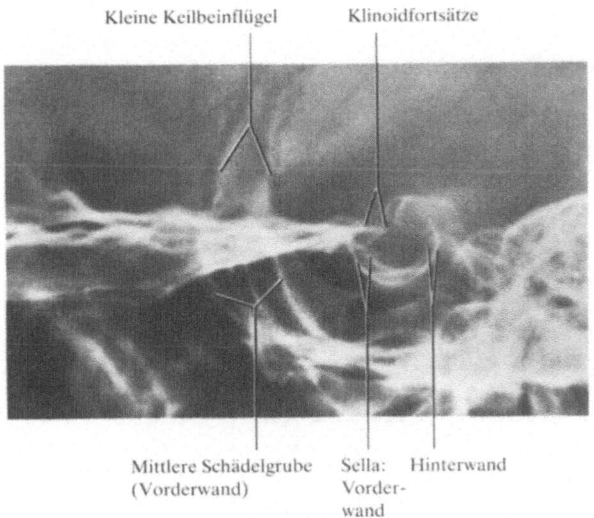

Abb. 3. Fehleinstellung einer Profilaufnahme des seitlichen Schädels bzw. der Sella turcica

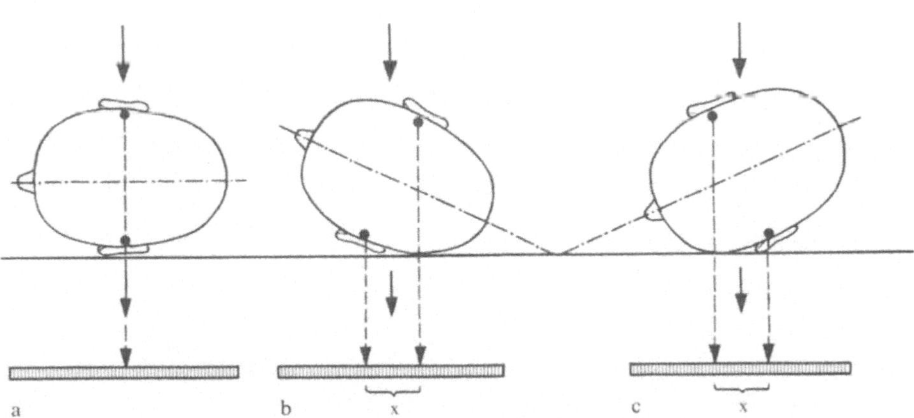

Abb. 4. Lagerung eines Schädels für eine Profilaufnahme: richtige Einstellung (a) und Fehleinstellungen (b und c) Zwei symmetrisch gelegene, schattengebende Objekte im Schädel projizieren sich bei richtiger Einstellung auf dem Bild ineinander (a), bei Schräglage des Schädels (b oder c) jedoch nebeneinander, unter Umständen in gleichem Abstand (x) voneinander, egal ob die Nase nach oben (b) oder nach unten (c) zeigt

2. Die Klinoidfortsätze projizieren sich übereinander, ebenso die Konturen des Planum ethmoidale, Doppelung des Sellabodens und des Bodens der mittleren Schädelgrube **(Abb. 5).**

   Ursache:
   Der Kopf hing bei der Profilaufnahme entweder etwas herab, d.h. der Scheitel lag zu tief, oder im Gegenteil, der Scheitel war zu hoch gelagert. Welche dieser beiden Möglichkeiten der Fehllagerung des Kopfes zutrifft, läßt sich im Röntgenbild nicht eindeutig bestimmen **(Abb. 6).**

3. Überbelichtung des Gesichtsschädels.

   Korrektur:
   Abschirmung mittels Keilfilters (dicker Teil in Höhe des Gesichtsschädels).

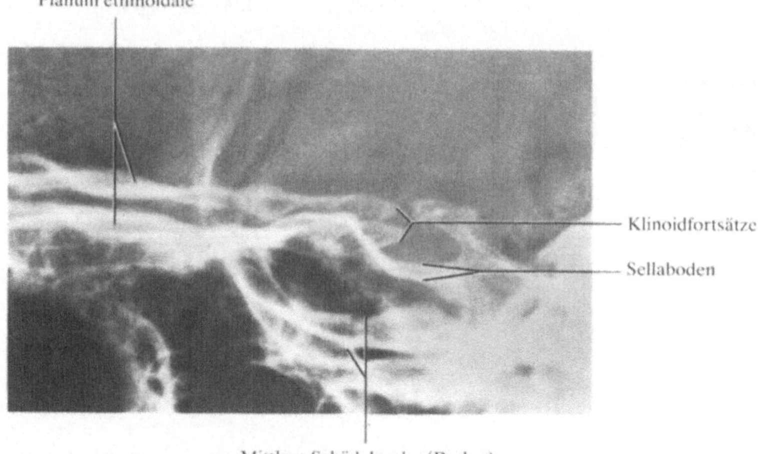

Abb. 5. Fehleinstellung einer Profilaufnahme des Schädels bzw. der Sella turcica
Die Klinoidfortsätze sind übereinander angeordnet

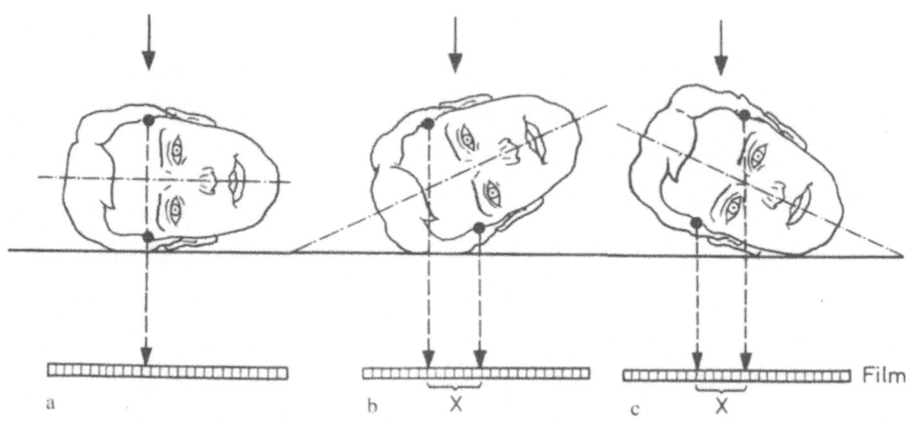

Abb. 6. Lagerung eines Schädels für eine Profilaufnahme: richtige Einstellung (a) und Fehleinstellungen (b und c)
Zwei symmetrisch gelegene schattengebende Punkte des Schädels können sich sowohl bei „hängendem" (b), als auch bei nach oben gekipptem (c) Schädel auf dem Film in gleicher Distanz voneinander befinden. Mit anderen Worten: diese beiden Punkte auf einem Röntgenbild erlauben keinen Rückschluß auf die Art der falschen Lagerung des Schädels

Wiederholung der Aufnahme

Bei deutlicher Schrägprojektion, vor allem der Sella turcica, ist die Wiederholung der Aufnahme nötig, ferner wenn die Schädelkalotte oder, nach einem Trauma, der Unterkiefer abgeschnitten sind.
Unschöne Aufnahmen, die aus Strahlenschutzgründen oft nicht repetiert werden, sind Bilder mit „vergessener" Zahnprothese, „vergessenen" Haarklammern, nicht abgenommenen Ohrringen.

Aufnahmetechnik bei Zimmer-Brossy
Einstellungs-Nr. 46 (2. Aufl.), 49 (3. Aufl.).

Schädel: occipito-frontale Aufnahme

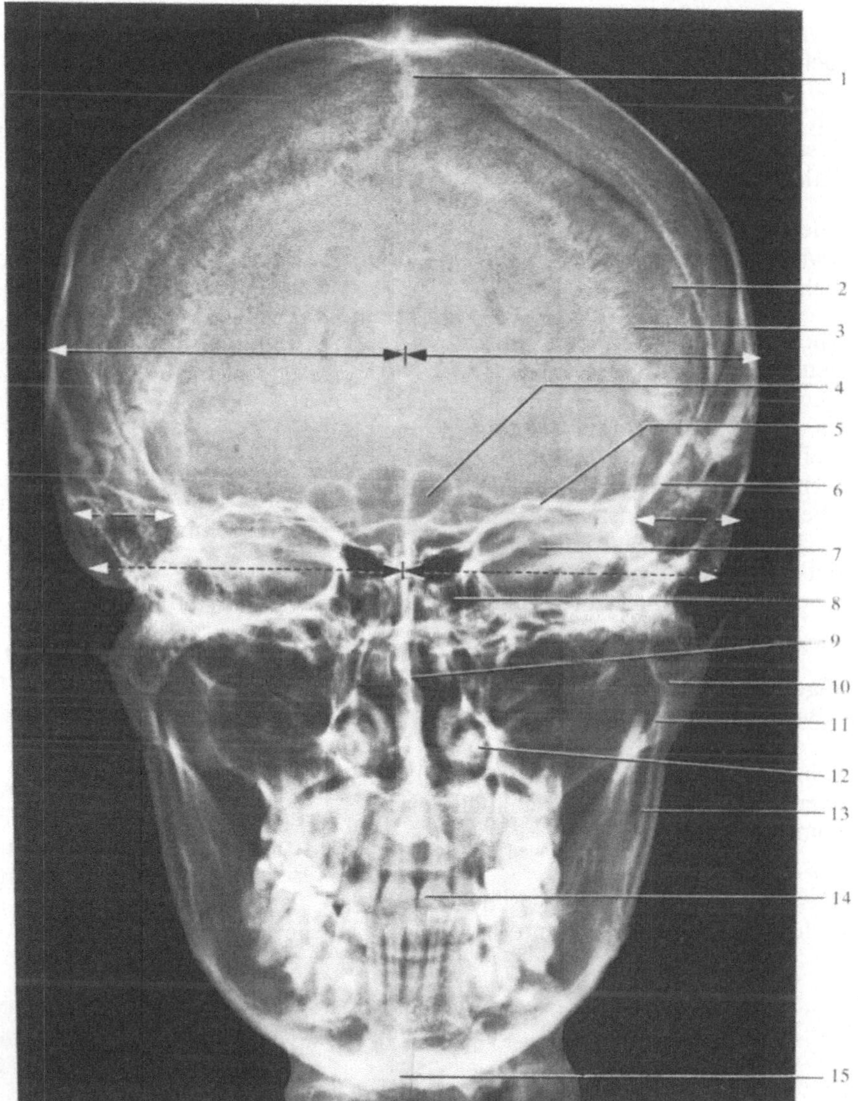

Abb. 1. Schädel, occipito-frontal, richtige Einstellung

1 Medianebene mit *Sutura sagittalis*
2 Kranznaht / *Sutura coronalis*
3 Lambdanaht, Hinterhauptnaht / *Sutura lambdoidea*
4 Stirnhöhle / *Sinus frontalis*
5 Dach der Augenhöhle / *Orbita*
6 Kleiner Keilbeinflügel / *Ala minor ossis sphenoidalis*
7 Felsenbeinpyramide, in die Augenhöhle projiziert
8 Siebbeinzellen / *Sinus ethmoidalis*
9 Nasenscheidewand / *Septum nasi*
10 Warzenfortsatz / *Processus mastoideus*
11 Kieferhöhle / *Sinus maxillaris*, laterale Wand
12 Untere Nasenmuschel / *Concha nasi*
13 Kieferast / *Ramus mandibulae*
14 Zähne des Oberkiefers
15 Kinn

⟷ Abstand Medianlinie — seitliche Schädelwand
←−→ Abstand Keilbeinflügel — seitliche Schädelwand
←⋯→ Abstand Nasenwurzel — Wand des Mastoids

Erkennungsmerkmale der richtigen Einstellung (Abb. 1)

A. Symmetrische Darstellung beider Schädelhälften (←——→): gleicher Abstand (←—→) zwischen seitlicher Schädelwand im Schläfengebiet, also in Höhe des Keilbeinflügels und der äußeren Schädelkalotte beidseits.

B. Gleiche Distanz (←⋯→) rechts und links zwischen Nasenwurzel und seitlicher Schädelwand.

C. Die Felsenbeinpyramiden füllen die Augenhöhlen (= Orbitae) beidseits voll aus. Die Oberkante der Felsenbeine fällt in das Orbitaldach, damit ergibt sich eine weitgehend freie Projektion beider Kieferhöhlen.
Die richtige Bildeinstellung erlaubt eine „symmetrische" Beurteilung von Schädelkalotte, Felsenbeinen, Ethmoidzellen, Nasenseptum, Kieferhöhlen.

Häufige Fehler und ihre Ursache bzw. Behebung

1. Schräge Projektion **(Abb. 2)**, d.h. ungleicher Seitenabstand der Schädelkapsel vom Keilbeinflügel.

   Korrektur:
   Messung des Abstandes zwischen Ohrloch und Film bzw. Tischunterlage beidseits: der Abstand muß beidseits gleich groß sein.

2. Schräge Projektion und zusätzliche Beugung des Schädels **(Abb. 3).**

   a) Die Abstände des kleinen Keilbeinflügels, resp. der Nasenmuschel von der seitlichen Schädelwand sind rechts und links verschieden groß.

   Ursache:
   Der Kopf wurde leicht gedreht und damit asymmetrisch abgebildet. Wegen der schrägen Einstellung ist die Kieferhöhle rechts durch Knochenmassen verschattet, links jedoch kaum verdeckt.

   b) Durch eine zusätzliche geringe Beugung des Kopfes ist die Oberkante der Felsenbeinpyramide auf der rechten Seite vom Orbitaldach deutlich entfernt. Links schmiegt sie sich richtigerweise an.

   Korrektur:
   Wie unter 1.

3. Projektion der Felsenbeine außerhalb der Augenhöhlen und zwar

   a) oberhalb der Orbita **(Abb. 4).**

   Ursache:
   Der Kopf des Patienten wurde zu stark auf die Stirne gelegt. Für eine occipitofrontale Standardaufnahme ist diese Einstellung falsch, man kann sie jedoch als Vergleichsaufnahme der Felsenbeine heranziehen.

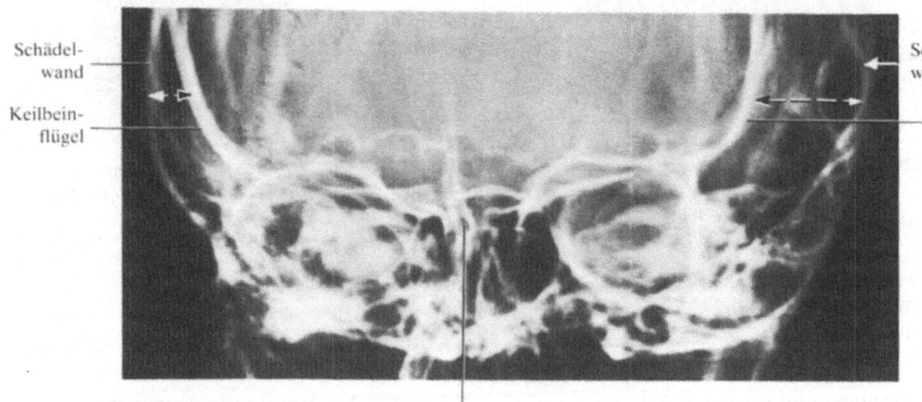

Abb. 2. Fehleinstellung einer occipito-frontalen Schädelaufnahme
Asymmetrie im Abstand zwischen Schädelkapsel und Keilbeinflügel rechts und links

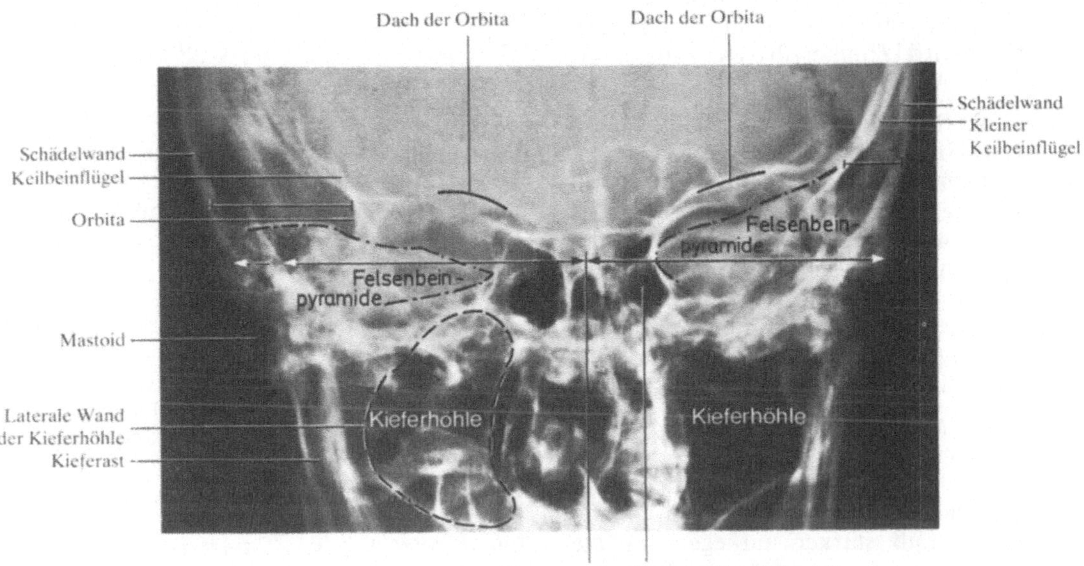

Abb. 3. Fehleinstellung einer occipito-frontalen Schädelaufnahme, Asymmetrie in zwei verschiedenen Richtungen
a) Der Abstand zwischen Schädelwand und Keilbeinflügel, resp. Rand der Augenhöhle ist rechts und links verschieden groß (|——|).
b) Der Abstand zwischen seitlicher Schädelwand und dem Nasenseptum (↔) ist rechts um die gestrichelte Linie länger als links.
c) Die Felsenbeinpyramide links füllt die Augenhöhle (richtigerweise) komplett aus, auf der rechten Seite nur den unteren Teil

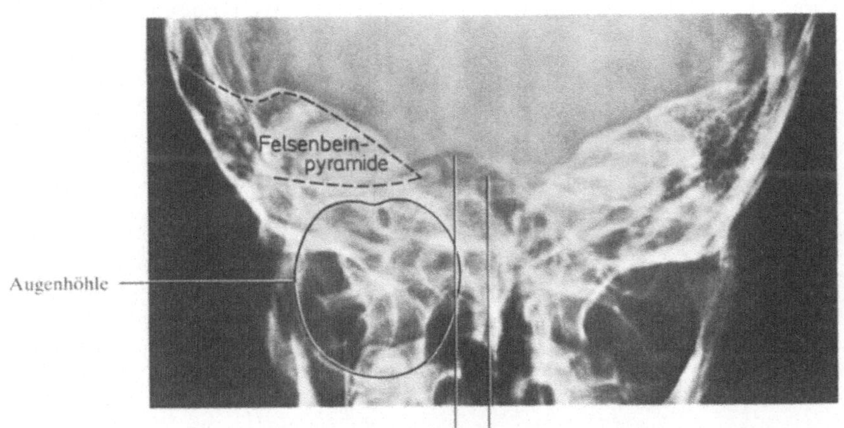

Abb. 4. Fehleinstellung einer occipito-frontalen Schädelaufnahme
Felsenbeine oberhalb der Augenhöhlen, auch das Dorsum sellae schaut oberhalb der Nasenwurzel vor. Bei genauer Betrachtung erkennt man, daß es sich in das Hinterhauptloch projiziert.
Aufnahme bildmäßig ähnlich der Einstellung von Altschul-Uffenorde (= Pyramidenvergleichsaufnahme)

Abb. 4 ähnelt damit der **Spezialaufnahme nach Altschul-Uffenorde,** die einstelltechnisch jedoch anders durchgeführt wird [Zimmer-Brossy: Einstellung 58 (2. Aufl.), 58 (3. Aufl.)].

b) Projektion der Felsenbeine in den Unterrand der Orbita: Die Felsenbeine lassen die Orbitahöhlen vollständig frei, dadurch kommt es aber zu einer weitgehenden Verschattung der Kieferhöhlen, was diagnostisch unerwünscht ist, sowohl für ein occipitofrontales Bild als auch für die Spezialeinstellung von Tschebull [Zimmer-Brossy: Einstellung 48 (2. Aufl.), 56 (3. Aufl.)].

Korrektur:
Für eine gute occipito-frontale Standardaufnahme darf die Nase den Film bzw. den Tisch nur knapp berühren. Die Stirne muß stärker aufliegen als die Nase.

Wiederholung der Aufnahme

Bei asymmetrischer Einstellung und bei Verdeckung der Kieferhöhlen durch die Felsenbeine.

Bemerkungen

Eine Überstrahlung des Gesichtsschädels muß vermieden werden, deshalb Aufnahme mit Keilfilter.
Die Aufnahme nach Tschebull setzt sich zum Ziel, alle Nebenhöhlen diagnostisch beurteilbar zu machen.
Für die Nebenhöhlendiagnostik ist es aber besser, eine occipito-frontale und eine occipito-nasale Aufnahme anzufertigen [Zimmer-Brossy: Einstellung 50 (2. Aufl.), 56 (3. Aufl.)].

Aufnahmetechnik bei Zimmer-Brossy
Einstellungs-Nr. 48 (2. Aufl.), 53 (3. Aufl.).

Schädel: occipito-nasale Aufnahme (=halbaxiale Aufnahme)

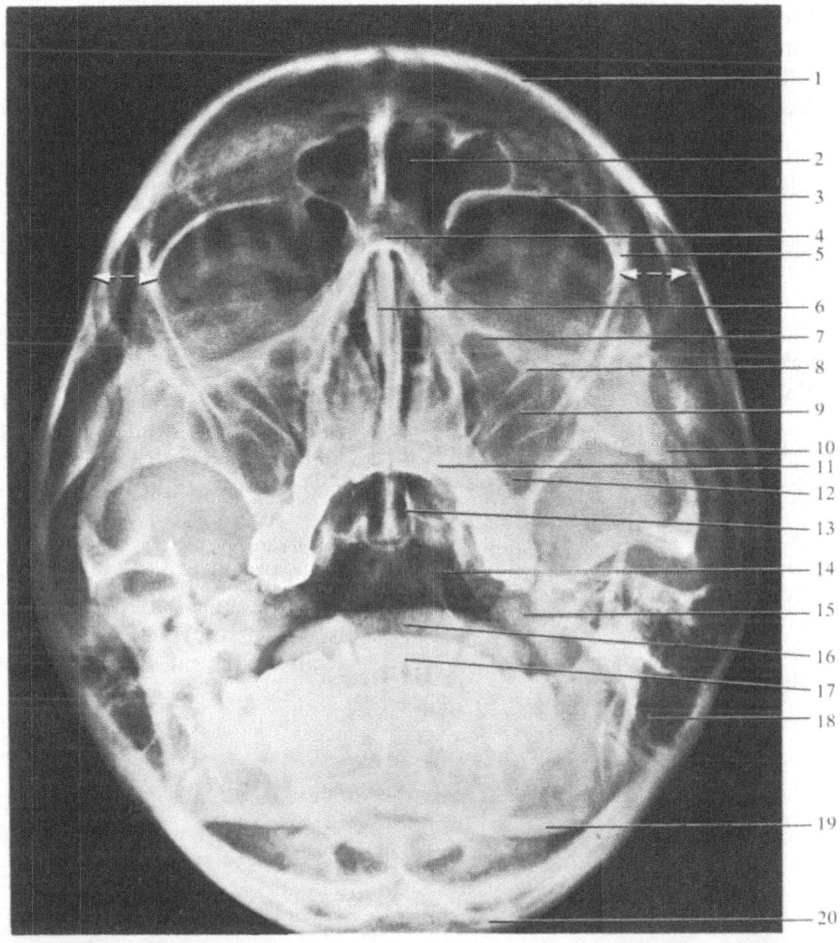

Abb. 1. Schädel, occipito-nasal, richtige Einstellung

1 Stirnbein / *Os frontale*
2 Stirnhöhle / *Sinus frontalis*
3 Dach der Augenhöhle / *Orbita*
4 Nasenwurzel
5 Laterale Wand der Orbita
6 Nasenscheidewand / *Septum nasi*
7 Boden der Augenhöhle und Dach der Kieferhöhle
8 Nervkanal / *Foramen infraorbitale*
9 Kieferhöhle / *Sinus maxillaris* (Highmore-Höhle)
10 Jochbogen / *Arcus zygomaticus*
11 Oberkiefer / *Maxilla*
12 Boden der Kieferhöhle
13 Keilbeinhöhle / *Sinus sphenoidalis*
14 Rücklehne des Türkensattels / *Dorsum sellae* bzw. *Clivus*
15 Felsenbeinpyramide
16 Zunge
17 Zähne des Unterkiefers
18 Mastoidzellsystem
19 Unterkiefer / *Mandibula*
20 Hinterhaupt / *Occiput*

Erkennungsmerkmale der richtigen Einstellung (Abb. 1)

A. Symmetrische Abbildung beider Schädelhälften: der Abstand (←--→) zwischen äußerem Rand der Augenhöhle und der Schädelkalotte ist beidseits gleich oder fast gleich groß und breit.

B. Projektion der Kieferhöhlen: der Oberrand der Felsenbeine projiziert sich knapp, aber eindeutig unterhalb der Kieferhöhlen, also auch nicht in deren Boden.

Häufige Fehler und ihre Ursache bzw. Behebung

1. Bildasymmetrie (vgl. die Beschreibung der occipito-frontalen Einstellung auf Seite 50 = Fehleinstellung 1 und deren Abb. 2):
   Die Distanz Augenrand – Schädelkalotte ist dort links und rechts nicht gleich groß. Eine solche Fehleinstellung ist bei einer occipito-nasalen Aufnahme des Schädels besonders ungünstig.

   Ursache:
   Schräghaltung des Kopfes, wodurch sich die eine Wange dem Film stärker anpreßt, so daß die andere von den Röntgenstrahlen in ganzer Dicke durchschlagen werden muß. Die durchschlagene Schädelstrecke Hinterhaupt – Wange ist also rechts und links verschieden lang; dadurch kommt es auf dem Bild zu einer einseitigen Verschattung der Kieferhöhle, und damit wird eine Sinusitis vorgetäuscht.

   Korrektur:
   Man mißt den Abstand zwischen Ohrloch und Tisch bzw. Film: er muß beidseits gleich groß sein.

2. Rundliche Verschattung, medial am Boden einer Kieferhöhle **(Abb. 2)**; sie entsteht durch Hochziehen bzw. Hochdrängen der Oberlippe bei einer Aufnahme mit geschlossenem Mund. Die Lippe wird durch das Verschieben des Schädels beim Einstellen der Aufnahme oft, trotz geöffnetem Munde, nach oben gedrängt, und dies führt zu einer Verschattung. Man kann auf diese Weise zur Fehl-

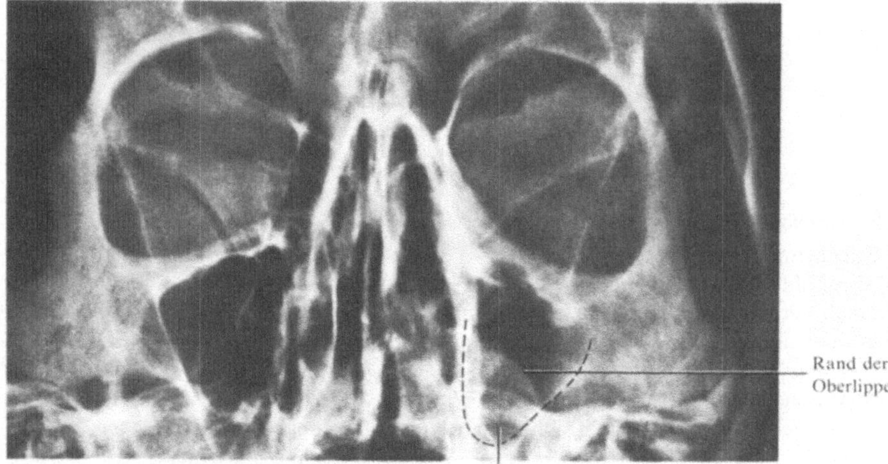

Abb. 2. Fehleinstellung einer occipito-nasalen Schädelaufnahme
Eine scharfbegrenzte, der Nase anliegende kugelige Verschattung am Kieferhöhlenboden verlangt Überprüfung, ob es sich um einen Schleimhautpolypen der Kieferhöhle (gestrichelt) handelt oder um eine Fehleinstellung durch hochgedrängte Oberlippe

diagnose eines Schleimhautpolypen am Kieferhöhlenboden gelangen.

Korrektur:
Die occipito-nasale Aufnahme muß stets bei geöffnetem Munde (=Kork zwischen den Zähnen) durchgeführt werden, damit sich die Oberlippe spannt. Bei Zahnlosen verwende man einen hohen Kork.

Beachte:
Ein weiterer Vorteil der Aufnahme bei geöffnetem Mund ist der, daß man auch den hinteren Teil der Keilbeinhöhle beurteilen kann (vergl. Abb. 1).

3. Projektion der Felsenbeine in die diagnostisch wichtigen unteren Abschnitte der Kieferhöhle **(Abb. 3)**, in welchen sich bei einer frischen Sinusitis der Erguß ansammelt (auf der Aufnahme bei sitzendem Patienten!).
Man studiere in diesem Zusammenhang die Skizzen **Abb. 4** und **5**.

Ursache:
Der Kopf des Patienten wurde zu wenig stark in Reklination gehalten.

Korrektur:
Nasenspitze geringfügig vom Film abheben lassen, mit anderen Worten: das Kinn fest auflegen.

4. Verkürzte Darstellung der Kieferhöhlenhöhe, aber auch der Stirnhöhlenhöhe. Diese sind dadurch schwierig zu beurteilen. Der Pyramidenoberrand rückt viel zu stark unter den Kieferhöhlenboden.

Ursache:
Der Kopf des Patienten wurde zu weit nach hinten gebeugt, d.h. zu sehr auf das Kinn gelegt.

Korrektur:
Nasenspitze näher an den Film heranbringen.

5. Ein Folienfehler ist vor allem bei der Fremdkörpersuche im Auge verhängnisvoll: Es darf sich bei dieser Suche kein Folienfehler, auch nicht der geringste (z.B. ein ganz kleiner, heller Punkt), auf dem Film darstellen.
Man fertigt daher bei dieser Zielsetzung prinzipiell stets zwei Aufnahmen mit zwei verschiedenen Folien an.

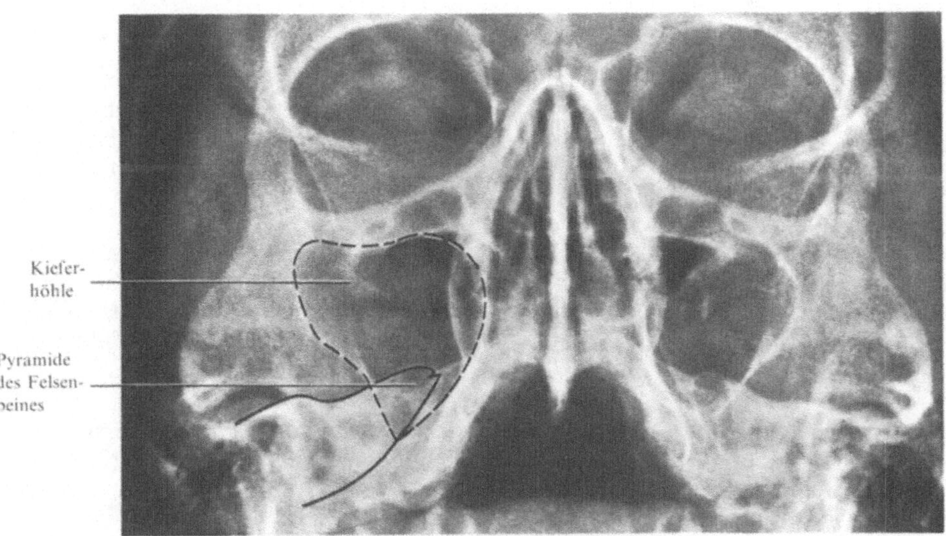

Abb. 3. Fehleinstellung einer occipito-nasalen Schädelaufnahme
Projektion der Felsenbeinpyramide (ausgezogene Linie) in den Boden der Kieferhöhle (gestrichelt)

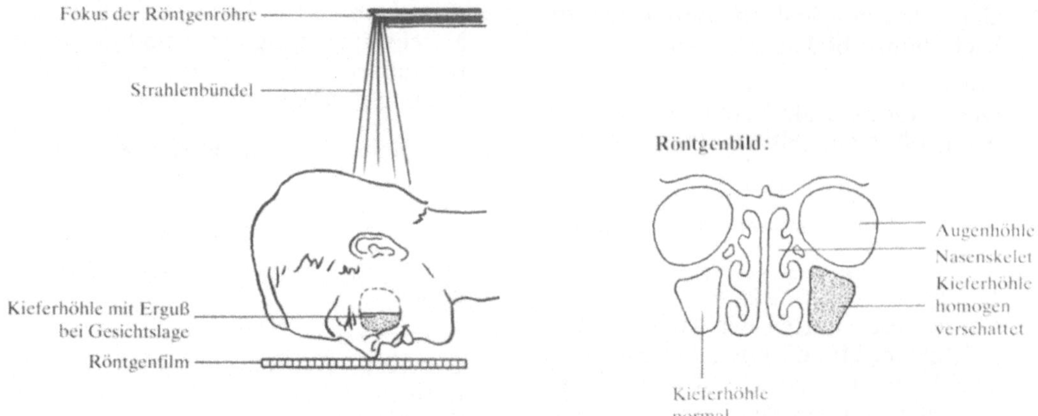

Abb. 4. Projektion eines Ergusses in der Kieferhöhle, bei liegendem Patienten

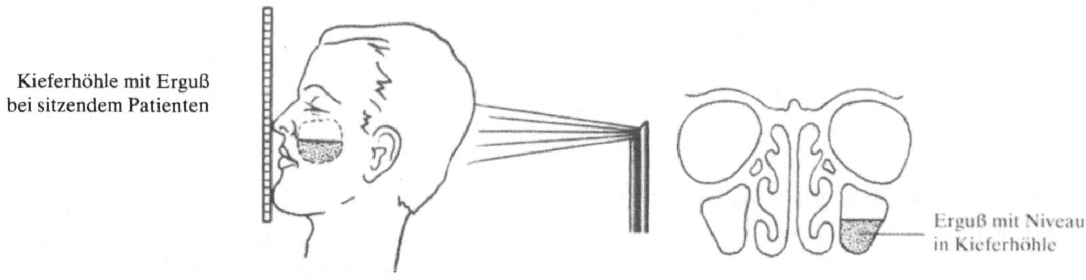

Abb. 5. Projektion bei sitzendem Patienten

Wiederholung der Aufnahme

Bei stark asymmetrischer Abbildung, bei polypös aussehender Verschattung im Kieferhöhlenboden,
bei Überdeckung (auch nur teilweise) der Kieferhöhlen durch die Felsenbeine,
bei Fremdkörpersuche, wenn helle Fleckchen im Gebiete der Augenhöhlen auf dem Film sind.

Bemerkungen

Eine Wangenschwellung, speziell eine einseitige, ist dem Arzt prinzipiell vor der Befundung der Filme zu melden. Solche einseitige Schwellungen täuschen nämlich auf dem Bild die Verschattung der gleichseitigen Kieferhöhle vor und führen, bei Unkenntnis des Verschattungsgrundes, zur Fehldiagnose Sinusitis.
Bei der Beschriftung des Films ist anzugeben, ob die Aufnahme der Nebenhöhlen im Liegen oder im Stehen, resp. im Sitzen angefertigt ist, da bei einem Erguß das Bild jedesmal ganz anders aussieht.

Aufnahmetechnik bei Zimmer-Brossy
Einstellungs-Nr. 50 (2. Aufl.), 56 (3. Aufl.).

Schädel: axiale und überaxiale, submento-bregmaticale Aufnahme

Erkennungsmerkmale der richtigen Einstellung

Man hat zwei Einstellungen, die richtig sind, nämlich die übliche axiale **(Abb. 1a)** und die von Welin empfohlene überaxiale Aufnahme **(Abb. 1b)**. Bei beiden Einstellungsarten gilt folgendes:

A. Symmetrische Darstellung beider Schädelhälften: Die Jochbögen überspannen dabei die seitliche Schädelwand symmetrisch, also auf beiden Seiten.

B. Die Jochbogen sind nicht überbelichtet.

C. Die Kieferköpfchen sind ebenfalls beidseits gleich weit von der Schädelkalotte entfernt.

D. Bei der axialen Aufnahme **(Abb. 1a)** überdecken sich Kinn und Stirnhöhlen. Bei der überaxialen Projektion nach Welin **(Abb. 1b)** dagegen projiziert sich das Kinn vor und vollständig außerhalb der Stirnhöhle, was zu einer freien Projektion der Ethmoidzellen (gestrichelte Linie in Abb. 1b), ohne Überlagerung, also auch nicht durch das Kinn oder den Unterkiefer mit den Zähnen von Ober- und Unterkiefer, führt.

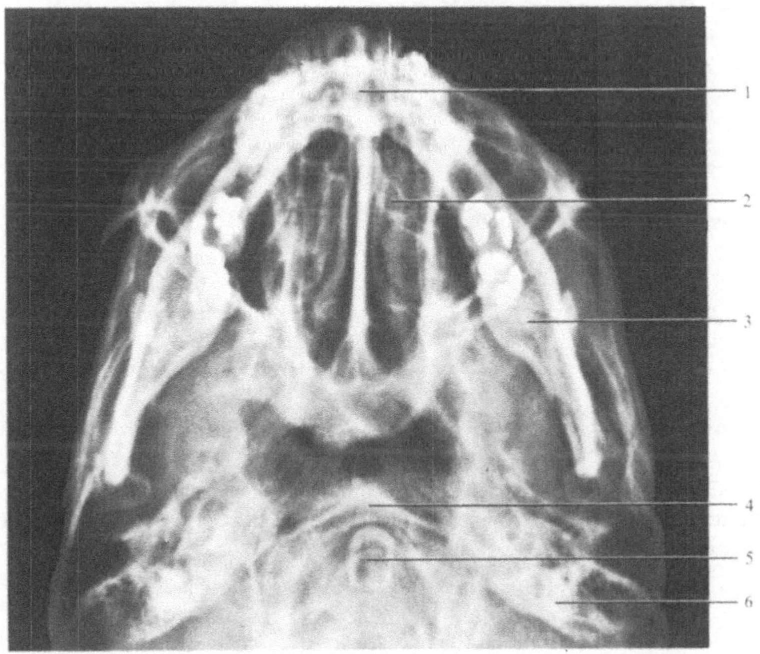

Abb. 1a. Schädel axial, richtige Einstellung

1 Kinn/*Mentum*
2 Siebbeinzellen/*Sinus ethmoidalis*
3 Kieferwinkel
4 Vorderer Atlasbogen
5 *Dens*
6 Felsenbein

Das Kinn überdeckt die Stirnhöhle komplett, aber nicht die Ethmoidzellen.

Gut dargestellt werden: der vordere Atlasbogen; der Dens; beide Felsenbeine mit Pyramide und Mastoidzellen

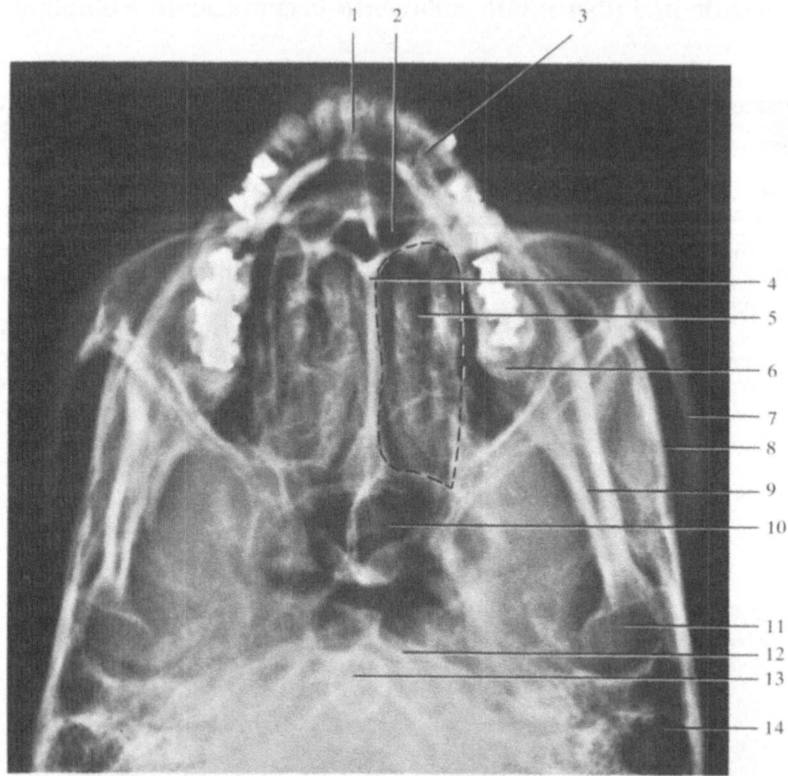

Abb. 1b. Schädel überaxial, richtige Einstellung

1 Kinn / *Mentum*
2 Stirnhöhle / *Sinus frontalis*
3 Zähne des Ober- und Unterkiefers
4 *Lamina perpendicularis (Vomer)*
5 Siebbein / *Os ethmoidale*
6 Molaren
7 Jochbogen / *Arcus zygomaticus*
8 Seitliche Schädelwand
9 Kieferast / *Ramus mandibulae*
10 Keilbein / *Os sphenoidale*
11 Kieferköpfchen / *Caput mandibulae (Processus condylaris)*
12 Vorderer Atlasbogen / *Arcus anterior*
13 *Dens*
14 Warzenfortsatz / *Processus mastoideus*

Die Schneidezähne des Ober- und Unterkiefers (im Kinngebiet) liegen bei der überaxialen Aufnahme vor dem Sinus frontalis, der also frei projiziert ist, während sie bei der axialen Aufnahme (Abb. 1a) die Stirnhöhle verdeckend überlagern

Häufige Fehler und ihre Ursache bzw. Behebung

1. Unterbelichtung der Schädelbasis: Hartstrahltechnik deshalb angezeigt.

2. Asymmetrische Lagerung des Schädels **(Abb. 2)**: Man erkennt die falsche Lagerung, wenn beide Jochbögen sich in ungleicher Distanz seitlich der Schädelwand vorwölben, wenn der Kieferast sich beidseits ungleich weit von der seitlichen Schädelwand befindet und wenn die Kinnmitte gegenüber der Verlängerung der Trennwand (Lamina perpendicularis und Vomer) zwischen den Ethmoidzellen erheblich nach einer Seite verschoben ist.

3. Überlagerung **(Abb. 3)** der Ethmoidzellen durch die Zähne und das Kinn.

Ursache:
Der Kopf wurde zu wenig nach hinten gebeugt.

Korrektur:
Kopf genügend nach hinten beugen lassen.
Falls ein Patient mit „steifem Hals“ dies nicht mehr fertig bringt, muß der Zentralstrahl so schräg eingestellt werden, daß er dennoch senkrecht auf die Schädelbasis auftrifft, d.h. auf eine Ebene zwischen unterem Augenrand und Ohrloch (= „Deutsche Horizontale“).

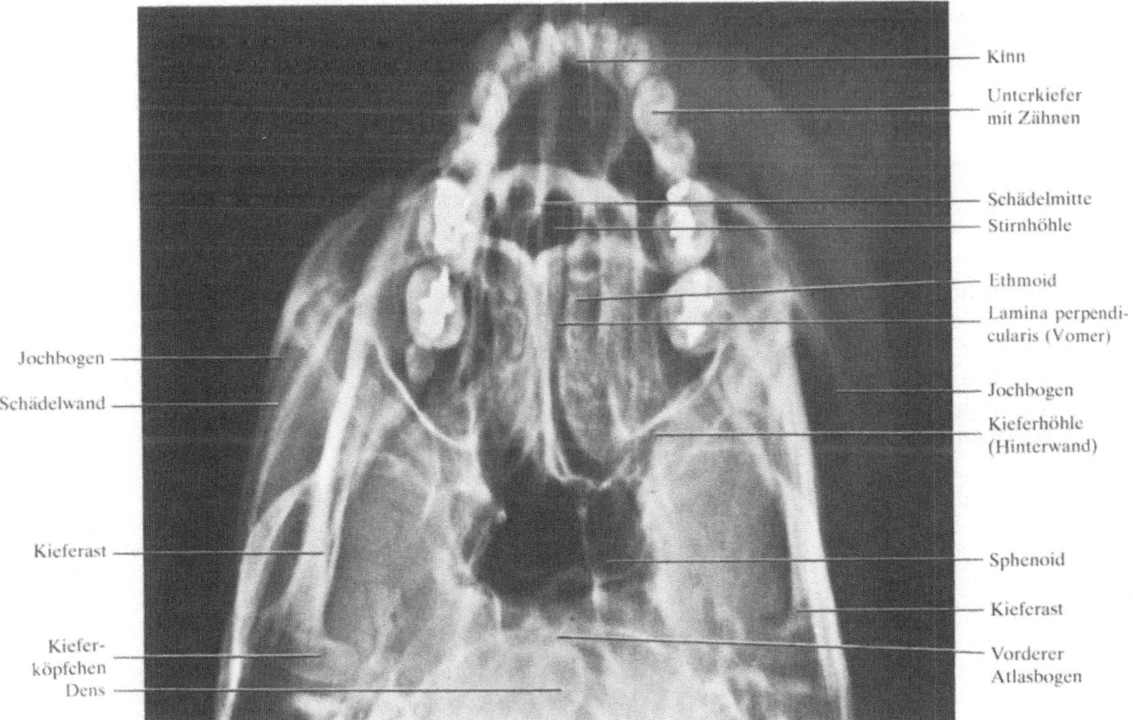

Abb. 2. Fehleinstellung einer überaxialen Schädelaufnahme
Der Unterkiefer mit Kinn ist einseitig verschoben.
Auf der linken Seite deckt sich der Kieferast mit der seitlichen Schädelwand und der Jochbogen der gleichen Seite springt stark ausladend vor, im Gegensatz zur Gegenseite, auf welcher auch der Kieferast weit medial liegt

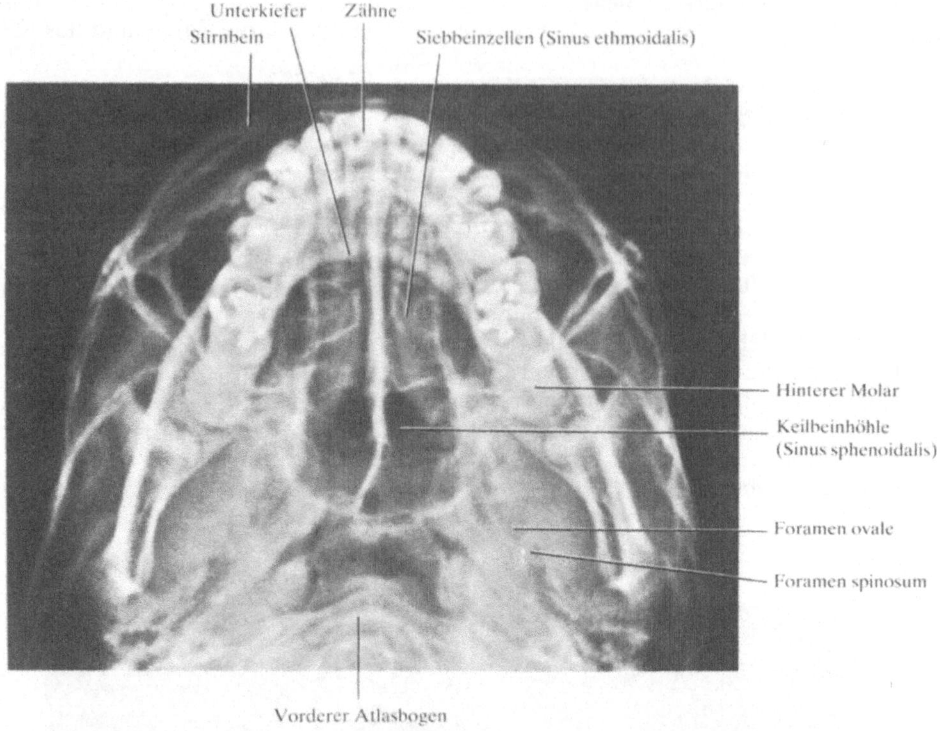

Abb. 3. Fehleinstellung einer axialen Schädelaufnahme
Das Kinn projiziert sich in die vorderen Siebbeinzellen; diese entziehen sich damit der Beurteilung

Wiederholung der Aufnahme

Bei der diagnostischen Frage nach Ethmoiditis dürfen die Siebbeinzellen nicht vom Kinn verdeckt werden, in diesem Fall ist also Repetition nötig.

Aufnahmetechnik bei Zimmer-Brossy
Einstellungs-Nr. 52, 53, 54 u. 55 (2. Aufl.), 60, 61, 62 u. 63 (3. Aufl.).

Felsenbein: Aufnahme nach Stenvers

Erkennungsmerkmale der richtigen Einstellung (Abb. 1a und b)

A. Die Felsenbeinspitze projiziert sich vollständig frei, d.h. sie wird von keinen störenden Skeletschatten überdeckt.

B. Die Felsenbeinpyramide stellt sich in normaler Länge (keinesfalls verkürzt) dar.

C. Bogengänge und Mittelohrgebiet werden nicht von störenden Knochenpartien überschattet.

D. Der Unterrand der Felsenbeinpyramide ist gut sichtbar.

E. Die Felsenbeinpyramide wird projektionsmäßig von der Sutura sphenosquamosa der seitlichen Schädelwand knapp vor der Spitze überquert.

F. Die Hinterhauptschuppe buchtet sich im Schädelquerschnitt rechts und links etwas stärker vor. Zufolge der schrägen Einstellung der Schädelkapsel projiziert sich die orthograd durchschlagene filmnahe Occiputhälfte als kalkdichte Mar-

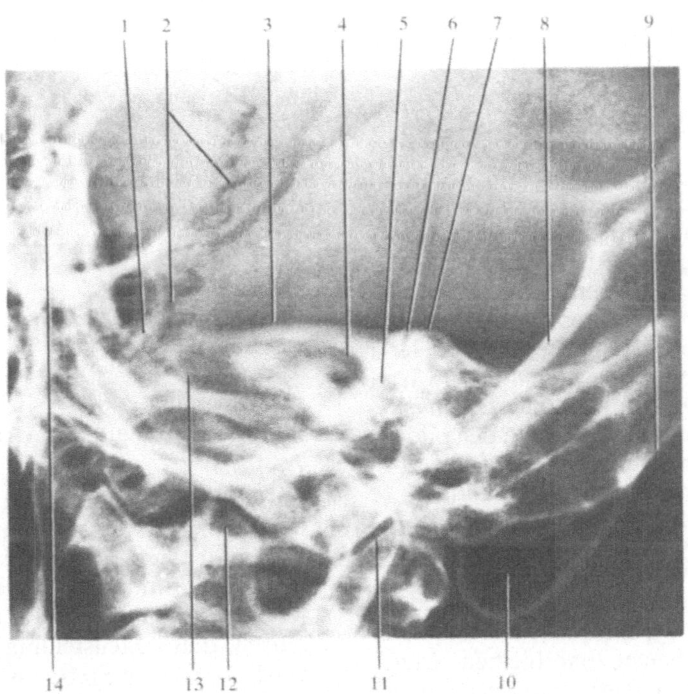

Abb. 1a. Felsenbeinaufnahme nach Stenvers, richtige Einstellung

1 Felsenbeinspitze / *Apex partis petrosae*
2 Schädelnaht / *Sutura sphenosquamosa*
3 Pyramidenoberkante
4 Innerer Gehörgang / *Meatus acusticus internus*
5 Mittelohr / *Vestibulum*
6 Oberer Bogengang des Gleichgewichtsorganes (Vestibularapparat)
7 *Eminentia arcuata*
8 Hinterhauptschuppe (median liegender Knochenwulst) / *Occiput: Crista occipitalis interna*
9 Hinterhauptschuppe (filmnahe Hälfte)
10 Warzenfortsatz / *Processus mastoideus*
11 Kieferast und -köpfchen / *Processus condylaris*
12 Zahnfortsatz des 2. Halswirbels / *Dens epistrophei*
13 Pyramidenunterkante
14 Felsenbein (filmfern) / *Pars petrosa*

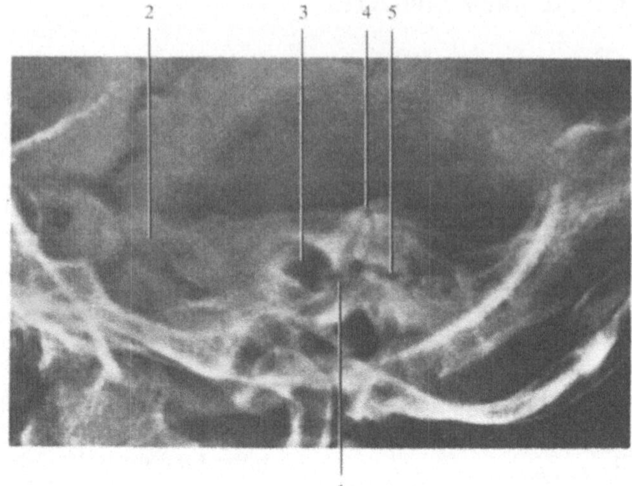

Abb. 1b. Felsenbeinaufnahme nach Stenvers, richtige Einstellung

1 Mittelohr
2 Felsenbeinspitze
3 *Porus acusticus internus*
4 vertikaler Bogengang
5 hinterer Bogengang

kierungslinie. Eine weitere ist durch die Crista occipitalis interna, den Knochenwulst im Inneren der Hinterhauptsschuppe, in der Medianebene bedingt. Diese beiden Knochenlinien liegen auf einer gut zentrierten Stenvers-Aufnahme in den dorsalen Abschnitten etwa fingerbreit auseinander und laufen basalwärts zusammen. Die filmnahe Begrenzungslinie des Occiput und die Crista occipitalis interna eignen sich besonders gut zur Kontrolle der richtigen Einstellung.

G. Die Zellen des Processus mastoideus, die unter dem Occiput hervorragen, dürfen nicht ganz „durchschlagen" sein; das pneumatische System muß, mit anderen Worten, gut beurteilbar bleiben. Man muß also bei der Aufnahmetechnik den Mittelweg suchen zwischen einer „harten" Belichtung, die die Felsenbeinpyramide durchschlägt, und einer „weicheren" für das pneumatische System.

H. Die Stenvers-Einstellung wie auch die übrigen Felsenbeinaufnahmen sind gelegentlich, je nach der klinischen Fragestellung, geringfügig zu variieren. Die richtigen Einstellungen der Abbildungen 1a und 1b, die nur geringfügig differieren, geben klinisch oft verschiedenartige Aufschlüsse, so ist z.B. in **Abb. 1b** das Mittelohrgebiet besser berücksichtigt worden.

Häufige Fehler und ihre Ursache bzw. Behebung

1. Überdeckung der Felsenbeinspitze durch andere Knochen **(Abb. 2).**

   Ursache:
   Falsche Haltung des Schädels, die Nase liegt dem Tisch zu stark auf, so daß die Pyramidenspitze vom lateralen knöchernen Augenrand, resp. der Linea temporalis und dem Keilflügel überlagert wird. Durch diese Steilstellung des Kopfes wird — ein weiteres Kriterium der Fehleinstellung — der Processus mastoideus vollständig frei projiziert (außerhalb der Schädelkapsel), ja sogar das filmnahe Kieferköpfchen bildet sich teilweise frei von der Überlagerung durch Schädelknochen ab.
   Als drittes Kriterium fällt die schlechte Markierung der Crista occipitalis interna auf (vgl. Abb. 1a).

   Korrektur:
   Bei gleicher (im übrigen richtiger) Zentrierung muß man den Patienten weniger

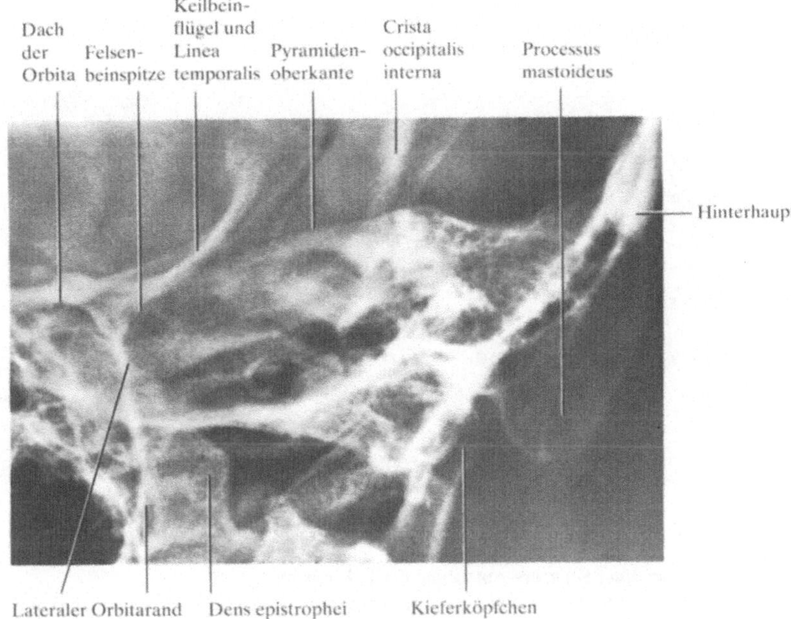

Abb. 2. Fehleinstellung einer Stenvers-Aufnahme des Felsenbeines
Felsenbeinspitze verdeckt durch den kleinen Keilbeinflügel und den knöchernen Orbitalrand

stark auf seine Nase legen, er soll dabei das Kinn ganz wenig anheben.

2. Die Pyramidenspitze und die Unterkante der Pyramide werden von den Schädelbasisknochen überschnitten. Die Orbita rückt im Bilde nach vorne und ihr Dach weit nach oben. Der Canalis opticus ist deutlich dargestellt (bildmäßig wie bei einer Aufnahme nach Rhese-Goalwin). Das Mastoidzellsystem ist innerhalb der Schädelkapsel, also nicht randständig, abgebildet. Das Kiefergelenk liegt knapp unterhalb des Vestibularapparates **(Abb. 3).**

Ursache:
Außer der falschen Steilhaltung des Schädels liegt noch eine irrtümliche Zentrierung mit 12° von cranio-caudal vor, also Röhrenschwenkung nach oben (ein häufiger Irrtum), statt von caudo-cranial.

Korrektur:
Schwenkung der Röhre nach caudal (Winkel des Zentralstrahles zur Senkrechten 12°). Wegen der Verdeckung der Felsenbeinspitze legt man den Schädel des Patienten etwas weniger stark auf die Nase.

3. Die eben erwähnte Verdeckung der Felsenbeinspitze und der Unterkante der Felsenbeinpyramide kann übrigens auf zwei vollständig verschiedenen Fehleinstellungsarten basieren, wie Abb. 4 und 5 gut zeigen.

a) **Abb. 4** läßt die bereits in Abb. 3 erwähnten Fehler noch deutlicher erkennen. Betrachtet man die Oberkante der Felsenbeinpyramide, so bildet sich die Orbita weit entfernt oberhalb davon ab. Die Felsenbeinspitze und die Pyramidenunterkante sind von Knochenmassen der Schädelbasis überlagert. Das Kiefergelenk liegt knapp unter den Bogengängen, resp. dem Porus acusticus internus. Der Vestibularapparat springt stark kuppelförmig vor.
Das ganze Mastoid einschließlich des Processus mastoideus bildet sich innerhalb der Schädelkapsel ab. Die beiden

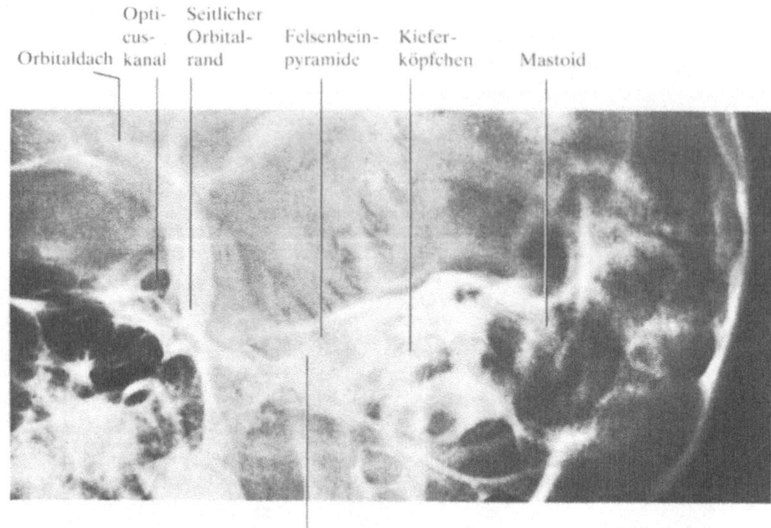

Abb. 3. Fehleinstellung einer Stenvers-Aufnahme der Felsenbeine
Statt der Projektion nach Stenvers zeigt sich eine Aufnahme der Orbita mit Opticuskanal, ähnlich einem Rhese-Goalwin, wobei das Orbitaldach weit nach oben gelagert erscheint. Die basalen Partien der Felsenbeinpyramide sind von der Schädelbasis verdeckt. Das Mastoid ist nicht randständig, sondern innerhalb der Schädelkapsel abgebildet. Das Kieferköpfchen steht hoch, in der Nähe des Mittelohres

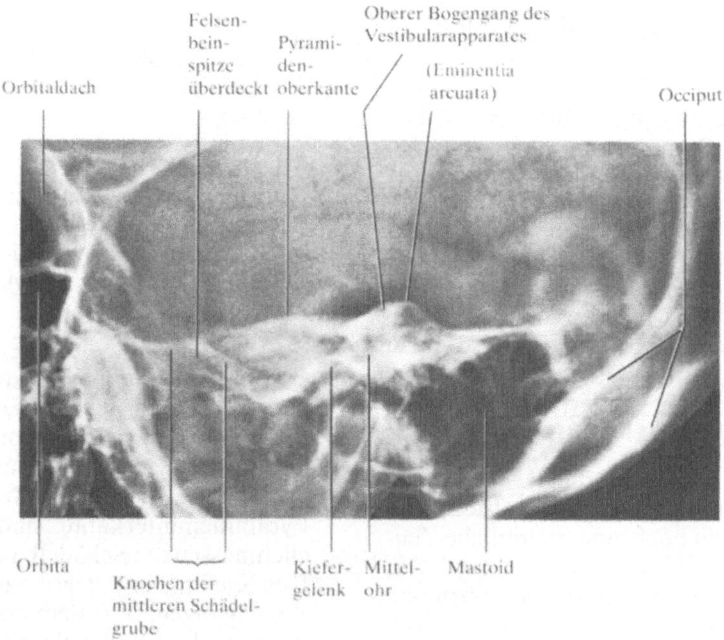

Abb. 4. Fehleinstellung einer Stenvers-Aufnahme des Felsenbeines
Die Knochen der Schädelbasis, resp. der mittleren Schädelgrube verdecken Felsenbeinspitze und -unterkante. Die Augenhöhle liegt gesamthaft oberhalb des Niveaus der Pyramidenkante. Das Kiefergelenk bildet sich knapp unterhalb des Mittelohres ab

„Markierungslinien" des Occiput liegen hinter dem Mastoid und eng nebeneinander.
Der Clivus hinter der Sella turcica einerseits und die Knochen der mittleren Schädelgrube andererseits projizieren sich in die Pyramidenspitze und -unterkante.

Ursache:
Wie unter Position 2 erwähnt, eine Zentrierung von oben statt mit 12° von unten her.

Korrektur:
Wie unter unter Position 2 erwähnt.

b) **Abb. 5**, ebenfalls mit Überdeckung von Felsenbeinspitze und -unterkante durch Knochenmassen der Schädelbasis, beruht trotz gleichem Bildergebnis auf einer vollständig anderen falschen Einstellung. Die genauere Analyse der Bilder ergibt:
Spitze und Unterkante des Felsenbeines sind verdeckt, das Kieferköpfchen liegt weit entfernt unterhalb von Mittelohr und Vestibularapparat. Die Kuppe des letzteren ist relativ flachbogig. Der ganze Processus mastoideus liegt außerhalb, resp. unterhalb der Schädelkapsel.

Ursache:
Falsche Schädellagerung, d.h. eine Lagerung mit zu stark angezogenem Kinn, bei sonst richtiger Zentrierung.

Korrektur:
Die Fehllagerung besteht nicht allein in der falschen Lagerung des Schädels, sondern des ganzen Patienten.
Vor jeder Schädellagerung muß man die Wirbelsäule des Patienten (einschließlich der Halswirbelsäule) in gerade Streckhaltung (Stabform) bringen und dann den Patienten, ohne Bewegung des Körpers, nur den Kopf kinnwärts anziehen lassen, also ohne irgendwelche Biegung der Halswirbelsäule.

4. Das gesamte Felsenbein von der Spitze bis zum Mastoid ragt hoch über die Schädelbasis hinaus (**Abb. 6**).

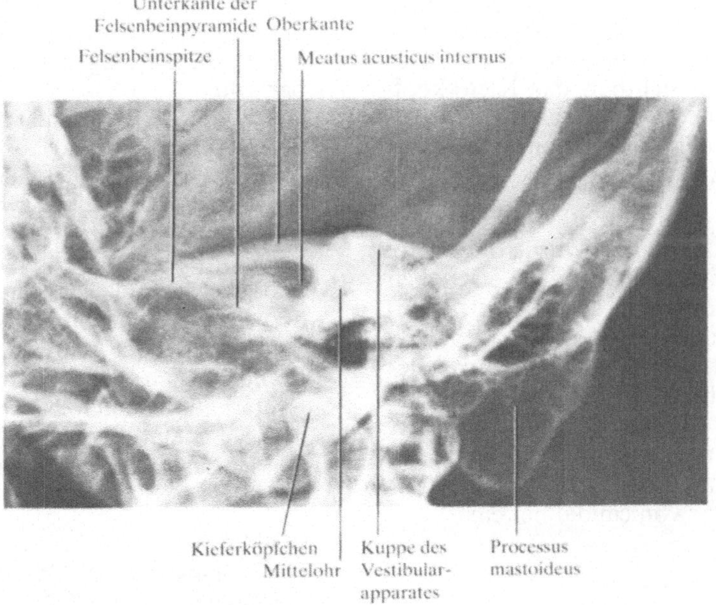

Abb. 5. Fehleinstellung einer Stenvers-Aufnahme des Felsenbeines
Die Knochen der Schädelbasis verdecken die Spitze und die Unterkante des Felsenbeines sowie den Meatus acusticus internus. Kieferköpfchen weit unterhalb des Mittelohres. Vollständige Abbildung des Processus mastoideus

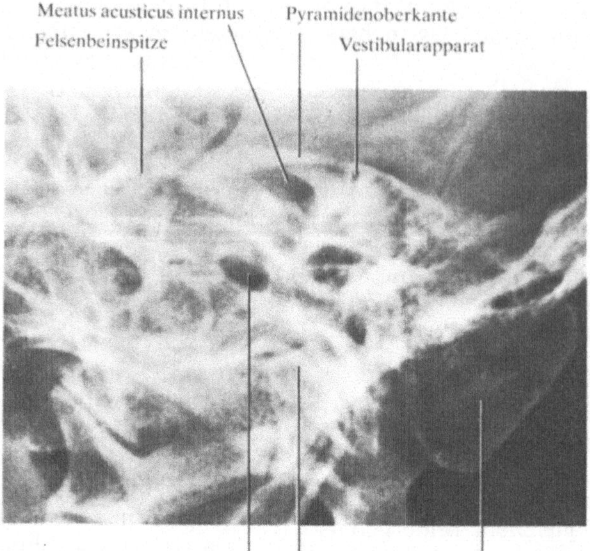

Abb. 6. Fehleinstellung einer Stenvers-Aufnahme des Felsenbeines
Die Pyramide überragt die Schädelbasis zu stark. Das Kieferköpfchen steht tief. Der Processus mastoideus ist vollständig frei abgebildet

Die Pyramidenunterkante ist in den vorderen Abschnitten frei, die Oberkante ist fast geradlinig ohne kuppenförmige Ausbuchtung im Gebiete der Bogengänge, der Canalis hypoglossi wird knapp unterhalb und vor dem Porus acusticus gut sichtbar, das Kieferköpfchen steht tief, weit unterhalb des Mittelohres, und der Processus mastoideus ist in ganzer Ausdehnung getroffen.

Ursache:
Auf dieser Aufnahme wurde die Röhre richtigerweise nach caudal verschoben und in die caudo-craniale Strahlengangsrichtung der Stenvers-Aufnahme geschwenkt. Der Ausschlagswinkel des Zentralstrahles, der bei der Stenvers-Einstellung 12° beträgt, wurde mit jener der Schüllerschen Einstellung verwechselt, d.h. statt mit 12° fiel der Zentralstrahl mit 25° von caudal her ein.

Korrektur:
Entsprechend.

Beachte:
Wullsten und Chaussé empfehlen diese Zentrierung für gewisse diagnostische Fragen.

5. Verdeckung des diagnostisch wichtigen Mittelohrgebietes durch die Crista occipitalis interna **(Abb. 7).** Für einen Otologen ist eine solche Stenvers-Aufnahme unbrauchbar, hingegen kann sie für einen Neuroradiologen durchaus verwertbar sein.
Die vorderen Pyramidenabschnitte bilden sich zwar normal ab, hingegen beträgt der Abstand der beiden Markierungslinien des Occiput zwei Querfinger statt nur Fingerbreite. Zwischen diese beiden Begrenzungslinien projizieren sich die Mastoidzellen hinein, während der Processus mastoideus die Unterkante des Schädels nur knapp überragt. Ferner stehen die Knochenleisten des Hinterhauptes auch basal, im Gebiete der Schädelgruben, übereinander. Es handelt sich auch hier um einen häufigen Fehler.

Ursache:
Der Schädel lag zu steil auf dem Tisch, wodurch der effektive Einfallswinkel des Zentralstrahles abgeflacht wird.

Korrektur:
Die Medianlinie des Schädeldaches muß genau im 45°-Winkel zum Tische liegen.

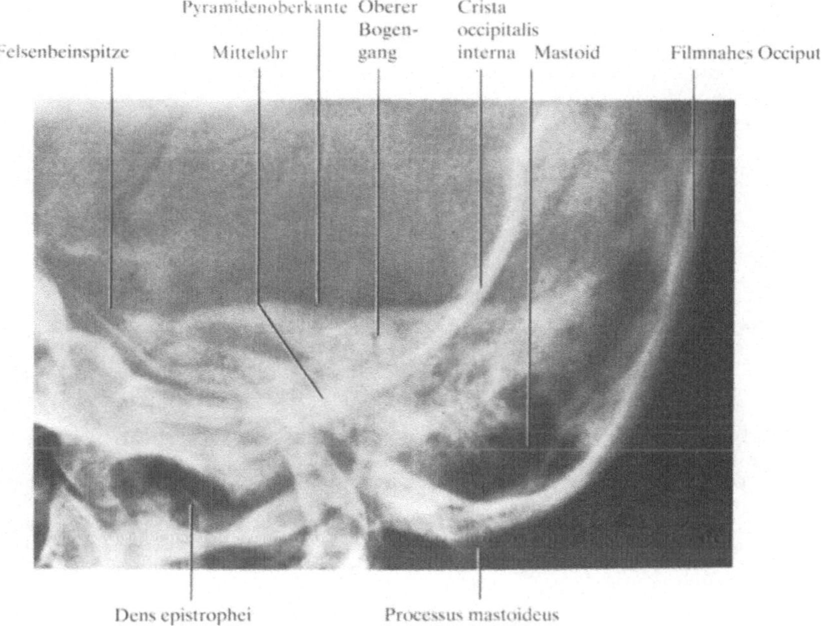

Abb. 7. Fehleinstellung einer Stenvers-Aufnahme des Felsenbeines
Das ganze Mittelohr ist verdeckt von der Crista occipitalis interna. Der Großteil der Mastoidzellen liegt zwischen den beiden Markierungslinien des Hinterhauptes, der Processus mastoideus überragt mit seiner Spitze nur knapp die Schädelbasis

6. Geringfügig verkürzte Darstellung der Längsachse der Felsenbeinpyramide **(Abb. 8)**, wobei der spitzennahe Bezirk der Pyramide von der Schädelnaht (Sutura sphenosquamosa) nicht überschnitten wird und die beiden Markierungen der Hinterhauptschuppe relativ nahe aneinander erscheinen. Bei dieser Einstellung tritt dafür das Mittelohrgebiet gut beurteilbar hervor.

   Ursache:
   Die Medianlinie des Schädels befand sich nicht im 45°-Winkel zur Tischfläche, sondern wesentlich flacher, der Patient lag also zu stark auf dem Ohr.

   Korrektur:
   Entsprechend.

7. Die eine Knochenkontur des Occiput, die Crista occipitalis, steht wesentlich höher als die andere, sie überschneidet daher das Mittelohrgebiet, resp. den Vestibularapparat **(Abb. 9)**. Gelegentlich liegt die Crista sogar oberhalb der Felsenbeinpyramide **(Abb. 10)**.

   Ursache:
   Zu stark hängender Kopf.

   Korrektur:
   Der Patient muß mit dem Körper möglichst flach gelegt werden. Vor allem dicke Patienten neigen dazu, den Kopf nach vorne auf den Tisch hängen zu lassen, evtl. muß man ihn mit Schaumstoff etwas höher legen.

Wiederholung der Aufnahme

Die Notwendigkeit einer Wiederholung der Aufnahme ist auf Grund des diagnostischen Ziels zu beurteilen:
Bei Schädelfrakturen muß die Pyramidenspitze frei projiziert sein.
Bei Acusticustumoren kontrolliert man die Pyramide wegen eventueller Erweiterung des inneren Gehörganges (Meatus acusticus internus).
Bei Schwerhörigkeit, bei Mittelohrerkrankungen und bei Gleichgewichtsstörungen beurteilt man das Mittelohrgebiet.

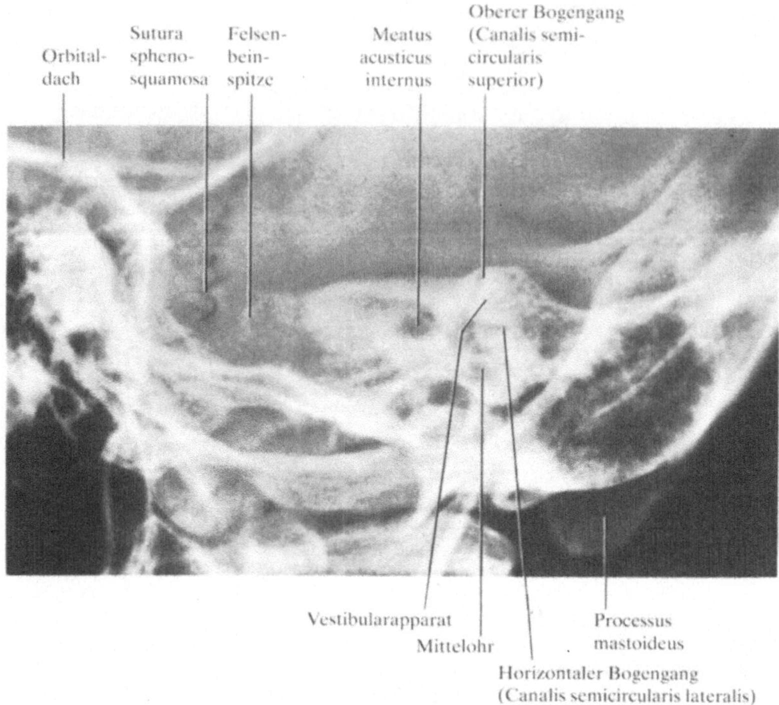

Abb. 8. Fehleinstellung einer Stenvers-Aufnahme des Felsenbeines
Der vordere Pyramidenteil, resp. die Felsenbeinspitze ist von der Naht der Felsenbeinschuppe nicht überschnitten. Gute und freie Darstellung des Mittelohres und des Gleichgewichtsapparates (Vestibularapparat)

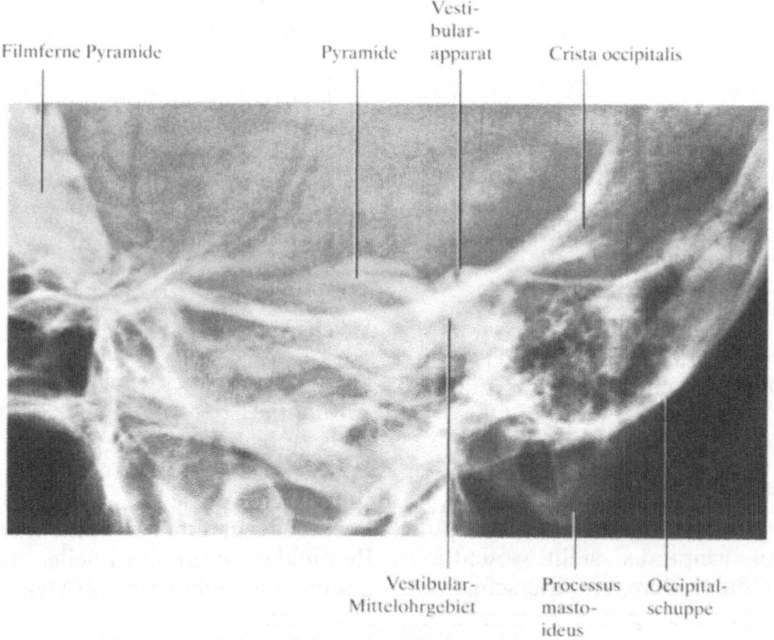

Abb. 9. Fehleinstellung einer Stenvers-Aufnahme des Felsenbeines
Die Crista occipitalis verdeckt das Mittelohr samt Vestibularapparat und den Unterrand der Pyramide. Beide typischen Markierungslinien laufen basal nicht zusammen

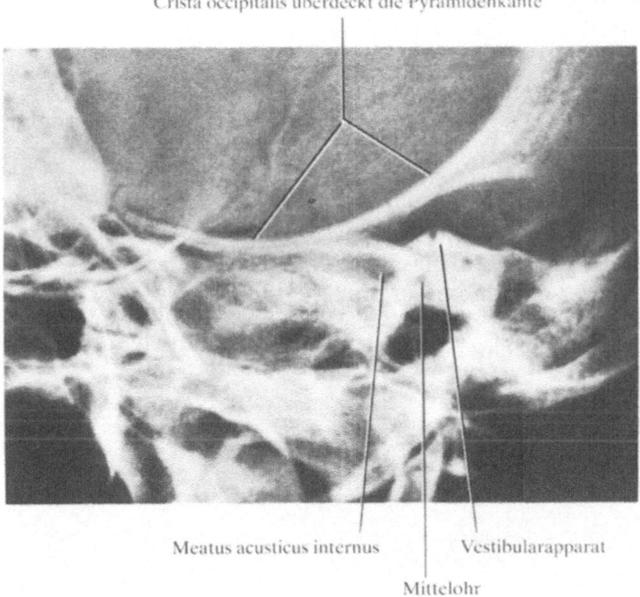

Abb. 10. Fehleinstellung einer Stenvers-Aufnahme des Felsenbeines
Die Crista occipitalis liegt in ihrem basalen Teil der Pyramidenoberkante auf

Bei Mastoiditis muß das Mastoid klar dargestellt sein (nicht überstrahlt).

Bemerkungen

Es bestehen viele Möglichkeiten für eine Fehleinstellung der Stenvers-Aufnahme. Es ist jedoch auch zu beachten, daß die medizinische Diagnostik von Felsenbeinaffektionen sehr schwierig sein kann und daß es manchmal notwendig ist, atypische Aufnahmen zu machen, um eine bestimmte Region noch besser darzustellen. So erklärt sich, daß, wie oben erwähnt, Wullstein und Chaussé Spezialeinstellungen empfohlen haben.

Somit kann eine Felsenbeinaufnahme nach Stenvers, die der Röntgenassistentin technisch nicht richtig gelungen ist, unter Umständen für den Arzt doch von diagnostisch-informatorischer Bedeutung sein kann. Daher ist auch jede Fehlaufnahme dem Arzt stets mit vorzulegen! Es ist aber Aufgabe der Röntgenassistentinnen, die Fehleinstellung als solche zu erkennen und zu verbessern.

Aufnahmetechnik bei Zimmer-Brossy
Einstellungs-Nr. 58 (2. Aufl.), 66 (3. Aufl.).

Felsenbein: Aufnahme nach Mayer

Erkennungsmerkmale der richtigen Einstellung (Abb. 1)

Auf einer Aufnahme nach Mayer stellt sich das Felsenbein in seiner „Aufsicht" dar, im Gegensatz zur Aufnahme nach Schüller, bei welcher der Zentralstrahl der Längsachse folgend das Bild eines Grundrisses ergibt, und dem Bilde nach Stenvers, das man als Vorder- oder als Hinteransicht bezeichnen kann.

Wie bei der Stenvers-Aufnahme erfordert auch bei derjenigen nach Mayer die Zentrierung besondere Aufmerksamkeit.

A. Darstellung der Felsenbeinpyramide in normaler Länge.

B. Darstellung der oberen Pyramidenkante senkrecht von oben, weder zu sehr von vorne noch von hinten her projiziert.

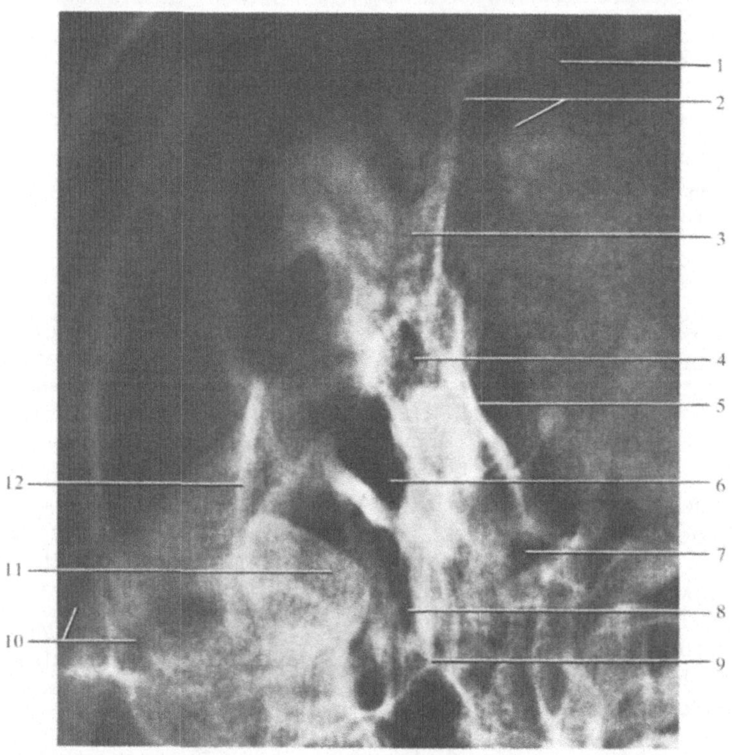

Abb. 1. Felsenbeinaufnahme nach Mayer, richtige Einstellung

1 Hinterhauptnaht / *Sutura occipito-mastoidea*
2 Blutleiter / *Sulcus sinus transversi*
3 Warzenfortsatz / *Processus mastoideus*
4 *Antrum mastoideum*
5 Pyramidenhinterwand
6 Gegend des äußeren Gehörganges
7 Gegend des inneren Gehörganges
8 Vorderwand des Felsenbeines
9 Pyramidenspitze / *Apex*
10 Jochbogen / *Arcus zygomaticus*
11 Kieferköpfchen / *Caput mandibulae*
12 Jochbogenansatz

Häufige Fehler und ihre Ursachen bzw. Behebung

1. Verkürzte Darstellung der Felsenbeinpyramide **(Abb. 2).**

   Ursache:
   Einfallswinkel des Zentralstrahles von ca. 30° (statt 45°), also zu stark in die Längsachse des Felsenbeines gerichtet.

   Korrektur:
   Der Patient muß sein Kinn etwas stärker dem Halse nähern.

2. Verbreiterung des Pyramidenkörpers **(Abb. 3).**

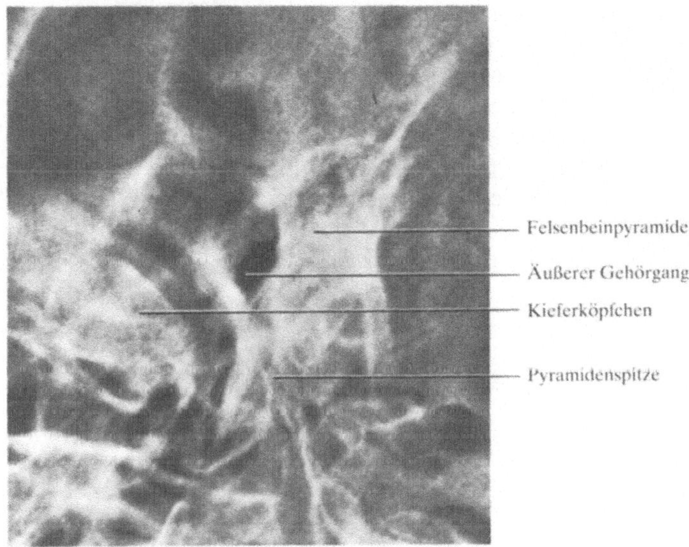

Abb. 2. Fehleinstellung einer Felsenbeinaufnahme nach Mayer
Das Felsenbein erscheint stark verkürzt

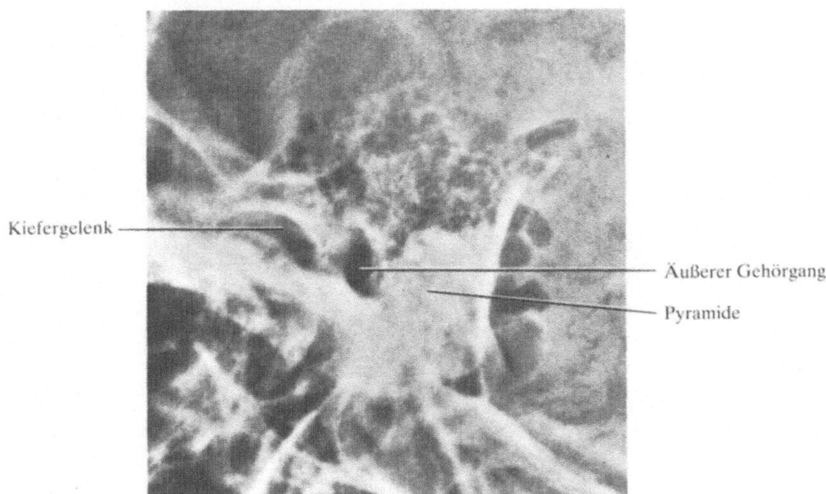

Abb. 3. Fehleinstellung einer Felsenbeinaufnahme nach Mayer
Die Felsenbeinpyramide erscheint breit. Man beachte, daß das Kieferköpfchen vor dem Gehörgang liegt, ähnlich wie bei der Projektion nach Schüller

Ursache:
Die Medianebene liegt zu steil, so daß eine zu starke Projektion von vorne her resultiert.

Korrektur:
Die Nase des Patienten muß etwas näher zum Tisch gebracht werden, damit der bei dieser Einstellung verlangte 45°-Winkel resultiert.

3. Projektion von dorsal her, die resultierende Aufnahme ähnelt etwas einer Stenvers-Projektion.

   Ursache:
   Der Kopf des Patienten liegt zu stark seitwärts gedreht auf dem Tisch, d.h. die Nase ist zu stark der Tischfläche zugewandt.

   Korrektur:
   Die Medianebene des Schädels ist in die 45°-Ebene zu bringen.

Wiederholung der Aufnahme

Bei allen Fehlern.

Bemerkungen

Beim Lesen des Röntgenbildes sucht man zuerst das Kieferköpfchen, dann die Mastoidzellen, anschließend die Pyramidenvorder- und die -hinterwand.

Aufnahmetechnik bei Zimmer-Brossy
Einstellungs-Nr. 59 (2. Aufl.), 67 (3. Aufl.).

Felsenbein: Aufnahme nach Schüller

Erkennungsmerkmale der richtigen Einstellung (Abb. 1)

A. Die Pyramidenspitze wird vom Gelenkfortsatz des Unterkiefers, bei geöffnetem Munde des Patienten, nicht überlagert.

B. Äußerer und innerer Gehörgang projizieren sich ineinander, so daß man auch die Gehörknöchelchen erkennen kann.

C. Das Mastoidzellsystem ist in seiner ganzen Ausdehnung abgebildet.

D. Das pneumatische System des Mastoids wird vom Ohrknorpel nicht verschattet.

E. Kiefergelenksmulde und Dach des äußeren Gehörgangs liegen gleich hoch.

Häufige Fehler und ihre Ursache bzw. Behebung

1. Verdeckung der Pyramidenspitze durch den Gelenkfortsatz des Unterkiefers und das Kieferköpfchen **(Abb. 2).**

   Korrektur:
   Während der Aufnahme muß der Mund des Patienten offenstehen (Kork zwischen den Zahnreihen). Bei offenem Mund rückt das Kieferköpfchen aus seiner Pfanne nach vorne und gibt dadurch den Blick auf die Pyramidenspitze frei.

2. Zu steil einfallender Zentralstrahl (35° statt 25°) provoziert eine Verzerrung im Sinn einer „überhöhten" Darstellung. Fehleinstellung für eine Schüllersche Standardaufnahme (s. **Abb. 3**).

   Korrektur:
   Der Zentralstrahl muß von cranial her mit 25° statt mit 35° einfallen. Aufnahme mit offenem Mund vornehmen.

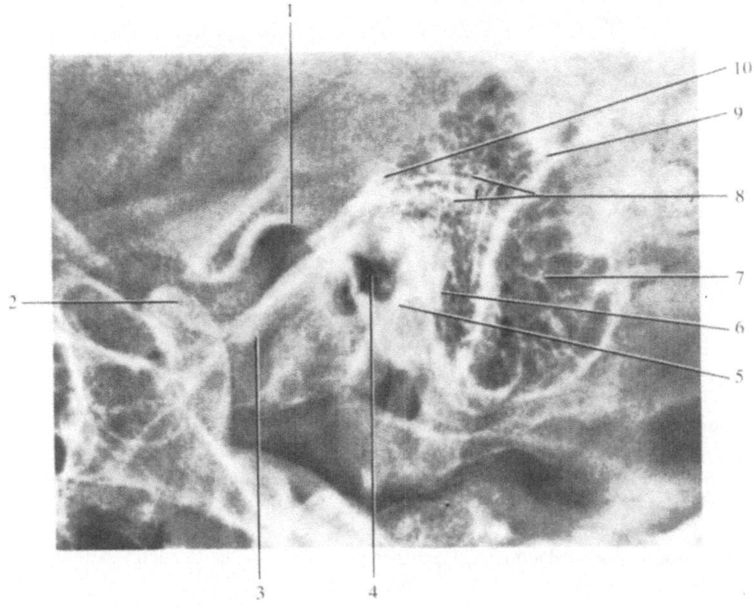

Abb. 1. Felsenbeinaufnahme nach Schüller, richtige Einstellung

1 Kieferpfanne (leer) / *Fossa mandibularis*
2 Kieferköpfchen / *Caput mandibulae*
3 Pyramidenspitze / *Apex partis petrosae*
4 Gehörgang (äußerer und innerer) / *Porus acusticus externus* und *internus*
5 Pyramidenschatten
6 Pyramidenhinterkante, resp. Rand des *Sulcus sinus sigmoidei*
7 Mastoidzellen / *Cellulae mastoideae*
8 *Antrum mastoideum*
9 Sinus-Dura-Winkel (Citelli-Winkel) / Sinus-Petrosus-Winkel
10 Pyramidenvorderkante

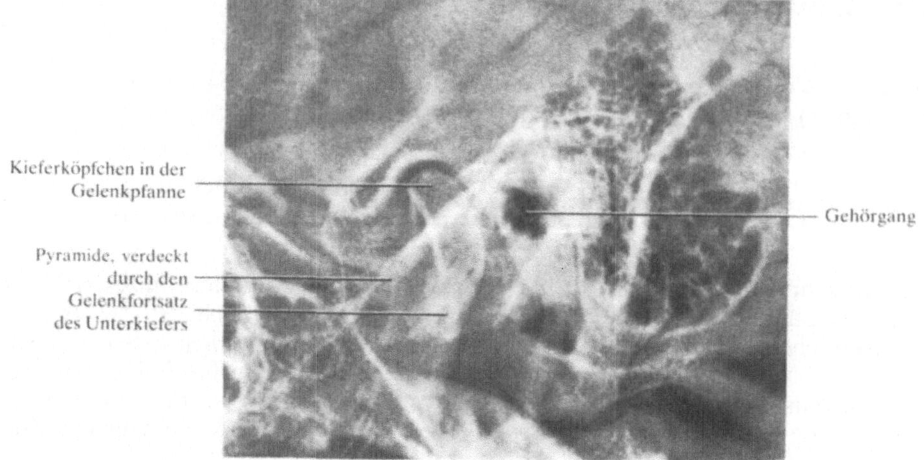

Abb. 2. Fehleinstellung einer Felsenbeinaufnahme nach Schüller
Die Pyramidenspitze wird vom Gelenkfortsatz des Unterkiefers und des Kieferköpfchens verdeckt

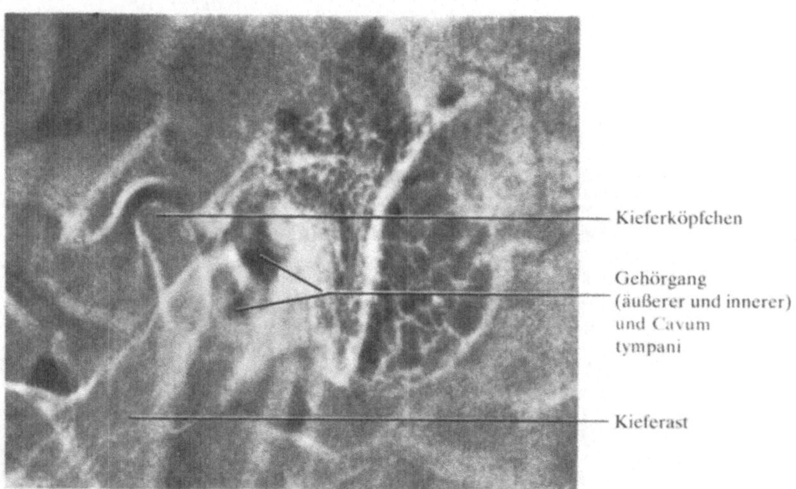

Abb. 3. Fehleinstellung einer Felsenbeinaufnahme nach Schüller
„Überhöhte" Darstellung der Felsenbein-Mastoid-Region und des Kieferköpfchens.
Oberkante der Pyramide nach unten verschoben und verdeckt. Äußerer und innerer Gehörgang sind nicht in-, sondern untereinander projiziert.
Ein weiterer Fehler: Kieferköpfchen ruht in seiner Pfanne.
Diese **„steile" Schüller-Aufnahme** wird jedoch gelegentlich gewünscht; sie heißt auch Einstellung nach **Runström II.** Eine solche „steile Schüller-Aufnahme", im allgemeinen mit einem Einfallswinkel von 30°, wird zur **Darstellung des Kiefergelenkes** herangezogen

3. Zu flach einfallender Zentralstrahl: Fehleinstellung für eine Schüllersche Standardaufnahme, aber empfohlene Spezialaufnahme nach **Runström I** (s. Legende zu **Abb. 4**).
   Das filmferne Mastoidsystem projiziert sich knapp unterhalb des filmnahen. Die Pyramidenspitze ist verdeckt.

   Korrektur:
   Der Zentralstrahl muß von cranial her mit 25° einfallen (auf Abb. 4 betrug der Winkel nur 11°).

4. Wegen der eigenartig übereinanderstehenden Mastoidregionen schwer zu deutende Bilder (wie in **Abb. 5**).
   Die Mastoidzellen liegen weit voneinander getrennt.
   An der Strukturschärfe erkennt man die filmnahen pneumatischen Zellen, im Bilde oben. Das zugehörige Kiefergelenk ist schwer aufzufinden.

   Ursache:
   Es liegt nicht nur eine sogenannte steile Einstellung vor, sondern auch noch eine leichte Drehung des Kopfes. Die steile Einstellung resultiert aus einer erhöhten Lagerung des Schädels.
   Diese doppelte Fehllagerung läßt sich im Kapitel „Schädel: Profilaufnahme" anhand der Skizzen Abb. 4b und 6c ablesen (S. 47f.).

   Korrektur:
   Der Zentralstrahl im Einfallswinkel von 25° muß von cranial her, bei strenger Profillagerung des Schädels einfallen.

5. Die Pyramidenspitze ist vor der Gelenkpfanne abgebildet **(Abb. 6)**. Die Pyramide erscheint in zu großer Längenausdehnung und ragt weit über, resp. vor das Kiefergelenk hinaus. Die Pyramidenoberkante überdeckt die Gelenkpfanne.
   Der Rand des Sulcus sinus sigmoidei, resp. die Pyramidenhinterkante ist kaum sichtbar.

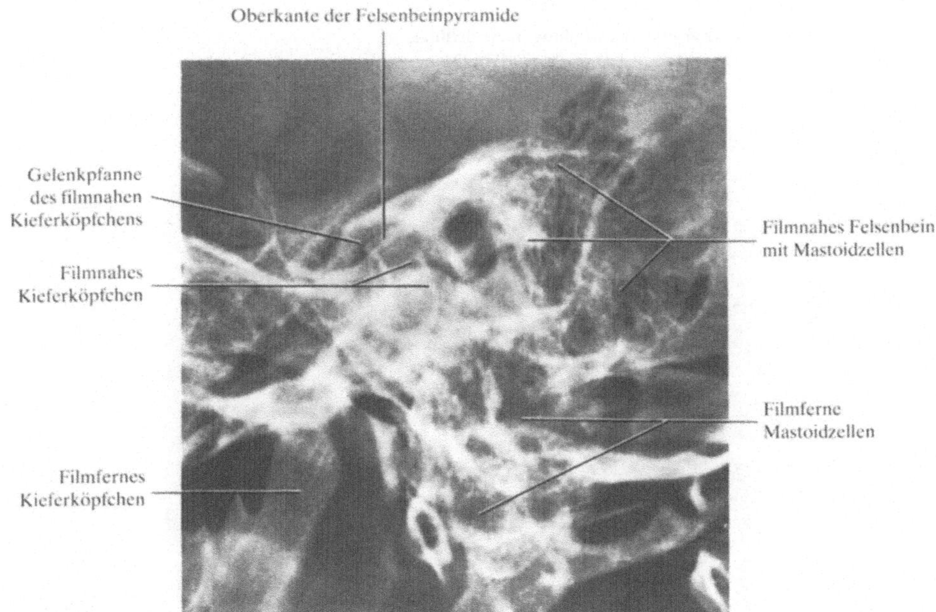

Abb. 4. Fehleinstellung einer Felsenbeinaufnahme nach Schüller
„Erniedrigte" Darstellung der Felsenbein-Mastoid-Region und des Kieferköpfchens. Die Oberkante der Felsenbeine überdeckt die Kiefergelenkpfanne. Die Pyramidenspitze wird vom Kieferköpfchen verschattet. Knapp unterhalb des filmnahen Felsenbeinkomplexes zeigt sich jener der Gegenseite, flau strukturiert.
Diese Darstellung wird jedoch gelegentlich gewünscht und als Einstellung nach Runström I bezeichnet

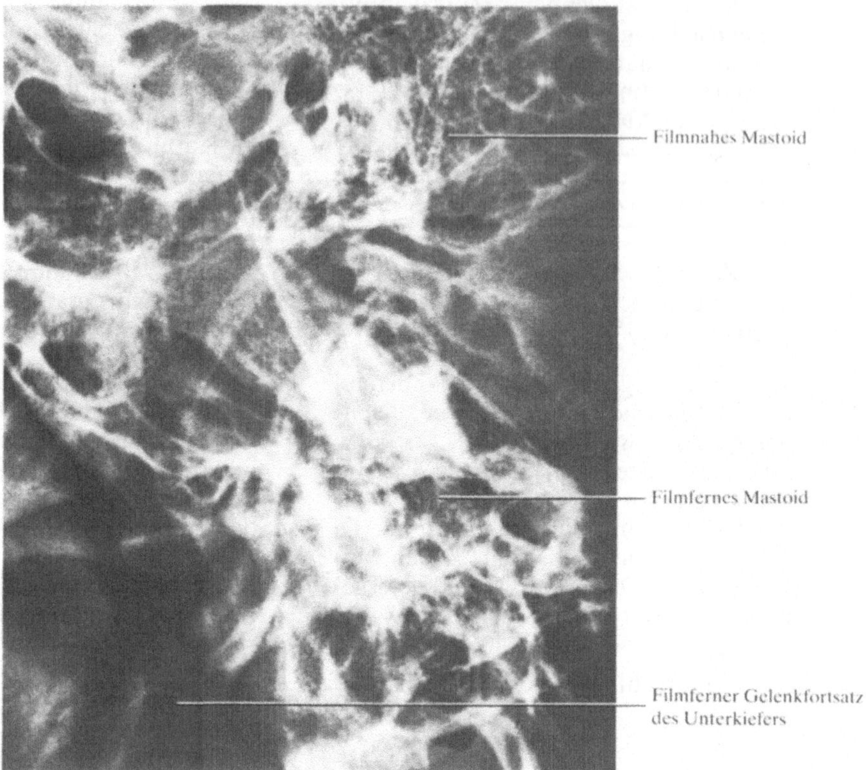

Abb. 5. Fehleinstellung einer Felsenbeinaufnahme nach Schüller
Die beiden Felsenbeine samt Mastoid sind in großer Distanz übereinander abgebildet und kaum beurteilbar

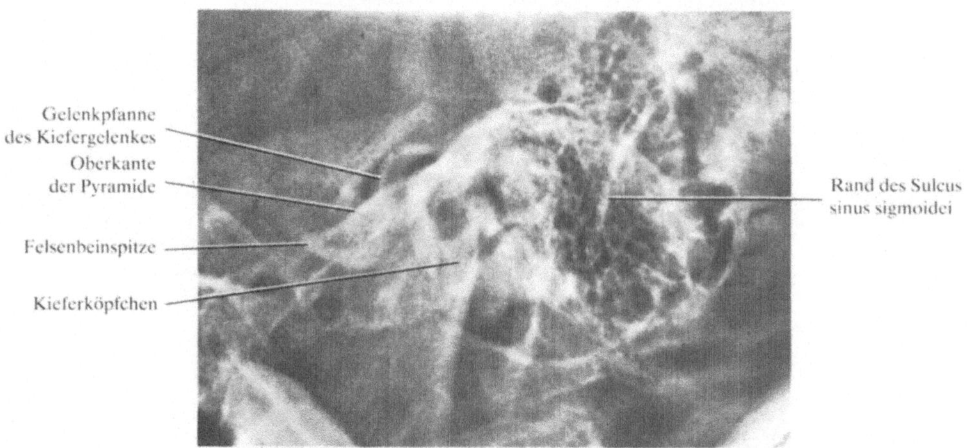

Abb. 6. Fehleinstellung einer Felsenbeinaufnahme nach Schüller
Die Pyramide erscheint zu lang und ihre Spitze liegt vor dem Kiefergelenk.
Der Sulcusrand ist nur teilweise sichtbar und überdies nur schwach markiert.
Die Gehörgänge, der äußere und der innere, liegen nebeneinander

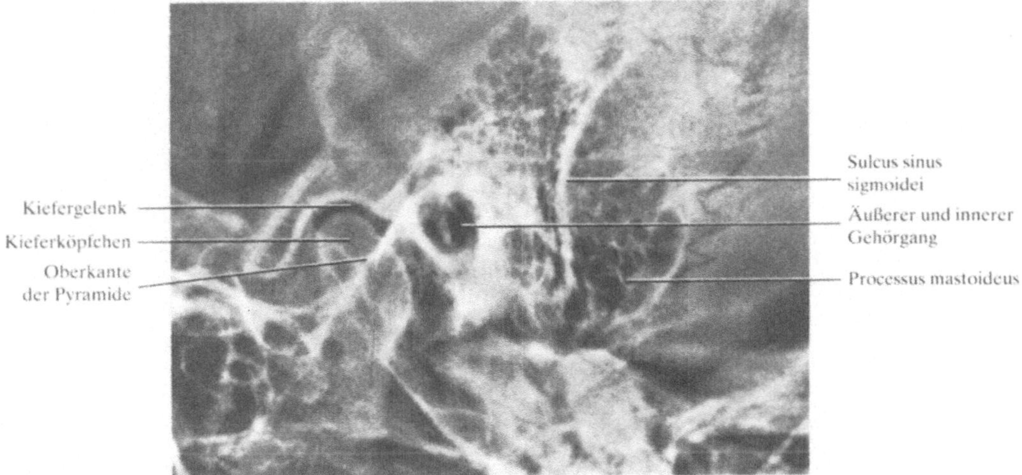

Abb. 7. Fehleinstellung einer Felsenbeinaufnahme nach Schüller
Kieferköpfchen verbreitert und Pyramide geringfügig verkürzt und überdeckt. Pyramidenoberkante eigenartig steil ansteigend

Ursache:
Der Patient lag mit seiner Nase zu nahe auf dem Tisch und der Mund war während der Aufnahme nicht geöffnet.

Korrektur:
Entsprechend.

6. Steiler Anstieg der Pyramidenkante **(Abb. 7)**, die leicht verkürzt erscheint. Kieferköpfchen breit. Die Pyramidenspitze ist verdeckt.

   Ursache:
   Falsche Lagerung des Kopfes. Dieser liegt nicht parallel zur Tischebene; die Nase des Patienten „schaut" etwas nach oben.

   Korrektur:
   Entsprechend. Aufnahme bei geöffnetem Mund, um die Verdeckung durch das Kieferköpfchen zu vermeiden.

7. Verschattung der Mastoidzellen **(Abb. 8)** durch den Knorpel der Ohrmuschel, speziell bei Kindern.

   Korrektur:
   Dem auf dem Ohr liegenden Patienten muß bei der Aufnahme die Ohrmuschel nach vorn umgeklappt werden.

Wiederholung der Aufnahme

Bei Aufnahmen mit geschlossenem Mund, wenn sich die Fragestellung nicht nur auf die Mastoidpneumatisation bezieht.
Bei Fehleinstellung 4.
Bei Verschattung eines erkrankten Mastoides durch den Ohrknorpel.

Bemerkung

Beim Lesen einer Schüller-Aufnahme suche man zuerst die dichteste (=hellste) Zone (Pyramidenschatten) auf dem Film; charakteristisch ist deren zentrale Verschattung (=dunkel), die dem äußeren Gehörgang entspricht. Anschließend wird das Kiefergelenk in dessen unmittelbarer Nachbarschaft gesucht (der Gelenkfortsatz des Unterkiefers steht senkrecht, mit dem Kieferköpfchen nach oben).

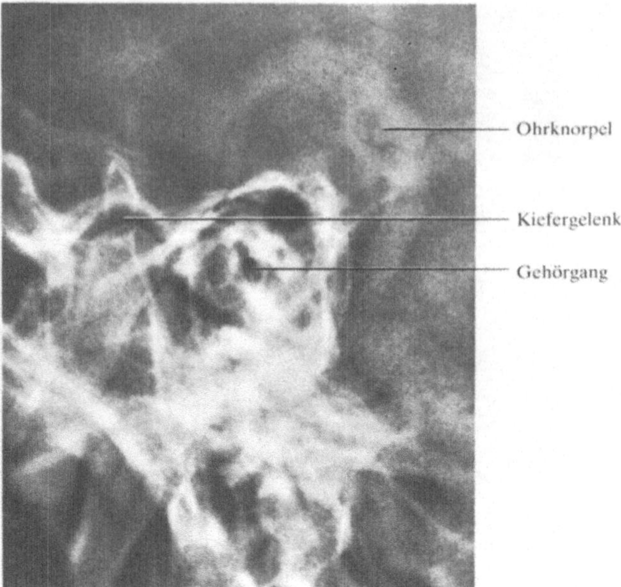

Abb. 8. Fehleinstellung einer Felsenbeinaufnahme nach Schüller
Die Ohrmuschel bildet sich ab und kann zu Überdeckungen führen, was besonders ungünstig ist bei postoperativen Defekten und Zuständen, wie auf dieser Abbildung

Aufnahmetechnik bei Zimmer-Brossy
Einstellungs-Nr. 60 (2. Aufl.), 68 (3. Aufl.).

Sehnervenkanal: Aufnahme nach Rhese-Goalwin

Erkennungsmerkmale der richtigen Einstellung (Abb. 1)

Der Sehnervenkanal, der die Augenhinterwand schräg durchzieht, ist auf dem Röntgenbild wegen der großen Zahl anderer, ähnlich aussehender kleiner Kammern, nämlich der Ethmoidzellen, schwierig aufzufinden.
Bei richtiger Einstellung ist die obere Hälfte der Orbita frei von Überlagerungen. Die untere ist siebartig von Ethmoidalzellen durchsetzt, unterhalb der scharfen knöchernen Leiste des Planum ethmoidale. Darunter, weit lateral, fast am seitlichen Augenrand, findet man einen kräftig markierten Ringschatten, den Canalis opticus.

Häufige Fehler und ihre Ursache bzw. Behebung

1. Der Canalis opticus liegt zu weit zentral und ist dementsprechend oval (statt rund) abgebildet mit nur sehr feinem Begrenzungssaum.

   Korrektur:
   Der Patient muß stärker auf den äußeren Augenrand gelegt werden.

2. Das Planum ethmoidale liegt zu weit oben, d.h. in den cranialen Abschnitten der Augenhöhle.

   Korrektur:
   Den Patienten weniger stark auf seine Augenbraue legen.

Wiederholung der Aufnahme

Es muß aus diagnostischen Gründen stets eine absolut orthograde Projektion des Kanales erreicht werden.

Bemerkung

Man denke daran, daß der Patient mit drei Stellen (Augenbraue/Backenknochen/Nasengerüst) dem Film aufliegen muß.

Aufnahmetechnik bei Zimmer-Brossy
Einstellungs-Nr. 61 (2. Aufl.), 71 (3. Aufl.).

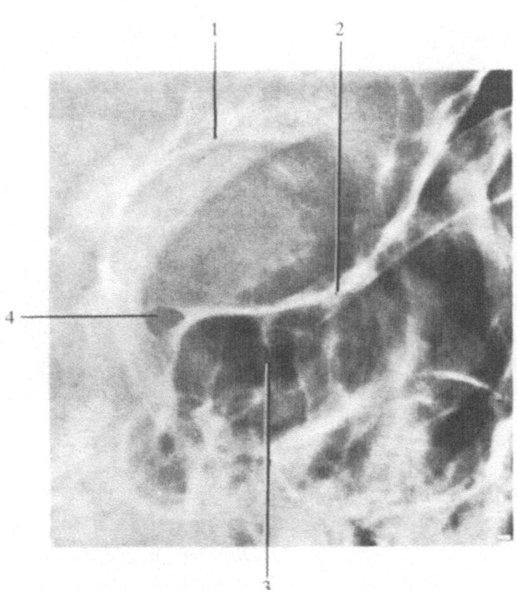

Abb. 1. Sehnervenkanal nach Rhese-Goalwin bei richtiger Einstellung
Der Kanal des Sehnervs projiziert sich in den äußeren unteren Quadranten der Orbita (Augenhöhle)
1 Dach der Augenhöhle, *2 Planum ethmoidale* und *sphenoidale, 3* Keilbein- und Siebbeinzellen, *4 Canalis opticus*

Unterkiefer: Schrägaufnahme, sog. „getrennter Unterkiefer"

Erkennungsmerkmale der richtigen Einstellung (Abb. 1)

Für die Aufnahme des Unterkiefers muß man zuerst die klinische Fragestellung kennen, um zu entscheiden, ob man den horizontalen Kieferteil mit seinen Zähnen aufzunehmen hat oder den aufsteigenden Teil, den Kieferast.

A. Der **horizontale Abschnitt des Unterkiefers** wird kontrolliert sowohl bei Brüchen dieses Knochens als auch bei Veränderungen an den Zähnen, sei es auf der Suche nach Herden (Foci) an der Zahnwurzel, sei es zur Kontrolle der Zahnstellung, sei es zur Lagebestimmung retinierter Zähne (quer oder schräg im Kiefer steckend), sei es zur Entdeckung von Geschwülsten. Dementsprechend ist diese Aufnahme verschieden von der unter B erwähnten. Die Aufnahme des horizontalen Kieferteiles hat dementsprechend alles zu umfassen, was zwischen Eckzahn und Kieferwinkel liegt.

B. Der **Kieferast** muß meistens bei Brüchen dargestellt werden, die im Kieferwinkel oder im Gelenkfortsatz liegen, also im Kieferhals- oder -kopfgebiet. Die Aufnahme des Kieferastes muß einen vollständigen Überblick geben vom Kieferwinkel bis zum Gelenk, wo-

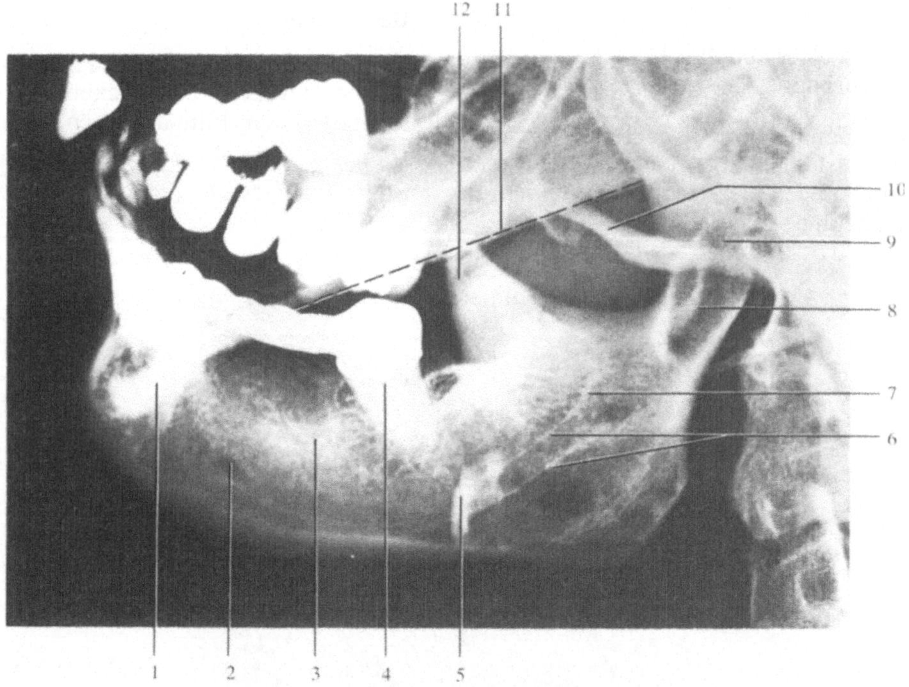

Abb. 1. Unterkiefer (Mandibula), Schrägaufnahme, richtige Einstellung

1 Eckzahn / *Caninus*
2 *Foramen mentale*
3 Horizontaler Abschnitt des Unterkiefers / *Corpus mandibulae*
4 Backenzahn (Molar)
5 Zungenbein / *Os hyoideum*
6 Mandibularkanal / *Canalis mandibulae*
7 Kieferast / *Ramus mandibulae*
8 Kieferhals / *Collum mandibulae*
9 Kieferköpfchen / *Caput mandibulae*
10 Jochbogen / *Arcus zygomaticus*
11 Unterrand des horizontalen Unterkieferteils, filmferne Seite (gestrichelt)
12 *Processus coronoideus* des Unterkiefers

möglich ohne große Verkürzung des Astes und ohne starke Überlagerung durch das Zungenbein und vor allem nicht durch die Halswirbel.

C. Ideal ist die Einstellung, wenn **horizontaler und aufsteigender Kieferteil** in normaler Länge und Höhe abgebildet sind, vom Eckzahn bis zum Kieferköpfchen. **Abb. 1** zeigt, daß der Kieferwinkel der filmfernen Seite dann knapp oberhalb des dargestellten Kiefergelenkes sitzt und daß sich sogar die Wurzel des Eckzahnes (=vorderer Pfeiler der Brücke) gut beurteilbar darstellt.

Häufige Fehler und ihre Ursache bzw. Behebung

1. Das Kieferköpfchen, resp. der Kieferhals sind nicht abgebildet. Der filmferne Unterkiefer verdeckt den Eckzahn und das Prämolargebiet **(Abb. 2).** Weder der horizontale noch der aufsteigende Kieferteil ist komplett beurteilbar.

   Ursache:
   Der Kopf war zwar richtig seitlich zum Film geneigt und mit dem Scheitelbein diesem anliegend, aber, für eine Darstellung des horizontalen Unterkiefers bis zum Eckzahngebiet, mit dem Kinn zu wenig dem Film genähert.

   Korrektur:
   Entsprechend.

2. Der horizontale Unterkiefer ist zwar in ganzer Länge dargestellt, aber in seiner Höhe verkürzt **(Abb. 3)**, vor allem der aufsteigende Ast. Das Kieferköpfchen verschwindet im Schädelschatten.
   Der filmferne Unterkiefer strebt steil nach oben. Das Zungenbein „streift" die Wurzel des hinteren Molaren, manchmal verdeckt es diesen vollständig.

   Ursache:
   Zentrierung zu stark von caudal her.

   Korrektur:
   Kopf nicht zu stark scheitelwärts kippen.

3. Der aufsteigende Kiefer ist fast bis zum Kieferwinkel von der Halswirbelsäule und vom Schädel überdeckt **(Abb. 4).** Auch die Kronen der Zähne des Ober- und des Unterkiefers überdecken sich. Der horizontale Unterkiefer erscheint in

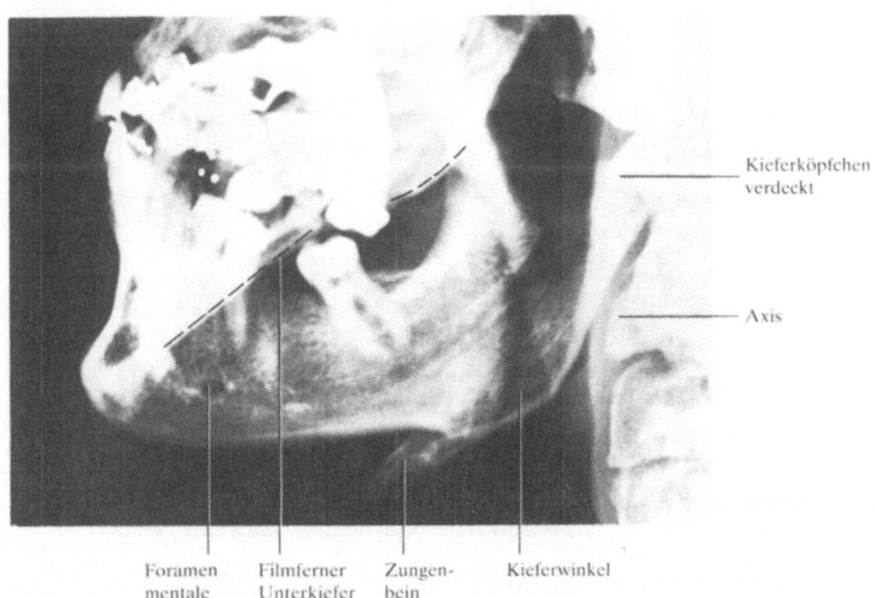

Abb. 2. Fehleinstellung einer Schrägaufnahme des Unterkiefers
Das Kieferköpfchen wird von der Wirbelsäule, die Prämolaren vom filmfernen Unterkiefer verdeckt

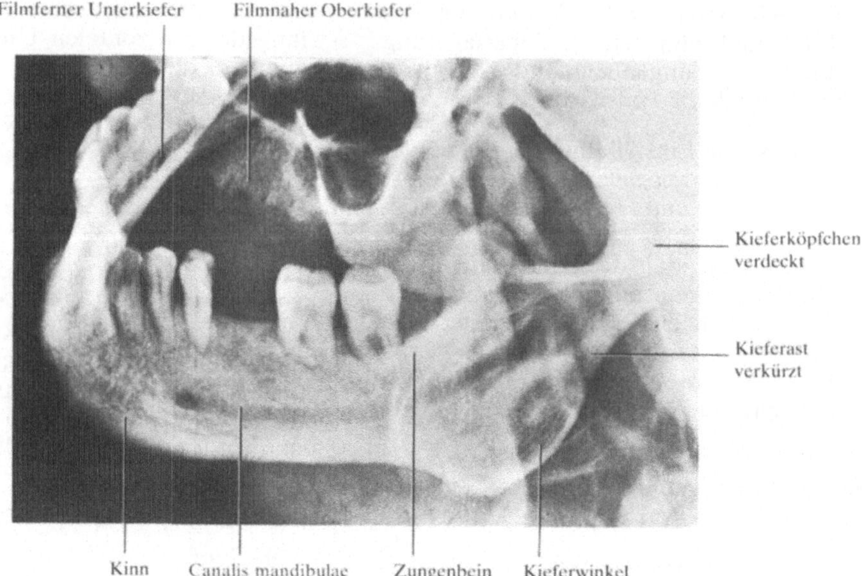

Abb. 3. Fehleinstellung einer Schrägaufnahme des Unterkiefers
Starke Verkürzung des aufsteigenden Kieferastes, wobei auch das Kieferköpfchen in den Schädelschatten fällt. Der filmferne Kiefer zieht steil nach oben. Das Zungenbein verdeckt die Wurzelspitze des hinteren Molaren

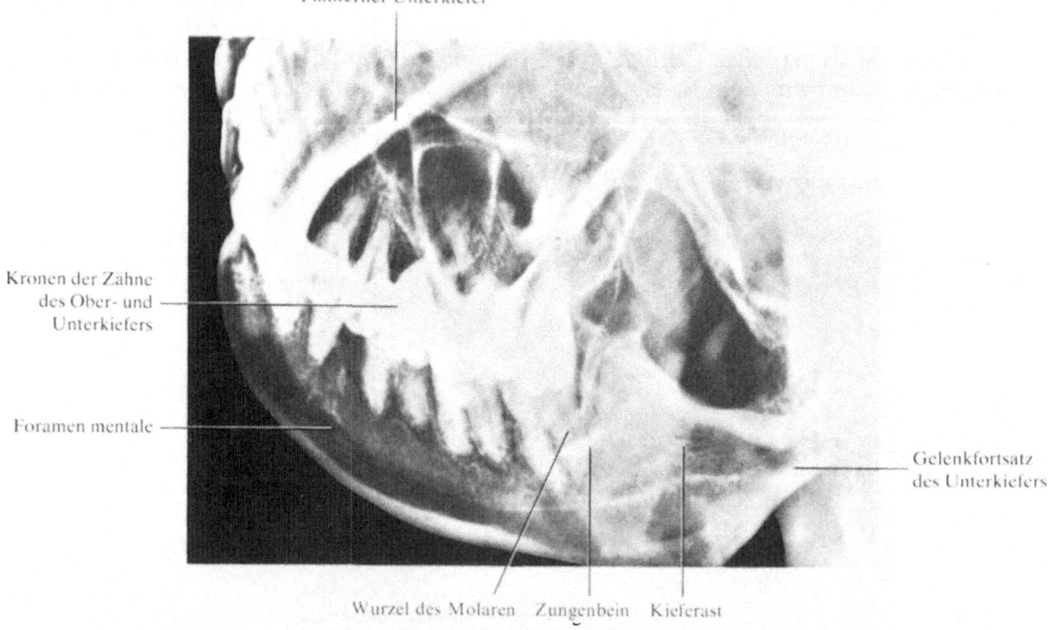

Abb. 4. Fehleinstellung einer Schrägaufnahme des Unterkiefers
Kieferast und Kieferköpfchen sind von der Halswirbelsäule und vom Schädel verdeckt.
Kieferast in seiner Höhe verkürzt.
Länge des horizontalen Unterkiefers leicht verkürzt.
Geschlossener Biß, so daß sich die Zähne des Unterkiefers in jene des Oberkiefers projizieren.
Steil nach oben ziehender filmferner Unterkiefer.
Projektion des Zungenbeines in die Wurzel des hinteren Molaren

seiner Länge reduziert. Die Molaren überlagern sich gegenseitig, sie sind nicht voneinander getrennt.

Ursache:
Das Bild wurde zu stark von dorsal her zentriert, mit anderen Worten, das Kinn lag dem Film zu nahe an.

4. Als weiterer Fehler ist eine zu starke Kippung des Kopfes Richtung Scheitel zu konstatieren (wie eben unter Position 2 geschildert). Eine Darstellung des Oberkiefers samt seinen Zähnen ist nicht erwünscht. Statt bei geringer Öffnung des Mundes wurde die Aufnahme bei geschlossenem Munde vorgenommen.

Korrektur:
Wie unter Position 2 und Kinn nicht zu stark zum Film drehen. Mund öffnen.

Wiederholung der Aufnahme

Bei allen drei Fehleinstellungen.

Aufnahmetechnik bei Zimmer-Brossy
Einstellungs-Nr. 69 (2. Aufl.), 81 (3. Aufl.).

Zähne

Erkennungsmerkmale der richtigen Einstellung (Abb. 1a u. b)

A. Die Zähne sind komplett, also mit Krone und Zahnwurzel (Erkennung von Karies!), einschließlich der Kieferalveolen (Erkennung von Granulomen!) abgebildet.

B. Die Zähne sind praktisch in normaler Länge dargestellt.

C. Jeder Zahn erscheint für sich, ohne Überlagerung durch den Nachbarzahn.

D. Die Bißebene der Zähne liegt exakt in der Horizontalen.

Häufige Fehler und ihre Ursache bzw. Behebung

1. Die Zahnwurzel ist abgeschnitten.

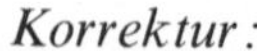

Korrektur:
Der Zahnfilm muß im Unterkiefer tiefer zum Mundboden eingedrückt, im Oberkiefer etwas stärker nach oben verschoben werden. Eventuell ist auch der Einstellwinkel etwas zu ändern. Unter Umständen Film im Hochformat.

2. Die Zahnkrone ist nicht mitabgebildet **(Abb. 2a** und **b).**

Korrektur:
Zahnfilm etwas mehr zur Bißebene verschieben, eventuell einen flacheren Einfallswinkel des Zentralstrahles wählen.

3. Längsverziehung des Zahnes **(Abb. 3)** mit unscharfer, verwaschener Struktur und Begrenzung der Alveolen.

Ursache:
Der Zahnfilm wurde durch den Finger des Patienten zu stark an den Kiefer ge-

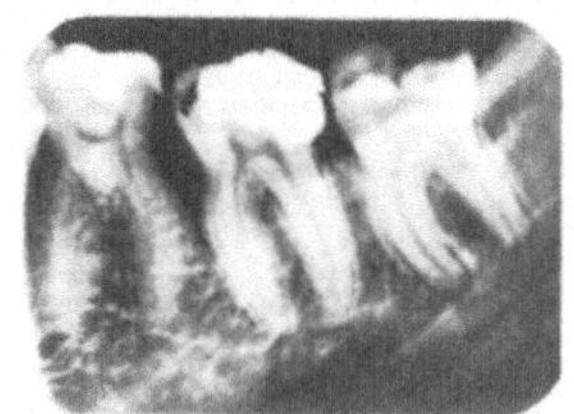

a

b

Abb. 1a und b. Zahnaufnahmen, richtige Einstellung
Normale Länge der abgebildeten Zähne mit kompletter Darstellung von Krone und Wurzeln. Keine seitliche Überdeckung der Zähne, da man durch die Interdentalräume sieht

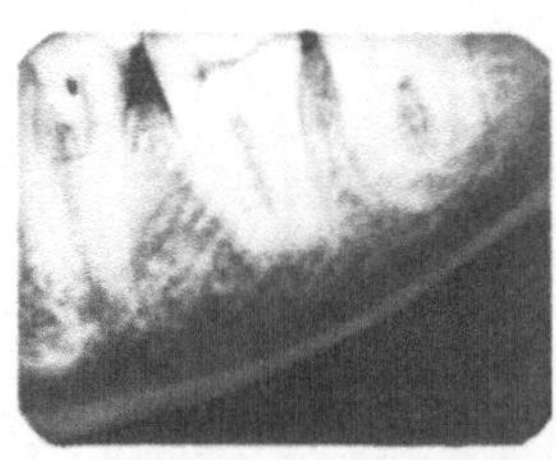

Abb. 2a. Fehleinstellung von Molaren
Die Zahnkronen sind abgeschnitten

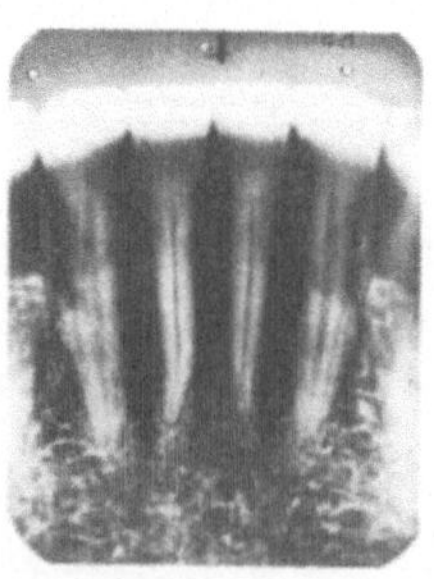

Abb. 2b. Fehleinstellung der Schneidezähne des Unterkiefers
Die Zahnkronen sind durch den Zahntubus, der nicht richtig zentriert war, abgeschnitten

preßt, so daß der Film durchgebogen wurde statt flach zu liegen **(Abb. 4).**
Bei flachem Gaumengewölbe muß er durch eine Watterolle unterpolstert werden **(Abb. 5).**
Diese Längsverziehung tritt auch dann in Erscheinung, wenn der Zentralstrahl senkrecht auf die Längsachse des Zahnes einfällt, statt auf die Winkelhalbierende **(Abb. 6).**

Korrektur:
Entsprechend.

4. Verkürzung des Zahnes.

   Korrektur:
   Der Zentralstrahl darf nicht senkrecht auf die Filmebene, sondern muß auf die

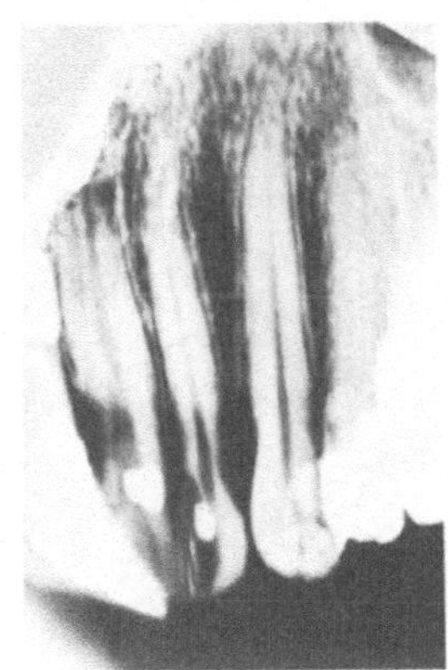

Abb. 3. Fehleinstellung eines Zahnes
Die Zähne sind atypisch lang, verzogen, verzerrt. Knochenstruktur der Alveole verwaschen

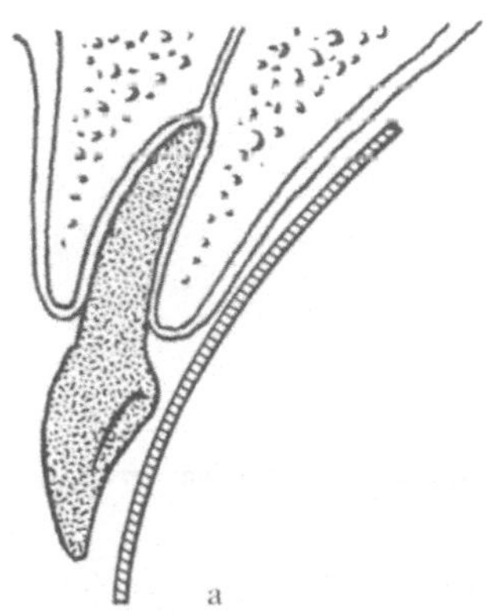

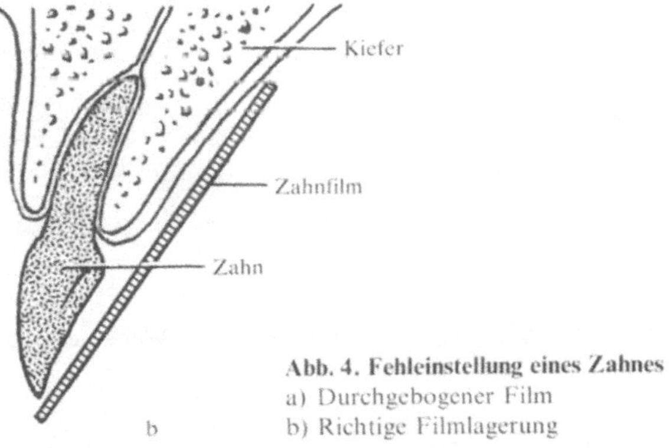

Abb. 4. Fehleinstellung eines Zahnes
a) Durchgebogener Film
b) Richtige Filmlagerung

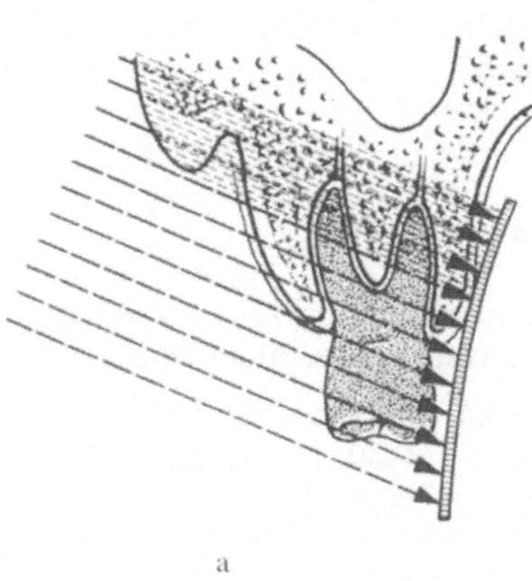

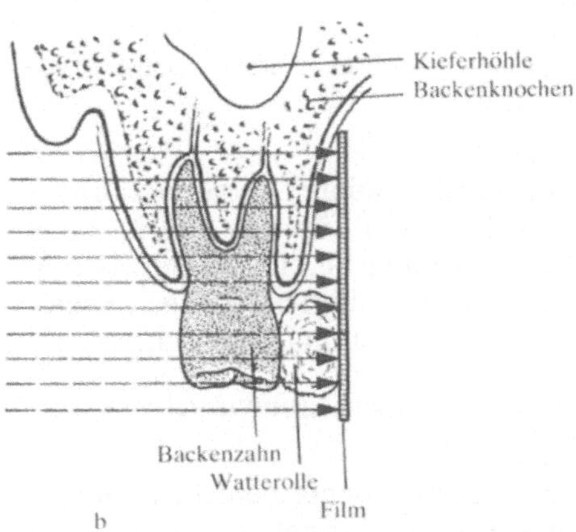

Abb. 5. Fehleinstellung eines Zahnes
Zahnachse und Filmebene bilden einen zu großen Winkel (a), deshalb Unterpolsterung durch Watterolle (b)

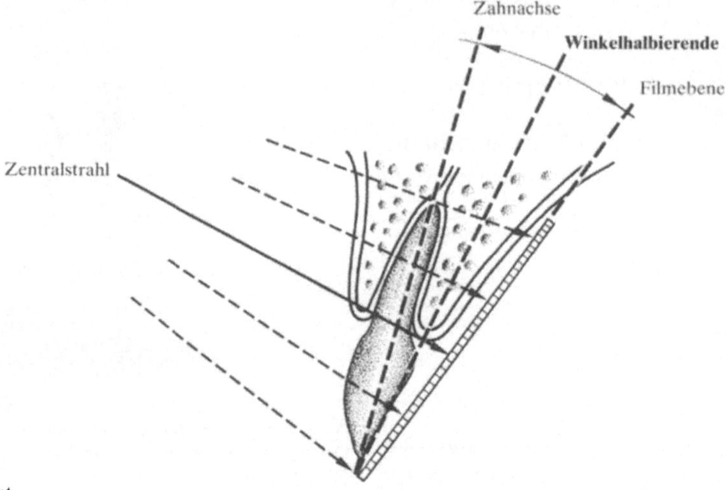

Abb. 6. Siehe Text

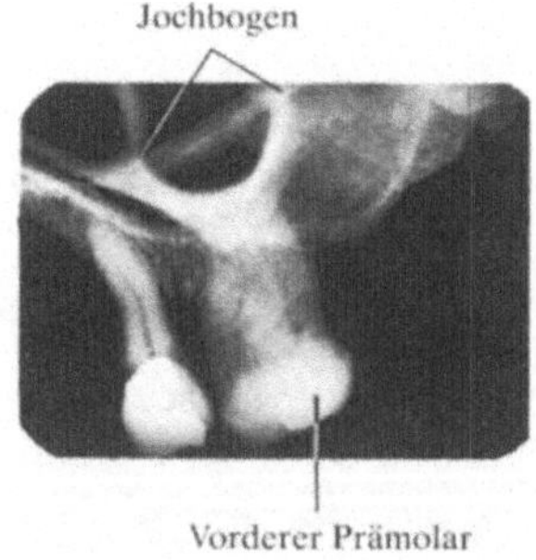

Abb. 7. Fehleinstellung durch Verdeckung der Wurzel des ersten Prämolaren eines oberen Molaren durch die Corticalis des Jochbogenansatzes

Winkelhalbierende zentriert werden **(Abb. 6).**

5. Gegenseitige Überdeckung benachbarter Zähne.

   Korrektur:
   Nur bei ortho-radialer Projektion bildet sich jeder Zahn für sich allein, ohne Überschneidung ab. Der Zentralstrahl muß daher im halbkreisförmigen Kiefer stets auf die Mundmitte gerichtet sein.

6. Verdeckung einer Zahnwurzel **(Abb. 7).**

   Korrektur:
   Wiederholung solcher Fehleinstellungen durch eine nur leicht schrägere Einstellung dieser gleichen Zahnwurzel mehr von vorne oder von hinten her.

Wiederholung der Aufnahme

Bei unvollständiger Abbildung des Zahnes.
Bei Verzerrung.
Bei Überschneidung.

Bemerkungen

Stets ist zu kontrollieren, ob beim Zahnstatus alle Zähne restlos abgebildet sind.

Aufnahmetechnik bei Zimmer-Brossy
Einstellungs-Nr. 73–80 (2. Aufl.), 85–92 (3. Aufl.) und Vorbesprechung.

Wirbelsäule

Obere Halswirbelsäule: Atlasaufnahme durch den offenen Mund

Erkennungsmerkmale der richtigen Einstellung (Abb. 1)

A. Genaue Überdeckung der unteren Begrenzung der oberen Zahnreihe (=Bißebene=4) und der Unterkante des Hinterhaupts (=5).

B. Gleicher Abstand des Dens epistrophei (=Zahnfortsatz des 2. Halswirbels) zum aufsteigenden Ast des Unterkiefers beidseits (↔).

C. Freie Darstellung des Atlas, zum mindesten seiner unteren Hälfte. Wenn irgendwie möglich, soll das Atlanto-Occipital-Gelenk beidseits frei projiziert sein.
Bei den seltenen Verlagerungen des Atlas in die Schädelbasis, also z.B. bei der basilären Impression, ist ein Röntgenbild dann verdächtig, wenn der Atlas sowohl vom Occiput als auch von den Schneidezähnen überdeckt wird.

D. Weitgehend freie Darstellung des Dens epistrophei, aber auch des Körpers und des Dornfortsatzes des zweiten Halswirbels, des Epistropheus.

E. Freie Darstellung des Zwischenwirbelraumes zwischen Atlas und Epistropheus.

F. Der hintere Atlasbogen überdeckt den Dens.

Häufige Fehler und ihre Ursache bzw. Behebung

1. Überlagerung des Atlas und des Dens epistrophei durch die Schneidezähne des Oberkiefers **(Abb. 2).**

   Korrektur:
   Den Kopf nur eine Spur, also ganz wenig nach hinten beugen lassen. Die Verbindungslinie zwischen der vorderen Mitte der Bißfläche der Oberkieferzähne und der tastbaren Hinterhauptsschuppe muß stets absolut senkrecht zur Filmebene stehen.

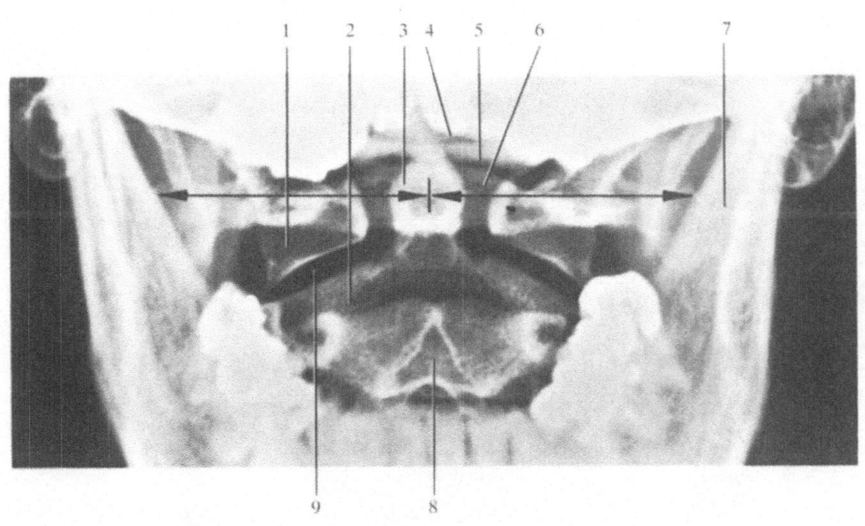

Abb. 1. Oberster Halswirbel (Atlas), richtige Einstellung

1 Atlas / *Massa lateralis atlantis*
2 Zweiter Halswirbel / *Axis* oder *Epistropheus*
3 *Dens axis* oder *epistrophei*
4 Bißfläche der oberen Schneidezähne
5 Hinterhauptschuppe / *Occiput*
6 Hinterer Atlasbogen / *Arcus posterior*
7 Kieferast / *Ramus mandibulae*
8 Dornfortsatz des 2. Halswirbels / *Processus spinosus axis*
9 Zwischenwirbelraum

2. Überlagerung des Atlas und der Densspitze durch die Hinterhauptsschuppe **(Abb. 3)**. Die Bißfläche der Zähne des Oberkiefers bildet sich weit oberhalb der Densspitze ab.

   Korrektur:
   Kinn geringfügig stärker gegen den Hals anziehen lassen.

3. Ungleicher Abstand der aufsteigenden Unterkieferäste vom Dens **(Abb. 4)**.

   Korrektur:
   Der Kopf muß absolut symmetrisch zur Körperlängsachse gehalten werden, dies auch nach Einführung eines Korkes zwischen die Zahnreihen; anschließend an diesen Vorgang nochmalige kurze Kon-

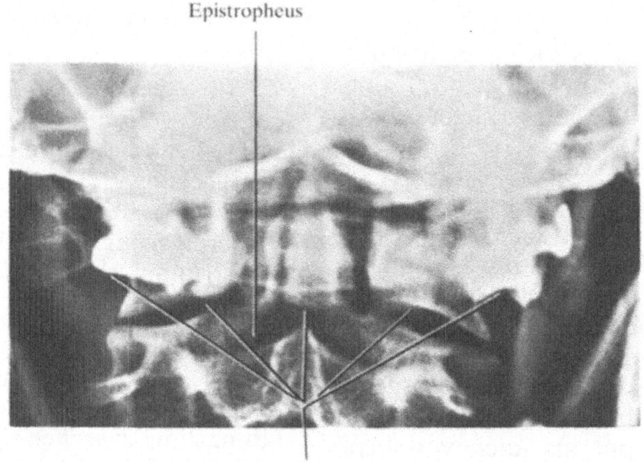

Abb. 2. Fehleinstellung des Atlas
Die Schneidezähne überdecken den obersten Wirbel (Atlas)

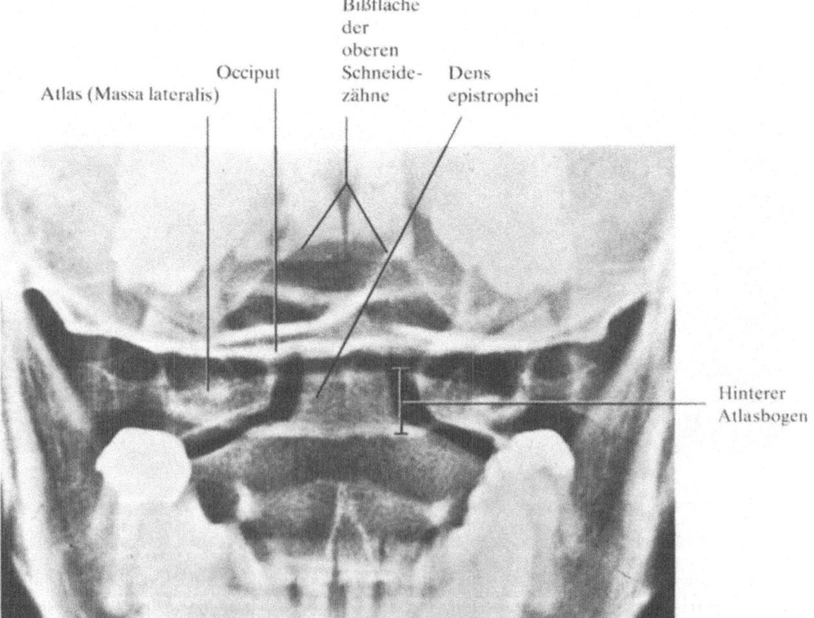

Abb. 3. Fehleinstellung einer Aufnahme des Atlas durch den offenen Mund
Die Hinterhauptschuppe überdeckt den obersten Wirbel (Atlas)

trolle des Abstandes der Ohröffnung vom Tisch, resp. vom Film; diese Distanz muß beidseits gleich sein.

Wiederholung der Aufnahme

Bei Überlagerung des Atlas (Fehleinstellung 1 und 2), sei es durch die Zähne, sei es durch das Hinterhaupt.
Bei Schräghaltung des Kopfes (Fehleinstellung 3).

Bemerkungen

Zur Darstellung des Atlas, durch den offenen Mund, sollte man auch die Tomographie heranziehen.

Bei Überlagerungen des Atlas durch Schneidezähne einerseits und das Hinterhaupt andererseits (vgl. Position C) besteht ein berechtigter Verdacht auf eine sogenannte basiläre Impression.
Zur Erkennung dieses Hochstandes des Dens ist die Anfertigung einer exakt auf den Atlas zentrierten Profilaufnahme (auf genügend großem Film = Querformat) nötig. Die Stellung der Densspitze oberhalb der Palato-Occipital-Linie, also der Verbindungslinie zwischen sichtbarem hartem Gaumen (Palatum) und Hinterhauptschuppe (Occiput) kann leicht abgelesen werden.

Aufnahmetechnik bei Zimmer-Brossy
Einstellungs-Nr. 81 (2. Aufl.), 93 (3. Aufl.).

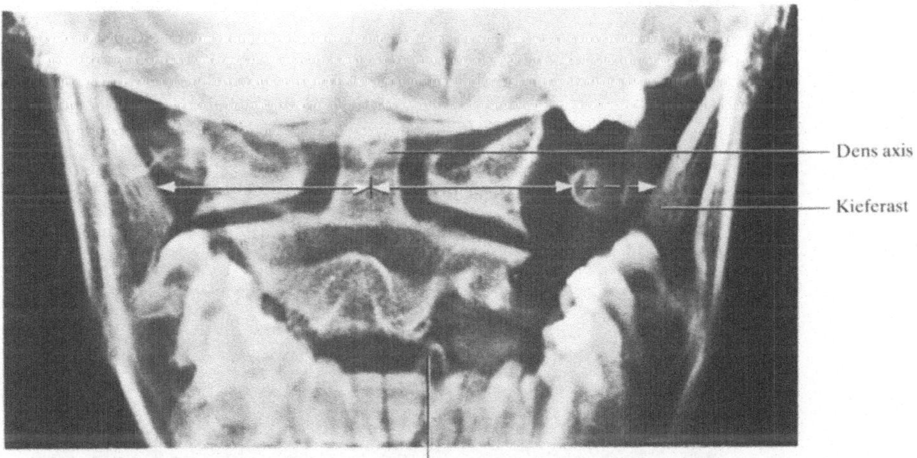

Abb. 4. Fehleinstellung des Atlas
Der Abstand Dens—Kieferast (↔) ist, wegen Schräghaltung des Schädels, links und rechts verschieden. Die Schneidezähne des Unterkiefers sind auf dem Bild zu weit nach links verschoben

Halswirbelsäule: ventro-dorsale Aufnahme

Erkennungsmerkmale der richtigen Einstellung (Abb. 1)

A. Klare Gesamtübersicht der Halswirbelsäule (Cervicalwirbelsäule) vom 3. bis zum 7. Halswirbel.

B. Der Unterrand des Kinnes und die Hinterhauptbasis überdecken sich.

C. Freie Projektion der mittleren und der unteren Wirbelkörper und ihrer Zwischenwirbelräume (= Intervertebralräume), ohne gegenseitige störende Überlagerungen.

D. Gute Beurteilbarkeit der Uncovertebralgelenke.

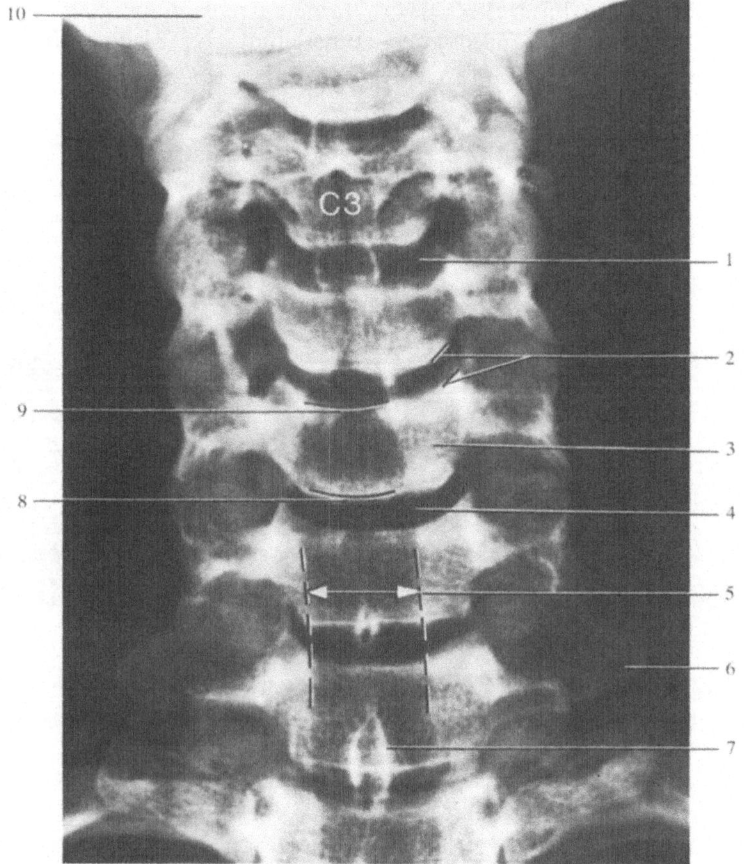

Abb. 1. Halswirbelsäule, ventro-dorsale Aufnahme, richtige Einstellung

1 Uncovertebralfortsatz / *Processus uncinatus C4*
2 Uncovertebralgelenk
3 5. Halswirbel (C5)
4 Zwischenwirbelscheibe / *Discus intervertebralis*
5 ↔ Luftröhre / *Trachea*
6 Querfortsatz von C7
7 Rand des Dornfortsatzes von C7
8 Basisfläche des 5. Halswirbels
9 Deckfläche des 5. Halswirbels
10 Unterkiefer

E. Abbildung der Querfortsätze des 7. Halswirbels beidseits (wichtig für die Größenbestimmung, resp. zur Erkennung eventuell vorhandener Halsrippen) (also keine überbelichtete Aufnahme).

F. „Tropfenförmige" Abbildung der Dornfortsätze in gleichen Abständen untereinander und in der Mittellinie der Halswirbelsäule.

Häufige Fehler und ihre Ursache bzw. Behebung

1. Der mittlere und der untere Teil der Wirbelkörper sowie ihre Zwischenwirbelräume projizieren sich ineinander, d.h. sie überdecken sich gegenseitig und sind daher schwer beurteilbar **(Abb. 2).** Eine Ausnahme auf Abb. 2 bilden der 4. und 5. Halswirbel, auf welche zentriert wurde; diese beiden sind orthograd getroffen, ihre Achse lag senkrecht zur Filmebene.

   Korrektur:
   Man läßt den Zentralstrahl stark von unten her auf den 6. Halswirbel einfallen; auf diese Weise werden die Zwischenwirbelräume und die Wirbelkörper sowohl der mittleren wie auch der unteren Cervicalwirbelsäule trotz vorhandener Lordose weitgehend orthograd getroffen und stellen sich frei und übersichtlich dar.

2. Die Halswirbelsäule ist nur zum Teil dargestellt und der 3. und 4. Halswirbel werden vom Unterkiefer überdeckt.

   Korrektur:
   Das Kinn war zu stark nach unten verlagert, d.h. zu stark dem Hals genähert; der Kopf muß also weiter nach hinten

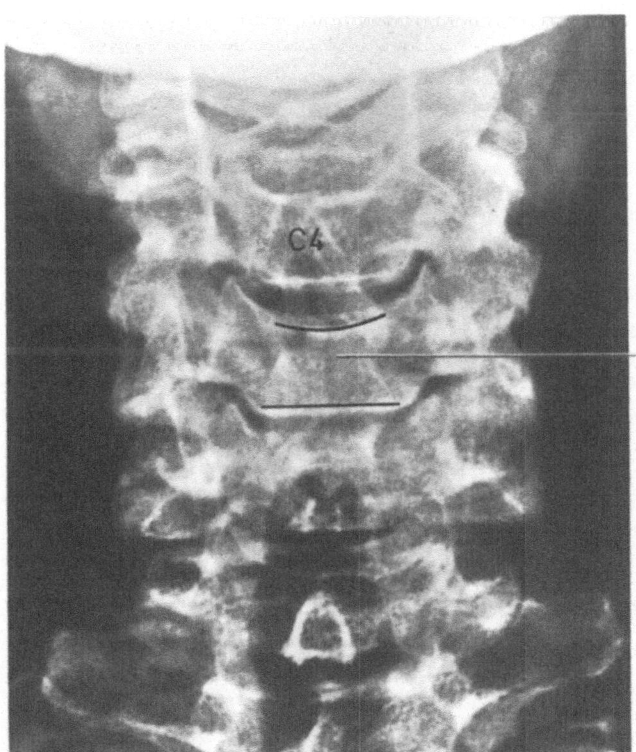

Abb. 2. Fehleinstellung der ventro-dorsalen Aufnahme der Halswirbelsäule
Gegenseitige Überdeckung mehrerer Halswirbel wie auch von deren Intervertebralräumen (vgl. Abb. 1)

gebeugt werden. Kinnunterrand und Hinterhauptschuppe müssen in der Senkrechten zur Filmebene liegen, so daß sie sich auf dem Bild decken.

Wiederholung der Aufnahme

Bei Teildarstellung der Halswirbelsäule (Fehleinstellung 2).

Bemerkungen

Die oben beschriebene freie Projektion von Wirbelkörpern und Zwischenwirbelräumen ist bei Hyperlordosen der Halswirbelsäule nur in beschränktem Maße zu erreichen. Auf der v.-d. Aufnahme der ganzen Halswirbelsäule mit bewegtem Unterkiefer müssen alle 7 Halswirbel beurteilbar sein. Kopf und Stirn sind zu fixieren, sonst wird die Aufnahme verwackelt.

Aufnahmetechnik bei Zimmer-Brossy
Einstellungs-Nr. 82 (2. Aufl.), 94 (3. Aufl.).

Halswirbelsäule: Profilaufnahme

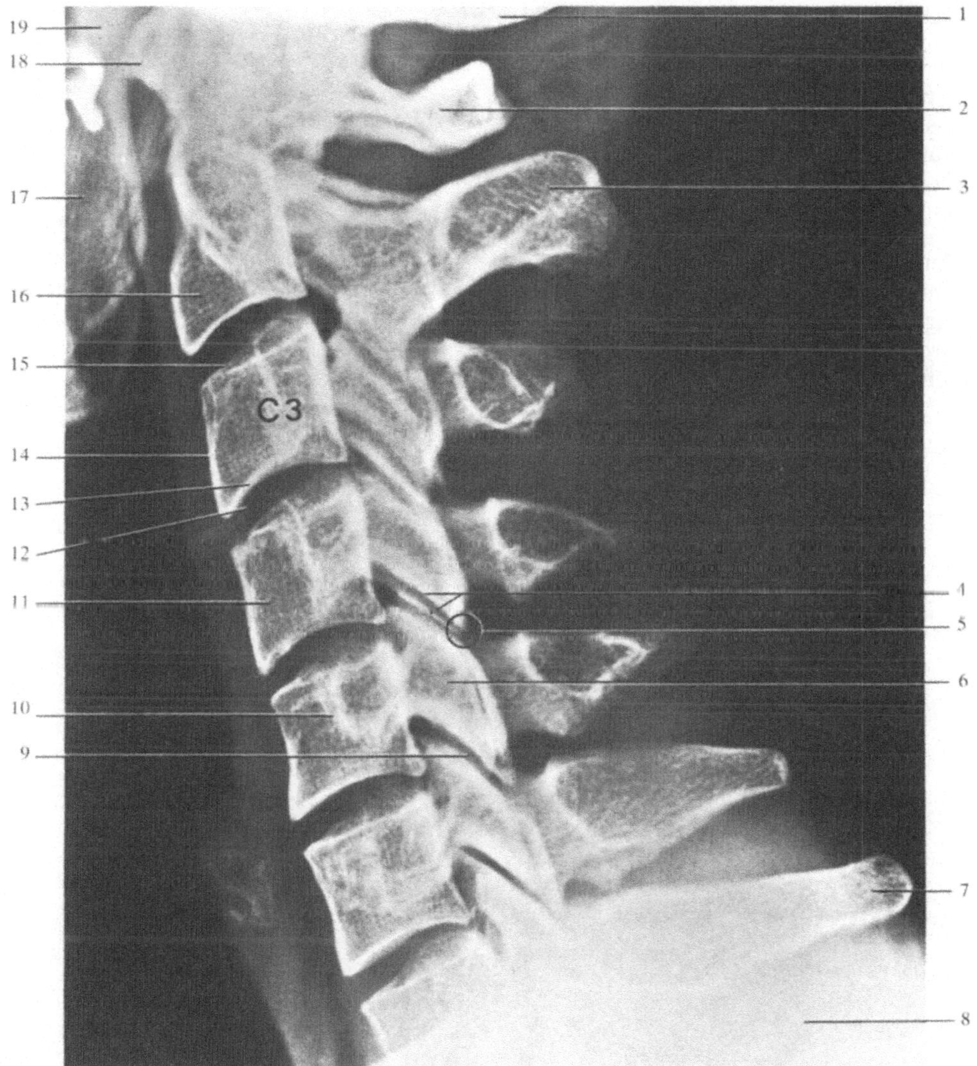

Abb. 1. Halswirbelsäule, Profilaufnahme, richtige Einstellung

1 Hinterhaupt / *Occiput*
2 Hinterer Atlasbogen / *Arcus posterior*
3 Dornfortsatz des Epistropheus
4 Gelenkfläche des unteren Gelenkfortsatzes
5 Gelenkfortsatzspitzen (überdecken sich)
6 Gelenkfortsatz von C5
7 Dornfortsatz des 7. Halswirbels *(= Vertebra prominens)* / *Processus spinosus*
8 Schultermuskulatur
9 Zwischenwirbelgelenk (rechts und links sich überdeckend) / *Articulatio intervertebralis*
10 Rinnenförmiger Querfortsatz
11 Wirbelkörper von C4
12 Intervertebralraum C3/4
13 Basisfläche des 3. Halswirbels (= C3)
14 3. Halswirbel, Vorderkante
15 Deckfläche von C3
16 *Epistropheus (Axis)*
17 Unterkiefer
18 Vorderer Atlasbogen
19 Kieferköpfchen

Erkennungsmerkmale der richtigen Einstellung (Abb. 1)

A. Gesamtübersicht über alle sieben Halswirbel, einschließlich ihrer Dornfortsätze; diese sind nicht überbelichtet.

B. Streng seitliche Darstellung der Halswirbelsäule: Strichförmige, resp. leicht ovale Projektion von Deck- und Basisflächen der Wirbelkörper, keine Doppelung der hinteren Wirbelkanten.

C. Weitgehende Überdeckung der beiden Kieferköpfchen und damit möglichst geringe, besser gar keine Überlagerung des vorderen Atlasbogens durch den Unterkiefer.

D. Die rechte und die linke hintere Atlasbogenhälfte projizieren sich ineinander, dies in gewissem Abstand vom Hinterhaupt.

E. Die Zwischenwirbelgelenke rechts und links decken sich weitgehend.

F. Die Querfortsätze überragen die vordere Wirbelkante nicht, sie bilden sich innerhalb des Wirbelkörpers ab.

G. Die Dornfortsätze des 6. und 7. Halswirbels, wenn möglich auch des 1. Brustwirbels, sollen trotz Überlagerung durch die Schultermuskulatur gut beurteilbar sein.

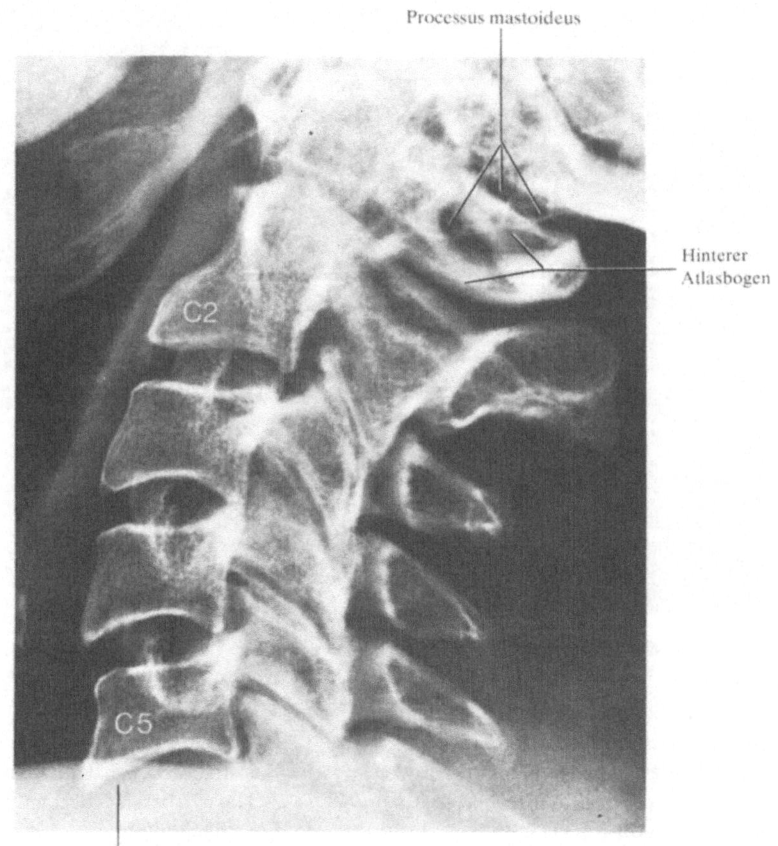

Abb. 2. Fehleinstellung einer Profilaufnahme der Halswirbelsäule
Die Schultermuskulatur verdeckt die beiden untersten Halswirbel (C6 und C7)

Häufige Fehler und ihre Ursache bzw. Behebung

1. Der Atlas oder der 7. Halswirbel sind am Filmrand abgeschnitten.

   Korrektur:
   Auf Höhe von C3/C4 zentrieren.

2. Der unterste Halswirbel wird durch die Schultermuskulatur verdeckt **(Abb. 2)**.

   Korrektur:
   Arme des Patienten stark nach unten ziehen, am besten mit Gewichten beschweren (evtl. Spezialaufnahme in der Stellung des „Wasserskifahrers").

3. Überlagerung der obersten Halswirbelkörper durch den Unterkiefer.

   Korrektur:
   Kopf leicht nach hinten beugen und Schädel genau in Profilstellung bringen.

4. Überlagerung des hinteren Atlasbogens durch das Hinterhaupt **(Abb. 2 und 3)**.

   Ursache und Korrektur:
   Der Kopf war entweder leicht seitlich gekippt oder zu stark nach hinten gebeugt, also Kinn etwas stärker anziehen lassen.

5. Der hintere Atlasbogen stellt sich als ovaler Ring **(Abb. 2** und **4)** dar, dies ist bei einer auf den Atlas zu zentrierenden Aufnahme nicht richtig. Bei der üblichen Profilaufnahme der ganzen Halswirbelsäule ist jedoch diese Verprojizierung nicht zu vermeiden, also zulässig.

   Korrektur:
   Für die Profilaufnahme des Atlas hoch, auf C1 zentrieren, unter Mitdarstellung des harten Gaumens und der Basis des Hinterhauptes.

6. Doppelung der Zwischenwirbelgelenke **(Abb. 4)**. Bei zu stark schräger Einstellung **(Abb. 5)** projizieren sich die Zwischenwirbelgelenke (z.B. von C3/4 und C4/5) in den Wirbelkörper hinein, ein wichtiges Kriterium der Fehleinstellung. Die Querfortsätze ragen dann zum Teil über die Vorderkante der Wirbelkörper heraus, z.B. in Abb. 5 am 6. Halswirbel.

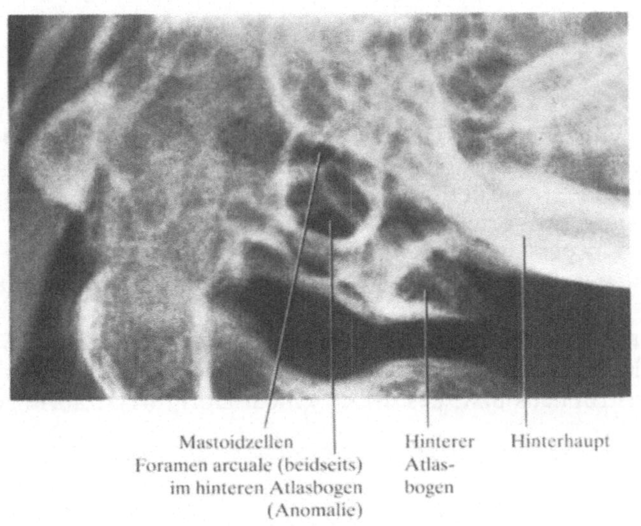

Abb. 3. Fehleinstellung einer Profilaufnahme der Halswirbelsäule: Atlas
Überdeckung des hinteren Atlasbogens durch das Hinterhaupt
Der hintere Atlasbogen zeigt eine Anomalie, ein sogenanntes Foramen arcuale

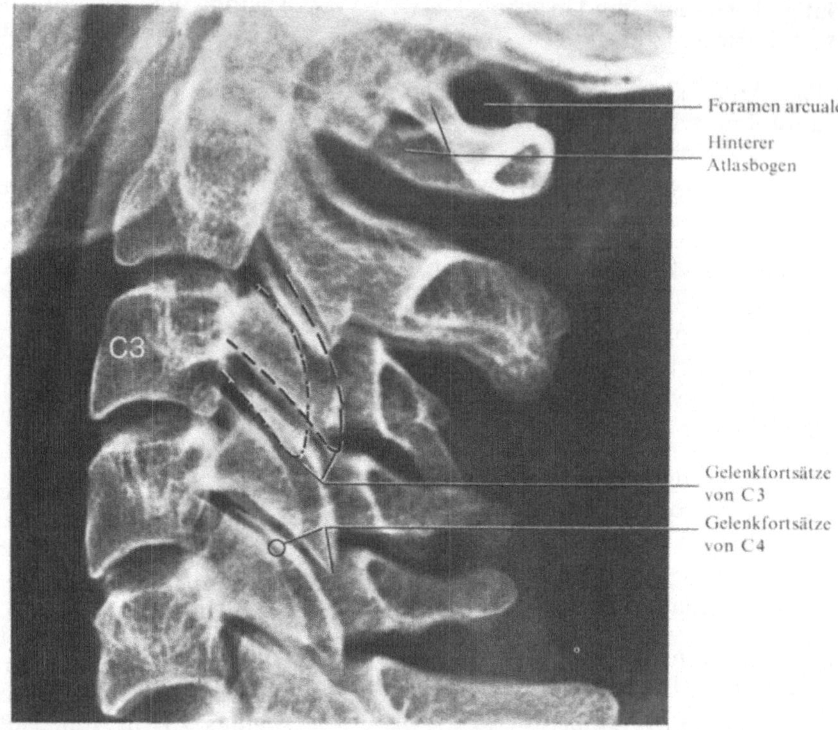

Abb. 4. Fehleinstellung einer Profilaufnahme der Halswirbelsäule
Die spitzen Enden der unteren Gelenkfortsätze der Halswirbel überdecken sich nicht, sondern liegen nebeneinander. Die mit Kreis bezeichnete Gelenkfortsatzspitze projiziert sich zwischen den Gelenkflächen des Intervertebralgelenkes von C5/6.
Der hintere Atlasbogen zeigt eine Anomalie, ein sogenanntes Foramen arcuale

Korrektur:
Streng seitliche Einstellung der Halswirbelsäule: Kopf und Körper des Patienten müssen beide streng in Profilstellung sein, mit anderen Worten: die Medianebenen des Körpers und des Kopfes müssen absolut parallel zum Film stehen.
Man sieht häufig Profilaufnahmen der Halswirbelsäule, bei welchen sich in den Körper des Epistropheus bzw. des dritten Halswirbels ein Zwischenwirbelgelenk hineinprojiziert. Dies resultiert daraus, daß der Patient seinen Kopf gedreht hat.

Wiederholung der Aufnahme

Bei Fehleinstellung 1, 4, 6 (wie in Abb. 5) unbedingt nötig, bei 2, wenn die Frage nach einem Dornfortsatzabriß gestellt wird.

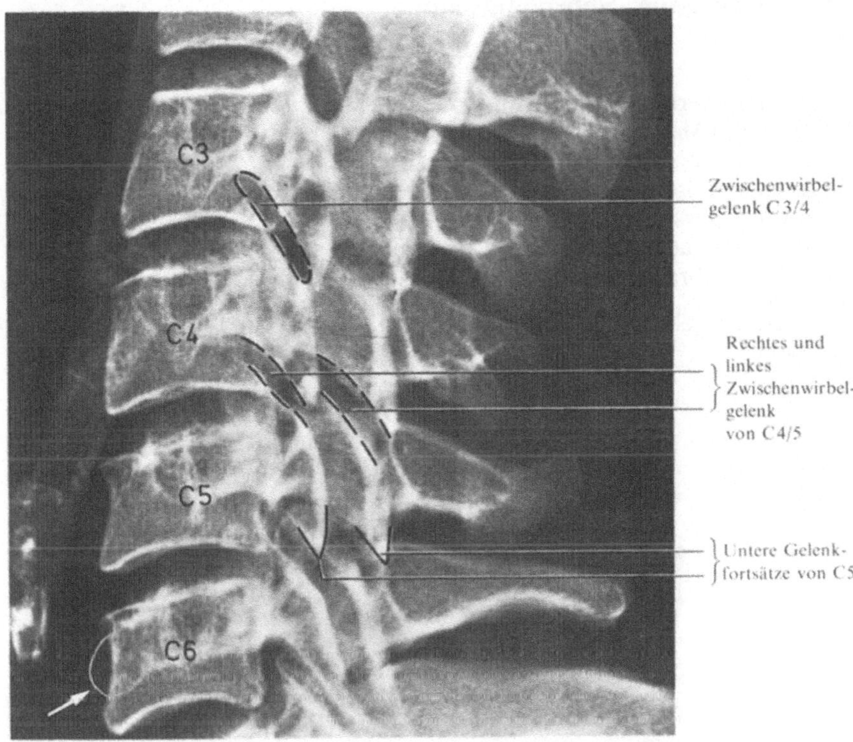

Abb. 5. Fehleinstellung einer Profilaufnahme der Halswirbelsäule

Das Zwischenwirbelgelenk C3/4 projiziert sich in den dritten Halswirbel.

Das rechte und das linke Zwischenwirbelgelenk C4/5 überdecken sich nicht, sondern stehen nebeneinander, ähnlich auch die Spitzen der unteren Gelenkfortsätze von C5.

Der Querfortsatz von C6 steht einseitig vor

Aufnahmetechnik bei Zimmer-Brossy

Einstellungs-Nr. 84 (2. Aufl.), 96 (3. Aufl.).

Halswirbelsäule: Schrägaufnahme

Erkennungsmerkmale der richtigen Einstellung (Abb. 1)

A. Gleichmäßige und weitgehend gleich große Darstellung aller Wirbellöcher (= Nervenaustrittskanäle = Foramina intervertebralia) von C2 bis C7.

B. Freie Projektion der Uncovertebralgelenke.

Häufige Fehler und ihre Ursache bzw. Behebung

1. Überlagerung des oberen Teiles der Halswirbelsäule durch den Unterkiefer.

   Ursache und Korrektur:
   Falsche Haltung des Kopfes. Das Kinn darf nicht zu stark zum Hals angezogen werden.

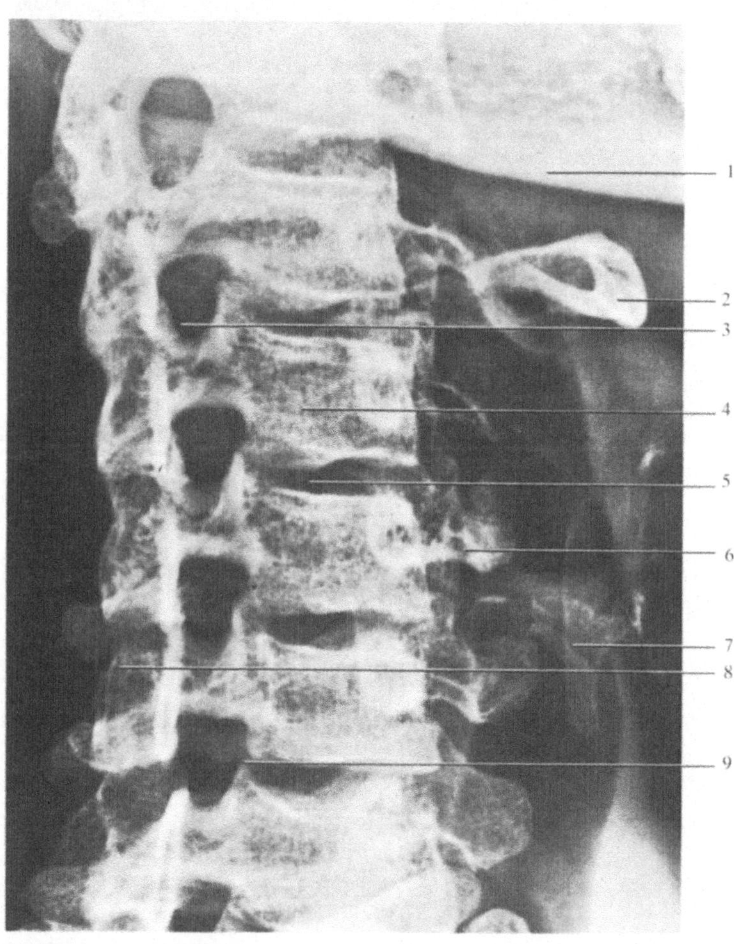

Abb. 1. Halswirbelsäule, Schrägaufnahme, richtige Einstellung

1 Unterkiefer / *Mandibula*
2 Zungenbein / *Os hyoideum*
3 Wirbelloch C3/4 / *Foramen intervertebrale*
4 4. Halswirbel / *Vertebra cervicalis IV*
5 Zwischenwirbelscheibe / *Discus intervertebralis*
6 Querfortsatz von C5 / *Processus transversus*
7 Kehlkopfknorpel / *Cartilagines laryngis* bzw. Schildknorpel / *Cartilago thyreoidea*
8 Zwischenwirbelgelenk / *Articulatio intervertebralis*
9 Uncovertebralgelenk

2. Normal hohe, aber schmale Wirbellöcher in den oberen Segmenten der Halswirbelsäule **(Abb. 2).**

Korrektur:
Kopf und Körper des Patienten werden aus der reinen Profilstellung in die 30°-Ebene gedreht. Bei der Drehung werden Kopf und Körper steif gehalten, also keine isolierte Kopfdrehung, sonst werden die oberen Wirbellöcher stark verschmälert abgebildet.

3. Niedrige Wirbellöcher, teils durch den Knochen der Wirbelbogen überdeckt. Schlechte Beurteilbarkeit der Uncovertebralgelenke **(Abb. 3).**

Ursache:
Horizontale Zentrierung, die man an der orthograden Abbildung der Wirbelkörper und der Bandscheibenräume ablesen kann.

Korrektur:
Der Zentralstrahl muß auf einer Schrägaufnahme, ähnlich wie bei der v.-d. Aufnahme, stets stark von caudal her zum unteren Teil der Halswirbelsäule ziehen, also caudo-craniale Zentrierung, keine horizontale **(Abb. 4).**

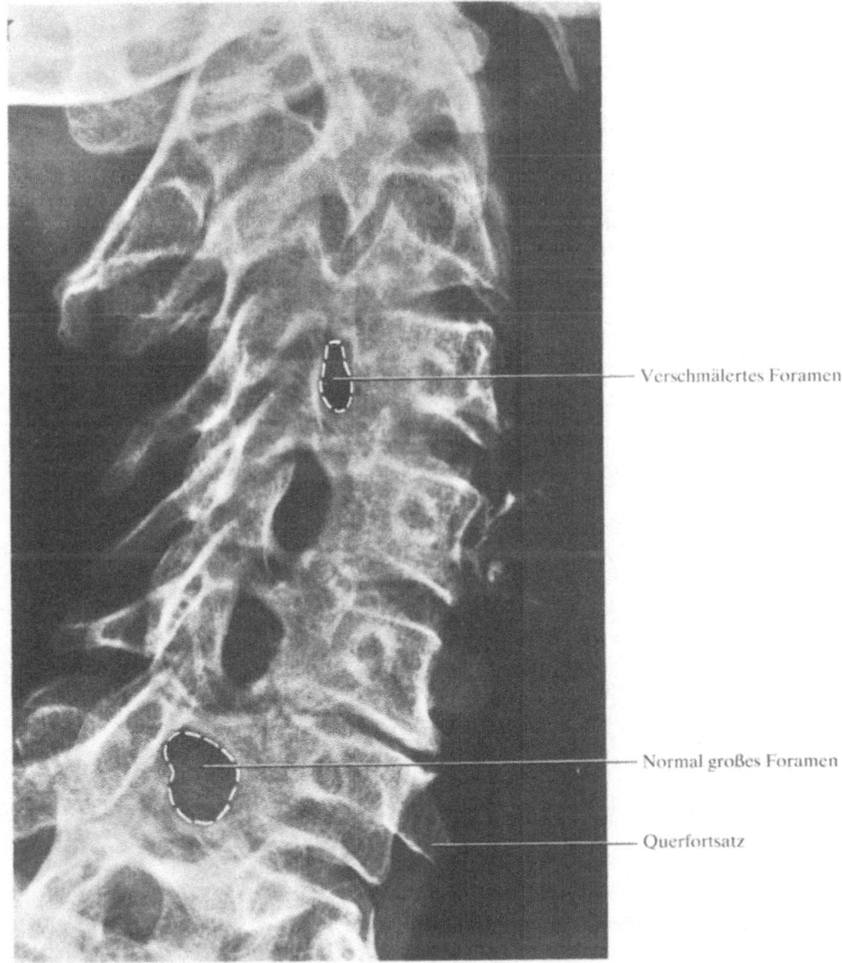

Abb. 2. Fehleinstellung einer Schrägaufnahme der Halswirbelsäule
Verschmälerte Foramina in der oberen, normal groß abgebildete in der unteren Halswirbelsäule

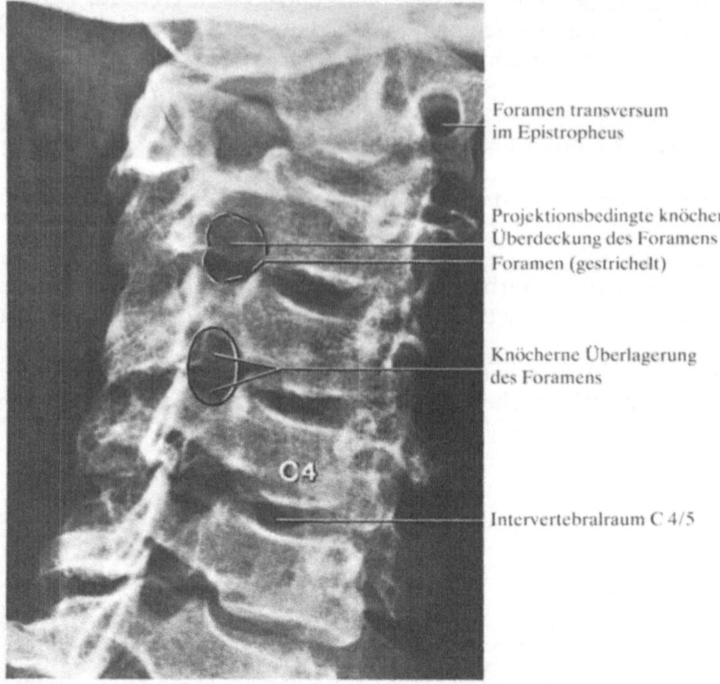

Abb. 3. Fehleinstellung einer Schrägaufnahme der Halswirbelsäule
Erniedrigt aussehende Wirbellöcher, infolge Überlagerung durch den Wirbelbogen

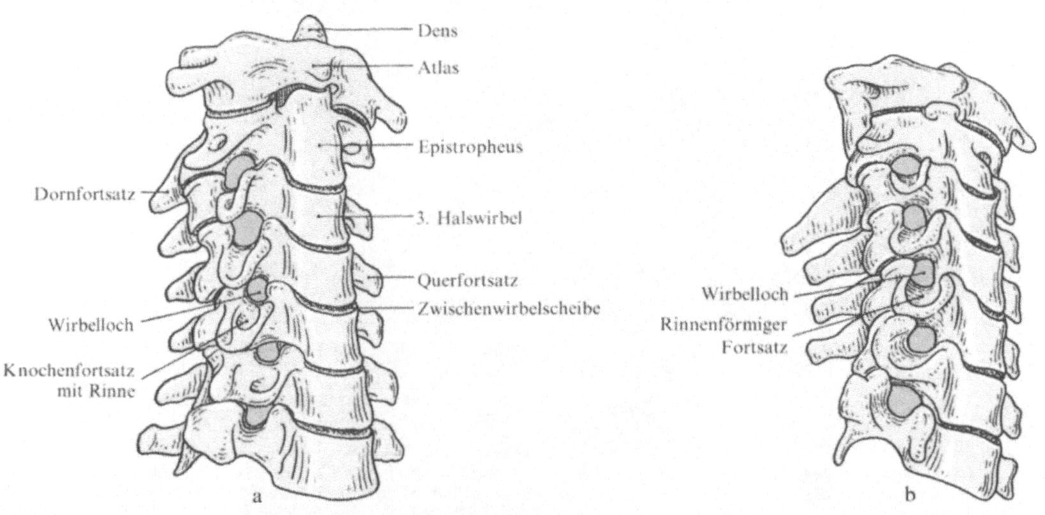

Abb. 4a und b. Projektionsstudie bei Schrägansicht der Halswirbelsäule
a) Ansicht aus der Horizontalebene: Die Wirbellöcher (Foramina intervertebralia) erscheinen bei dieser Ansicht in ihrer Höhe erniedrigt
b) Ansicht schräg von unten: Die Wirbellöcher sind normal hoch dargestellt, wenn man schräg von unten her in Richtung der Rinnen schaut

4. Darstellung der Zwischenwirbelgelenke in den oberen Halswirbelkörpern und Überdeckung des Atlas durch den Unterkiefer **(Abb. 5).**

Ursache:
Der Kopf wurde während der Aufnahme zur Seite gedreht, also zum Film.

Korrektur:
Die Achse der Medianebene des Thorax muß mit jener des Kopfes in gleicher Ebene liegen.

Wiederholung der Aufnahme

Bei schlechter Projektion der Wirbellöcher und der Uncovertebralgelenke.

Aufnahmetechnik bei Zimmer-Brossy
Einstellungs-Nr. 85 (2. Aufl.), 97 (3. Aufl.).

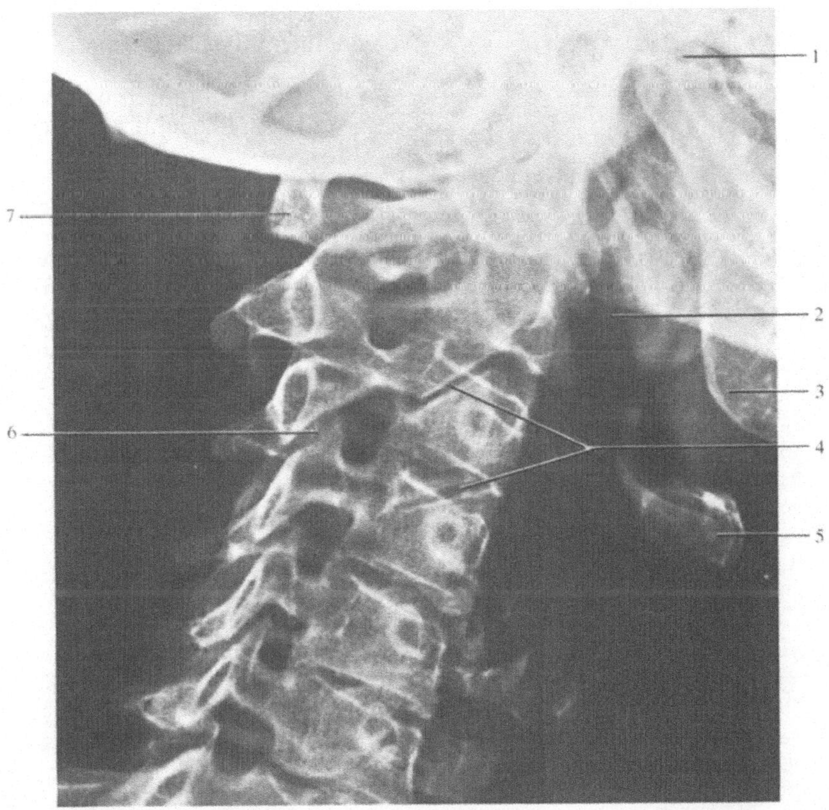

Abb. 5. Fehleinstellung einer Schrägaufnahme der Halswirbelsäule
Die oberen Halswirbelknorpel werden von ihren Zwischenwirbelgelenken „überschnitten"

1 Kieferköpfchen, filmnahe
2 Unterrand des filmfernen Unterkiefer
3 Kieferwinkel, filmnahe
4 Zwischenwirbelgelenke, filmnahe
5 Zungenbein
6 Zwischenwirbelgelenke, filmferne
7 Hinterer Atlasbogen

Brustwirbelsäule: ventro-dorsale Aufnahme

Erkennungsmerkmale der richtigen Einstellung (Abb. 1)

A. Gleichmäßige Belichtung in den oberen wie in den unteren Segmenten, also sämtlicher Brustwirbelkörper (Th = Thorakal- oder D = Dorsalwirbel).

B. Strichförmige Darstellung der Deck- und Basisflächen der einzelnen Wirbelkörper ohne Doppelkonturen im Gebiete des Zentralstrahles (z.B. beim 6. Brustwirbel = D 6). Saubere Trennung der Wirbel durch die Bandscheibenräume. Außerhalb des zentralen Gebietes sind dann die Deck- und Basisflächen leicht oval (z.B. beim 10. Brustwirbel).
Die Rippen-Wirbel-Gelenke müssen deutlich abgebildet sein.

C. Die ovalen Konturen der Wirbelbogenansätze sind ebenfalls gut beurteilbar.

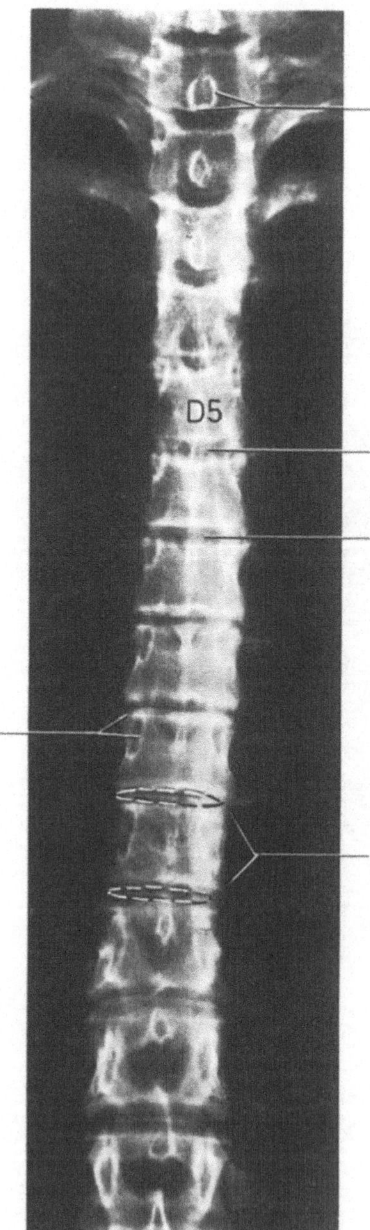

Häufige Fehler und ihre Ursache bzw. Behebung

1. Überbelichtung der oberen Brustwirbelsäule, resp. Unterbelichtung der unteren Abschnitte, die vom strahlenabsorbierenden Herzschatten überlagert sind.

   Korrektur:
   Keilfilter benützen (dicke Seite nach oben).

2. Ovale Projektion der Deck- und Basisflächen.

   Ursache:
   Die Zentrierung ist zu stark cranio-caudal, resp. caudo-cranial.

Wiederholung der Aufnahme

Bei grober Verzeichnung.

Abb. 1. Brustwirbelsäule, ventro-dorsal, richtige Einstellung

1 Ovale Randkonturen eines orthograd getroffenen Dornfortsatzes
2 Linienförmig abgebildete Deckfläche des 6. Brustwirbels
3 Linienförmige Basisfläche des gleichen Wirbels (=D6)
4 Ovale Deck- und Basisfläche des 10. Brustwirbels
5 Ovale Randkonturen einer orthograd getroffenen Wirbelbogenwurzel

Bemerkungen

Bei erheblicher Skoliose großes Filmformat verwenden (30/40 statt 20/40).
Erkennt man auf dem v.-d. Bilde eine Skoliose, so gilt für die bevorstehende seitliche Aufnahme (bei liegendem Patienten) folgendes: Profilaufnahme in derjenigen Seitenlage des Körpers, nach welcher sich die Wirbelsäule ausbuchtet. Bei Untersuchungen im Stehen entsprechendes Vorgehen.

Aufnahmetechnik bei Zimmer-Brossy
Einstellungs-Nr. 89 (2. Aufl.), 101 (3. Aufl.).

Brustwirbelsäule: Profilaufnahme

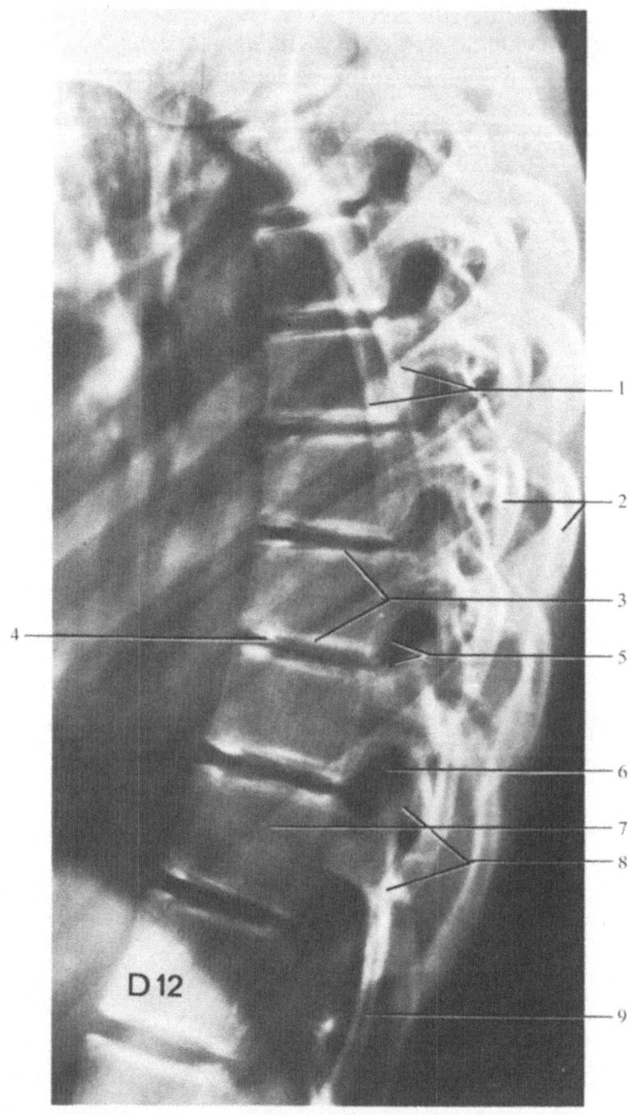

Abb. 1. Brustwirbelsäule, Profilaufnahme, richtige Einstellung

1 Schulterblatt
2 Hintere Rippen rechts und links
3 Strichförmige Darstellung von Deck- und Basisflächen des 8. Brustwirbels (=D8)
4 Invertebralraum D 8/9
5 Dorsalkanten der Brustwirbel weitgehend gedeckt
6 Wirbellöcher
7 11. Brustwirbel (=D 11)
8 Dornfortsatz von D 10
9 11. Rippe (die 12. Rippe war bei diesem Patienten unterentwickelt, klein)

Erkennungsmerkmale der richtigen Einstellung (Abb. 1)

A. Streng seitliche Darstellung der Brustwirbelsäule mit strichförmiger Abbildung von Deck- und Basisflächen der einzelnen Wirbelkörper.

B. Unbehinderte Durchsicht durch die Intervertebralräume (Zwischenwirbelräume = Bandscheibenräume).

C. Die Dorsalkanten der Brustwirbel dekken sich.

D. Die Wirbelkörper werden durch die Rippenschatten nicht stark verdeckt.

E. Das Schulterblatt verdeckt höchstens die hinteren Abschnitte der oberen Brustwirbel.

F. Auf die Beurteilbarkeit der obersten Brustwirbelkörper ist stets zu achten; dies ist allerdings bei muskulösen Patienten schwierig zu erreichen.

G. Die Wirbellöcher sind frei projiziert und gut einschaubar.

H. Keine falsche Belichtung (also nicht zu viel kV), damit sich die Dornfortsatzspitzen, soweit sie nicht durch die Rippen verdeckt werden, abbilden.

Häufige Fehler und ihre Ursache bzw. Behebung

1. Deck- und Basisflächen der Wirbelkörper sind nicht strichförmig abgebildet, sondern als Ovale. Es lassen sich dann auch die Intervertebralräume nicht richtig beurteilen.

   Ursache:
   Falsche Zentrierung von unten her oder von oben her (vgl. auch untere Lendenwirbelsäule: Abb. 3, S. 113).

2. Störende Abbildungen der Rippenschatten in den Wirbelkörpern.

   Korrektur:
   Verwischung der Rippenschatten durch Atmenlassen des stehenden oder sitzenden Patienten während der Exposition. Aufnahmen im Liegen sind zu vermeiden, da sie bei Atemstillstand angefertigt werden müssen.

3. Obere Brustwirbel werden durch die Schulterblätter komplett verdeckt.

   Korrektur:
   Die Schultern des Patienten müssen stark nach hinten genommen werden, dadurch werden auf dem Röntgenbilde mindestens die vorderen Wirbelpartien frei projiziert.

4. Überdeckung der obersten Brustwirbelkörper durch die Schultermuskulatur.

   Korrektur:
   Man behilft sich durch Aufnahmen in geringfügig schrägem Durchmesser mit Heben des filmnahen Oberarmes, also durch leichtes Abdrehen des Patienten aus der reinen Profilstellung, oder durch Aufnahmen mit hängenden Schultern oder in Stellung des „Wasserskifahrers".

5. Schrägprojektion der Wirbellöcher und fehlende Überdeckung der hinteren Rippenanteile der rechten und linken Thoraxseite, resp. Doppelkonturierung der Hinterkanten der Wirbelkörper (vgl. Lendenwirbelsäule: Profilaufnahme Abb. 4, S. 114).

   Korrektur:
   Der Patient muß genau in Profilstellung gebracht werden.

Wiederholung der Aufnahme

Bei grober Schrägprojektion und bei ungenügender Darstellung wegen Verdeckung der Wirbel.

Bemerkungen

Bei einer Skoliose wird der Film auf jener Seite angelegt, gegen die sich die Wirbelsäule vorbuchtet.

Aufnahmetechnik bei Zimmer-Brossy
Einstellungs-Nr. 91 (2. Aufl.), 103 (3. Aufl.).

Lendenwirbelsäule: ventro-dorsaler Strahlengang

Erkennungsmerkmale der richtigen Einstellung (Abb. 1)

A. Alle 5 Lendenwirbelkörper (Lumbalwirbel = L), also einschließlich der obersten und der untersten, sind scharf und weitgehend orthograd getroffen, d.h. die Deck- und Basisflächen der Wirbelkörper sind strichförmig oder schmal oval abgebildet. Dies gelingt nur bei großem Fokus-Film-Abstand. Dadurch werden auch die Intervertebralräume in ihrer Höhe vollständig übersichtlich dargestellt.

B. Die Sacroiliacal-Gelenke werden oft mit den Lendenwirbeln zusammen aufgenommen (auf unserer Abbildung absichtlich weggelassen).

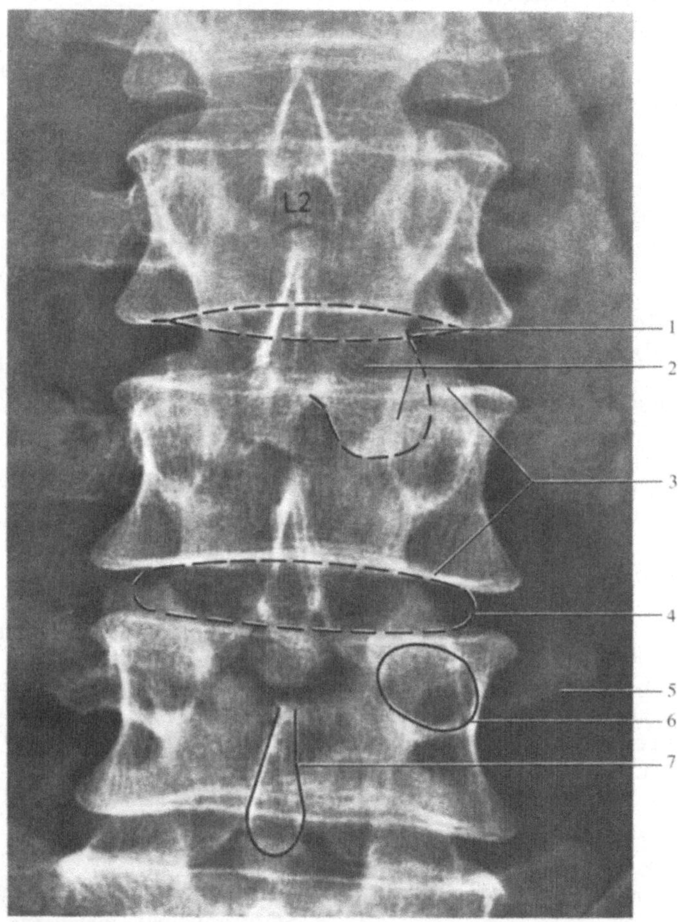

Abb. 1. Lendenwirbelsäule, ventro-dorsal, richtige Einstellung

1 Basisfläche des 2. Lumbalwirbels (L2), als schmales Oval dargestellt
2 Unterer Gelenkfortsatz von L2 (gestrichelt)
3 Deck- und Basisflächen von L3, orthograd getroffen, also strichförmig abgebildet
4 Bandscheibenraum (L3/4), gestrichelt, orthograd getroffen
5 Querfortsatz
6 Bogenwurzel des Wirbels
7 Dornfortsatz

Empfehlenswerter ist jedoch ihre Darstellung mittels der Aufnahme nach Barsony.

Aufnahmetechnik bei Zimmer-Brossy, Einstellungs-Nr. 97 (2. Aufl.), 111 (3. Aufl.).

Häufige Fehler und ihre Ursachen bzw. Behebung

1. Deck- und Basisflächen der Wirbelkörper sind erheblich oval und teilweise in- und übereinander projiziert **(Abb. 2)**, so daß die Zwischenwirbelräume durch Knochenpartien überlagert werden.

Ursache:
Es wurde vergessen, die normale Lordose der Lendenwirbelsäule des liegenden Patienten auszugleichen.

Korrektur:
Beugen der Knie durch Anheben der Oberschenkel, dadurch Ausgleich der Lordose.

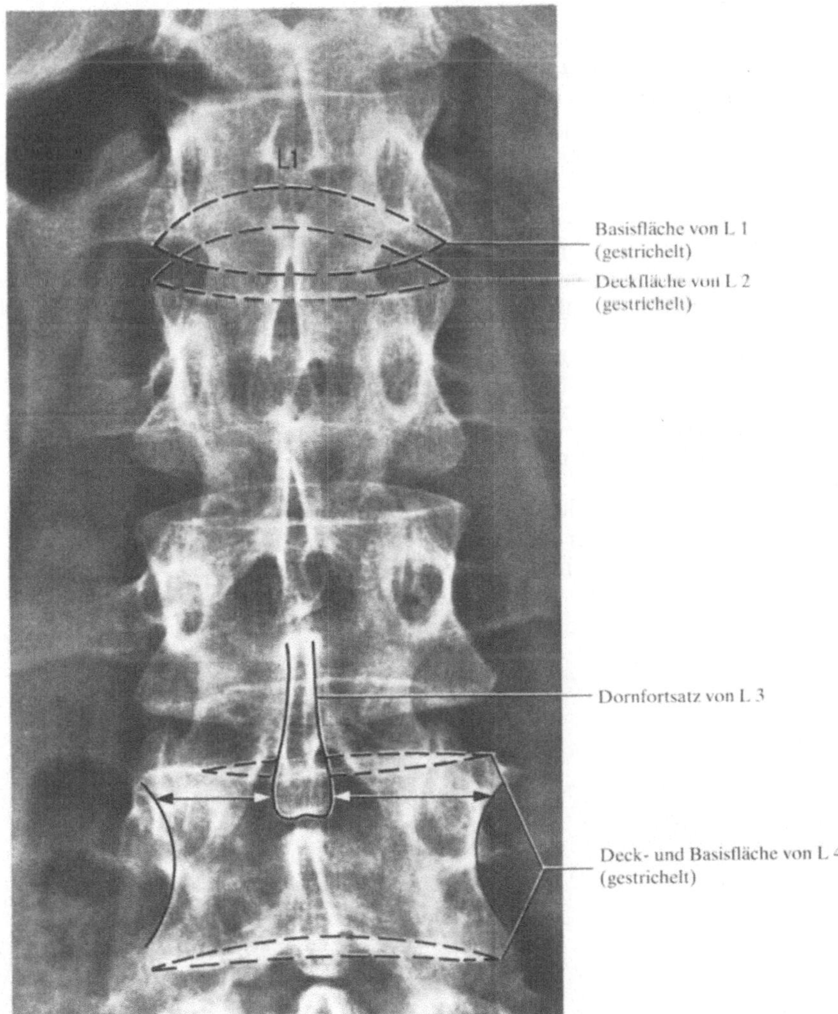

Abb. 2. Fehleinstellung einer ventro-dorsalen Aufnahme der Lendenwirbelsäule
Bei Betrachtung der Deck- und Basisflächen (gestrichelte Linie) der Wirbelkörper erscheinen jene von L1 und L2 als breites Oval, während sich jene von L4 als sehr schmales Oval, fast strichförmig darstellen.
Die Dornfortsätze (beachte z.B. jenen von L3) liegen nicht genau in der Medianebene, sondern asymmetrisch, so daß der Abstand zur seitlichen Wirbelkante links größer ist als rechts

2. Der gleiche Fehler wie bei 1 ergibt sich bei zu tiefer Zentrierung, z.B. auf L5 statt auf L3. Es resultiert dabei eine Überschneidung der oberen Lumbalwirbel (Abb. 2).

3. Eine Wirbelsäulenverkrümmung wird nicht selten nur dadurch vorgetäuscht, daß der Patient während der Lagerung und Zentrierung mehrmals verschoben wurde. Nach dem Verschieben des Patienten während des Einstellmanövers muß dessen Körper am Schluß stets nochmals kurz angehoben und dann in Tischmitte wieder abgelagert werden.

4. Fällt die ganze Dornfortsatzlinie der Lumbalwirbel 1–5 nicht in die Mittellinie der Wirbelkörper (Abb. 2), so war der Körper des Patienten wohl etwas schräg gelagert.

   Korrektur:
   Der Kranke muß mit seiner rechten wie mit seiner linken Körperhälfte gleichmäßig dem Tische aufliegen.

5. Oberster Lendenwirbel auf dem Bilde abgeschnitten.

   Ursache:
   Zu tiefe Zentrierung.

6. Gute Belichtung der Wirbelkörper, aber Überstrahlung der Querfortsätze, so daß diese nicht beurteilt werden können.

   Ursache:
   Überbelichtung durch zu hohe kV-Zahl.

   Korrektur:
   Aufnahmespannung niedriger einstellen.

7. Die Sacroiliacal-Gelenke sind am Filmrand abgeschnitten.
   Man denke daran, daß diese Sacralfuge das unterste Wirbelsäulengelenk darstellt und daß es bei Wirbelsäulenaffektionen regelmäßig mitbetroffen wird. Dieses Gelenk muß also auf jeder Lendenwirbelsäulenaufnahme mitbegutachtet werden können (s. auch unter Position B).

Wiederholung der Aufnahme

Bei allen angegebenen Fehleinstellungen; bei Pos. 7 jedoch nur, wenn vom einweisenden Arzt nicht auch noch eine Beckenaufnahme oder die Aufnahme nach Barsony verlangt wurden.

Aufnahmetechnik bei Zimmer-Brossy
Einstellungs-Nr. 93 (2. Aufl.), 105 (3. Aufl.).

Lendenwirbelsäule: Profilaufnahme

Erkennungsmerkmale der richtigen Einstellung (Abb. 1)

A. Die streng seitliche Darstellung aller 5 Lendenwirbelkörper verlangt, daß deren Deck- und Basisflächen strichförmig, nicht etwa oval aussehen.

Jeder einzelne Wirbelkörper, ebenso auch der dazwischenliegende Raum der Intervertebral- oder Bandscheibe, ist in seiner Höhe einwandfrei zu beurteilen.

B. Die hinteren Wirbelkörperkanten erscheinen nicht oder nur unwesentlich gedoppelt.

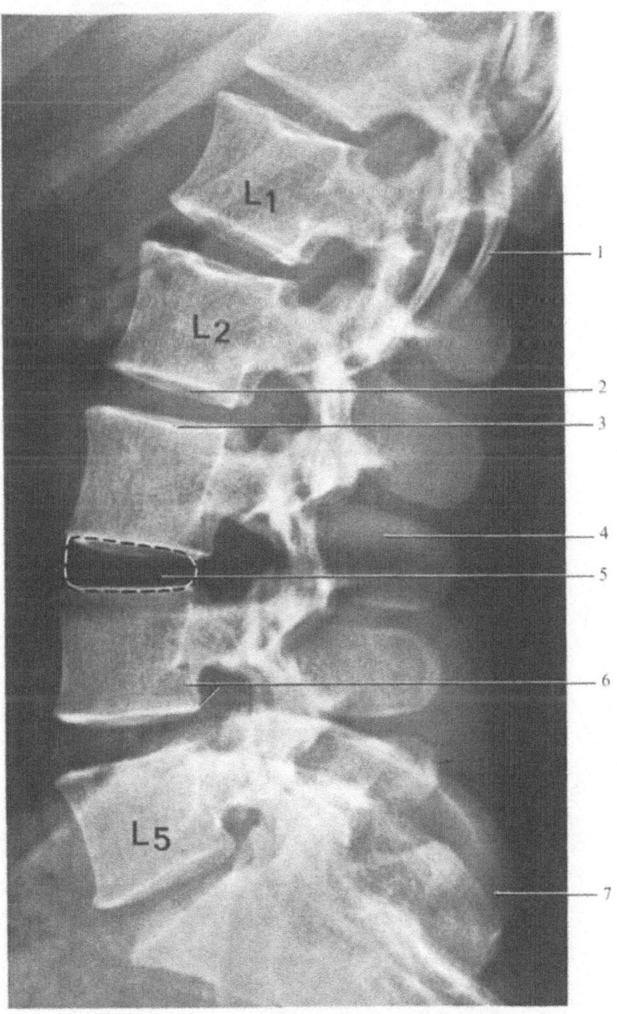

Abb. 1. Lendenwirbelsäule, Profilaufnahme, richtige Zentrierung

1 12. Rippe
2 Basis von L2 schmal-oval, fast strichförmig
3 Deckfläche von L3: strichförmig
4 Dornfortsatz von L3
5 Freie Darstellung des Zwischenwirbelraumes (L3/4): der Discus intervertebralis = gestrichelt
6 Doppelkonturierung (geringfügig) der Dorsalkante des Wirbels, s. auch L1 und L2
7 Beckenkamm

C. Wird, wie häufig, orthograde Projektion der untersten Lendenwirbelsäule (Lumbosacralaufnahme) verlangt (vgl. Abb. 2), so muß der diagnostisch wichtige Bandscheibenraum zwischen L5 und S1 frei projiziert und gut beurteilbar sein.
Basisfläche von L5 und Deckfläche von S1 sind strichförmig abgebildet.

D. Bei Verdacht auf Fraktur der oberen Lendenwirbel muß entsprechend hoch zentriert werden, um die oberen Lumbalwirbel streng rechtwinklig zu treffen.

E. Bei Verdacht auf Bandscheibenschaden, Diskushernie, Wirbelverschiebung (Spondylolisthesis) muß auf die untere Lendenwirbelsäule zentriert werden,

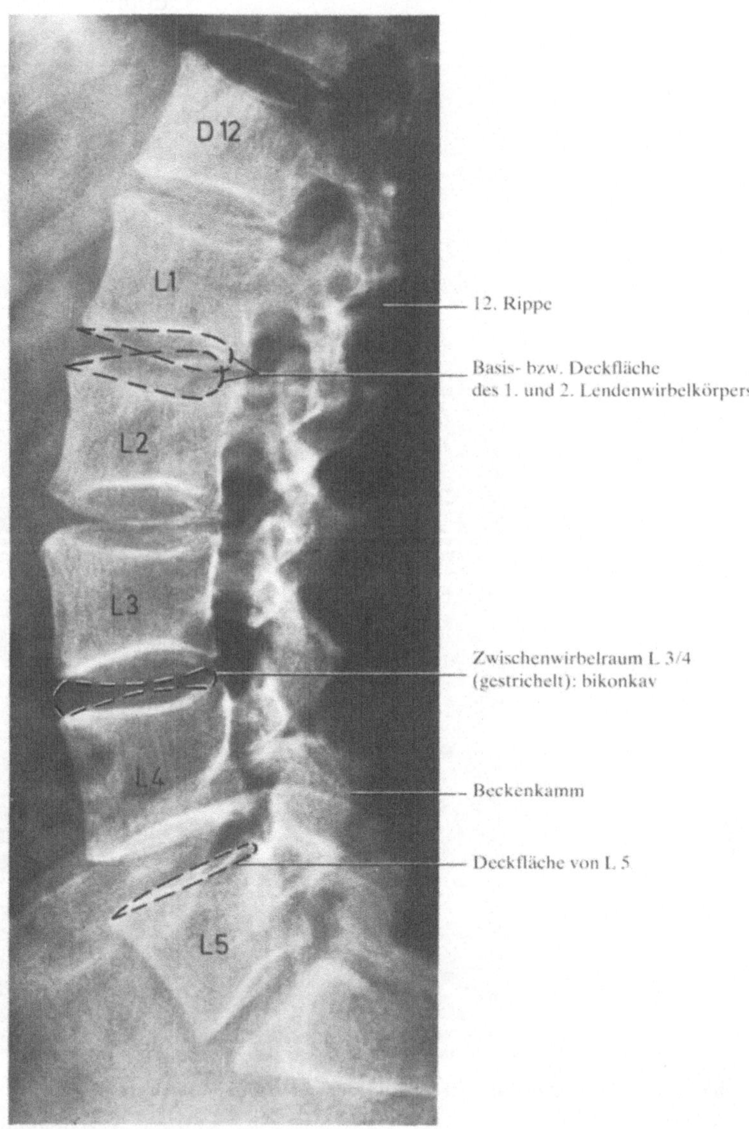

Abb. 2. Fehleinstellung einer Profilaufnahme der Lendenwirbelsäule
Die Deckfläche von L 5 erscheint als ganz schmales Oval, fast strichförmig, während die Deck- und Basisflächen von L 1 und 2 sich als breites Oval abbilden. Dadurch wird die Zwischenwirbelscheibe nicht oder nur verschmälert bikonkav dargestellt (z.B. in Höhe von L 3 und 4)

während bei Frakturverdacht eher die mittleren, evtl. sogar die oberen Segmente einzustellen sind.

Häufige Fehler und ihre Ursache bzw. Behebung

1. Deck- und Basisflächen der Lendenwirbelkörper sind nicht strichförmig, sondern oval abgebildet **(Abb. 2).**

   Ursache:
   Zentrierung schräg von oben her oder (häufiger) von unten her. Es resultiert dadurch eine bikonkave Darstellung der Intervertebralräume. In Abb. 2 wurde auf L5 eingestellt, so daß die oberen Segmente von caudal her getroffen sind.
   Abb. 3a zeigt die anatomischen Voraussetzungen bei Zentrierung auf L3, **Abb. 3b** bei Zentrierung auf L5.

2. Eine Fehlprojektion mit ovaler Deck- und Basisfläche resultiert, auch wenn der Zentralstrahl senkrecht auf die Filmebene einfällt, aus folgenden beiden Ursachen:

   a) Die Lendenwirbelsäule „hängt" bei Seitenlage des Patienten nach unten durch.

   Korrektur:
   Zum Ausgleich dieser Krümmung unterlegt man die dem Tisch aufliegende Flanke des Patienten mit einem strahlendurchlässigen Schwammgummikeil.

   b) Es liegt eine Skoliose vor, also eine krankhafte seitliche Verkrümmung der Lendenwirbelsäule.

   Korrektur:
   In diesem Fall betrachtet man zuerst die ventro-dorsale Aufnahme der Lendenwirbelsäule und fertigt je nachdem eine Profilaufnahme von rechts oder von links her an.
   Bei sehr geringer Skoliose läßt man die Bogenkuppe der Wirbelsäule röhrenwärts schauen; bei erheblicher Skoliose jedoch tischwärts, dann aber eventuell unter Verkürzung der Fokus-Film-Distanz.
   Oft ist es aber zweckmäßig, aus beiden Richtungen Aufnahmen vorzunehmen.

3. Die hinteren Wirbelkanten sind gedoppelt **(Abb. 4)**, so daß die Wirbellöcher falsch projiziert erscheinen.

   Ursache:
   Der Patient lag bei der Aufnahme statt streng seitlich entweder zu stark bauch- oder zu stark rückenwärts geneigt.

4. Unterbelichtung der lumbosacralen Region.

   Korrektur:
   Glutäalmuskulatur stärker komprimieren.

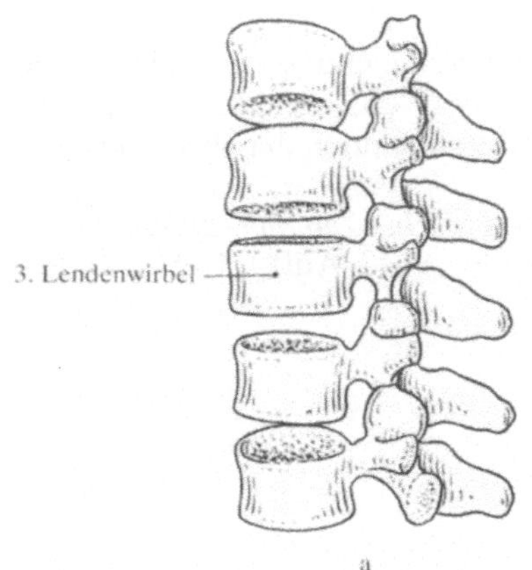

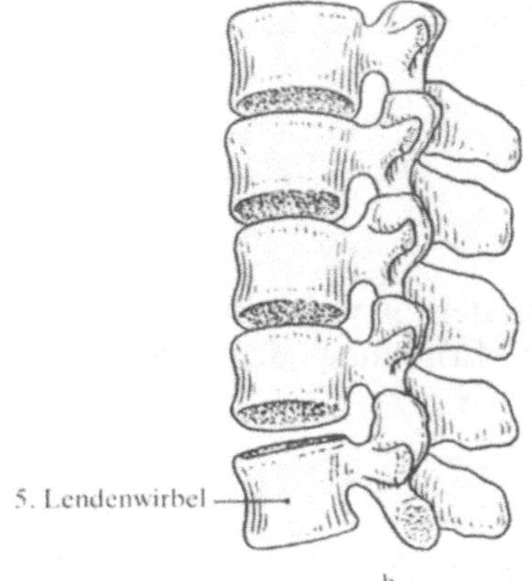

Abb. 3. Anatomische Voraussetzungen für das Projektionsergebnis
Bei Zentrierung auf L3 (a) und auf L5 (b)

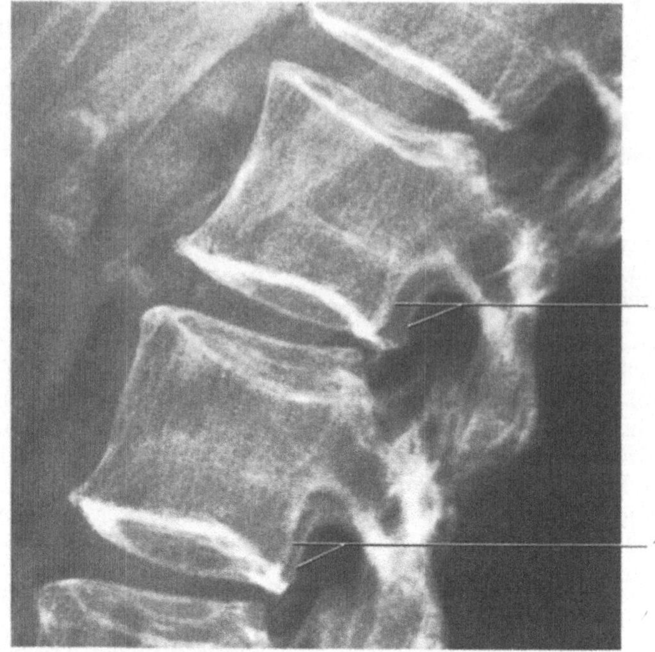

Abb. 4. Fehleinstellung einer Profilaufnahme der Lendenwirbelsäule
Die hinteren Wirbelkanten decken sich nicht, sondern sind doppelkonturiert

5. Ungleichmäßige Belichtung: oberer Teil der Lendenwirbelsäule über-, lumbosacraler unterbelichtet.

   Korrektur:
   Keilfilter benützen (den dickeren Teil für die obere Hälfte).

6. Schwache Abbildung der Dornfortsätze, die „überstrahlt" sind, aus der Tendenz heraus, die Lendenwirbel gut darzustellen.

   Ursache:
   Aufnahme wurde mit zu hoher kV-Zahl belichtet.

   Korrektur:
   Erniedrigung der angewandten Spannung, somit Erhöhung des Kontrastes.

   Durch eine geringe Neigung der filmfernen Lendenregion nach dorsal, wird die Überstrahlung der Dornfortsätze durch die Weichteile „abgefiltert". Die Dornfortsätze stellen sich dementsprechend kontrastreicher dar.

Wiederholung der Aufnahme

Bei zu starker Verzeichnung von Deck- und Basisflächen, bei grober Doppelkonturierung der hinteren Kanten der Wirbelkörper.

Aufnahmetechnik bei Zimmer-Brossy
Einstellungs-Nr. 95 (2. Aufl.), 109 (3. Aufl.).

Lumbosacralwirbelsäule: Schrägaufnahme

Erkennungsmerkmale der richtigen Einstellung (Abb. 1)

A. Auf einer Schrägaufnahme will man nicht nur durch das Zwischenwirbelgelenk „durchsehen", sondern vor allem auch das Gebiet zwischen den Wirbelgelenken, also zwischen oberem und unterem Gelenkfortsatz, die sog. Interartikularportion oder Isthmusregion, beurteilen.

B. Die Darstellung dieser Wirbelabschnitte ist außerordentlich wichtig, aber auch schwierig, da die Achsen der Zwischenwirbelgelenke hier bei jedem Menschen wieder etwas anders verlaufen.
Die richtige Ebene der Achse, in der man durch das Gelenk hindurchsehen kann, entspricht nicht immer der 45°-Lagerung des Patienten. Der richtige Einfallswinkel kann zwischen 30° und 60° schwanken. Es ist oft nicht zu vermeiden, zwei oder drei Aufnahmen bei verschiedener Abdrehung des Körpers anzufertigen.

C. Eine weitere Projektionsschwierigkeit ist bedingt durch den je nach Patient verschiedenen Krümmungsradius der Lendenwirbelsäule, also den Grad der Lordose. Es gibt Patienten mit einem Hohlkreuz (Sacrum arcuatum), andere mit starker Abwinkelung nur an der Lumbosacralgrenze (Sacrum acutum) und wieder andere mit Streckung im Lumbosacralwinkel; hier den richtigen Einfallswinkel zu finden — senkrecht auf den Tisch und schräg von unten her – ist nicht immer einfach.

D. Versuche bei verschieden schräg gelagerten Patienten und Projektionsversuche

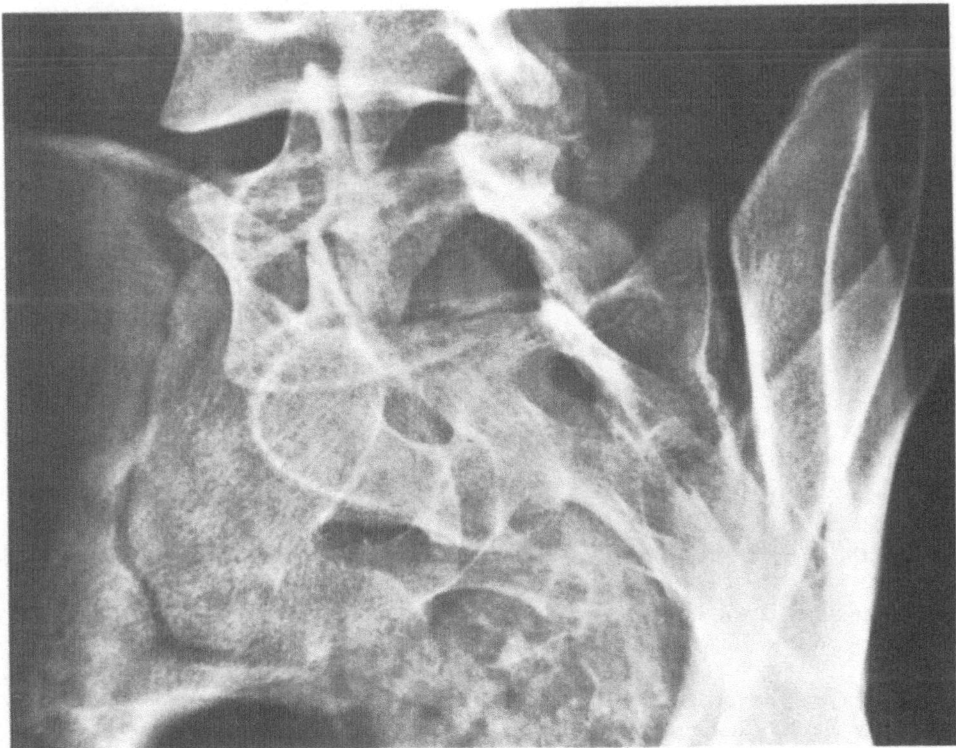

Abb. 1. Lumbosacralwirbelsäule, Schrägaufnahme, richtige Einstellung, geringfügig caudo-cranial

bei unterschiedlicher cranialer oder caudaler Verschiebung zeigen jedoch, daß die Bilder einer Schrägaufnahme beim gleichen Patienten nicht übermäßig unterschiedlich ausfallen; die Unterschiede können aber doch die Diagnose wesentlich erschweren.

E. Bei den gegebenen Schwierigkeiten lassen sich keine präzisen allgemeingültigen einstelltechnischen Angaben machen, die jedem Patienten gerecht werden.
Eine Röntgenassistentin muß jedoch bei jeder Aufnahme selbst ablesen können,

a) ob man durch die Gelenkspalten aller unteren Zwischenwirbelgelenke der untersuchten Seite hindurchsieht, und

b) ob die Knochenbrücke zwischen dem oberen und dem unteren Gelenkfortsatz, also die Isthmusregion, auch als Interartikularportion bezeichnet, gut beurteilbar ist.

F. Wie findet man sich auf einer Schrägaufnahme der Lumbalwirbelsäule zurecht?
Auf dem Röntgenbild sucht man sich die sog. „Hundefigur" **(Abb. 2, 3 und 4)**: Ihre Ohren entsprechen dem oberen Gelenkfortsatz, ihre Vorderfüße dem unteren Gelenkfortsatz, ihre Schnauze ist die Abbildung des Querfortsatzes und

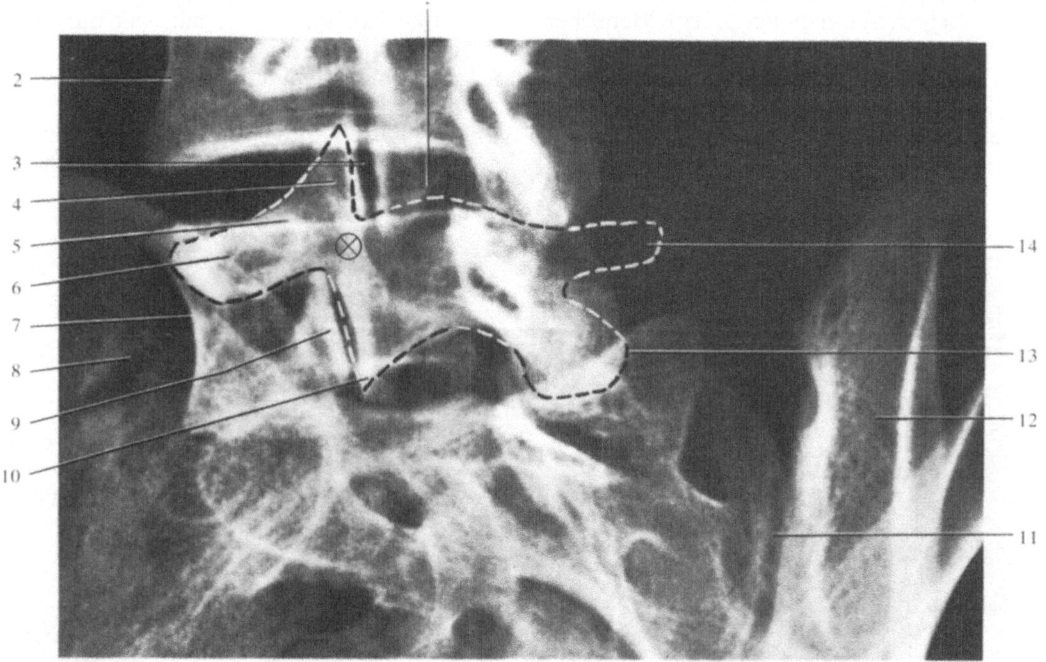

Abb. 2. Gleiches Bild mit markierter „Hundefigur"

1 Wirbelbogen
2 4. Lendenwirbel / *Vertebra lumbalis IV*
3 Zwischenwirbelgelenk L4/5 / *Articulatio intervertebralis*
4 Oberer Gelenkfortsatz von L5
5 Orthograd getroffene Bogenwurzel („Hundeauge")
6 Filmnaher rechter Querfortsatz von L5
7 Wirbelkörper von L5 / *Corpus vertebrae lumbalis V*
8 Filmnahe Beckenschaufel / *Os ilium*
9 Oberer Gelenkfortsatz von S1 rechts / *Processus articularis superior*
10 Filmnaher unterer Gelenkfortsatz von L5 rechts
11 Filmferne Kreuzbeinfuge / *Articulatio sacroiliaca*
12 Filmferner Beckenkamm / *Crista iliaca*
13 Unterer Gelenkfortsatz von L5 links / *Processus articularis inferior*
14 Linker filmferner Querfortsatz von L5 / *Processus transversus*, bzw. *Processus costarius*
⊗ Interarticularportion / *Isthmus*

das Auge stellt die orthograd getroffene Bogenwurzel dar.
Der Hals des Hundes ist die Zone zwischen dem oberen und dem unteren Gelenkfortsatz, also die eingangs erwähnte Interartikularportion, auch als Isthmusregion bezeichnet. Diese Zone muß gut und absolut einwandfrei beurteilbar sein!
Wenn dieser Hund kein „Halsband" trägt **(Abb. 2, 3** und **4)** ist der Befund normal, d.h. beim Patienten ist kein Unterbruch in der Isthmusregion vorhanden.

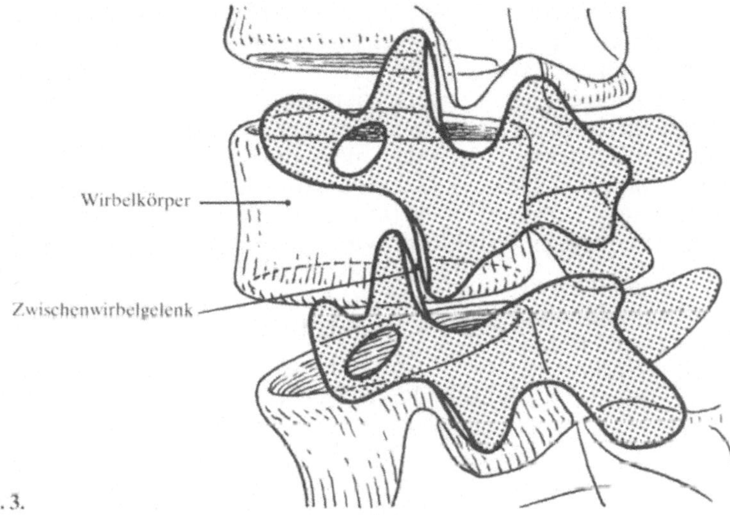

Abb. 3.

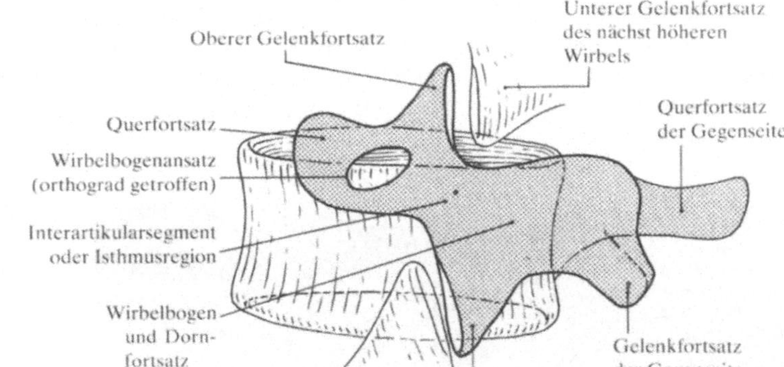

Abb. 4.

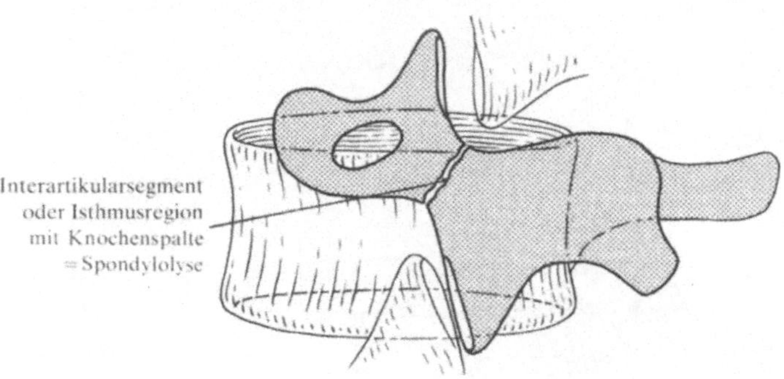

Abb. 5.

Trägt der Hund jedoch ein Halsband (**Abb. 5, 11** und **12**), so liegt ein schwerwiegender klinischer Befund vor, nämlich ein Unterbruch in der Isthmusregion. Dieser angeborene Bruchspalt, bedingt durch Nichtverschmelzung von Knochenkernen zwischen oberem und unterem Gelenkfortsatz, wird Spondylolyse genannt und ist eine Voraussetzung für das Abgleiten eines Wirbels, für die Wirbelverschiebung (Spondylolisthesis). Eine solch schwerwiegende röntgenologische Abklärung verlangt im Hinblick auf die Röntgentechnik viel Erfahrung. Sie wird im folgenden Abschnitt deshalb eingehend besprochen, nach dem Motto des Buches: „erkennen und vermeiden".

G. Zum Verständnis der **Projektionsverhältnisse** bei einer Schrägaufnahme der Lumbosacralgegend ist folgendes grundsätzlich zu beachten (vgl. die erläuternden Skizzen **Abb. 6–10**):

1. Die Lagerungsvarianten und ihre Projektionsergebnisse

a) Der Winkel der Beckenquerachse zur Tischunterlage beträgt normalerweise 45° bei entsprechend richtiger Beinhaltung, d.h. bei ausgeglichener, oder mit anderen Worten, bei aufgehobener Lordose der Lendenwirbelsäule.
Bei senkrechter Zentrierung stehen dann beide Beckenkämme gleich hoch (**Abb. 6**).
Die filmnahe breite Darmbeinschaufel liegt mit ihrem medialen Kamm bei dieser normalen 45°-Lagerung (vgl. Abb. 6) ca. zentimeterbreit lateral vom Zwischenwirbelgelenk.
Der Querfortsatz (das „Hundemaul") projiziert sich in die Wirbelkörper und in die Beckenschaufel.
Man sieht durch das filmfern liegende Sacroiliacal-Gelenk, das fälschlicherweise auch als „Kreuzbeinfuge" bezeichnet wird, hindurch. Dessen zugehörige Beckenschaufel ist schmal, dagegen erscheint die filmnahe Darmbeinschaufel weit ausladend.

b) Bei Flachlagerung des Beckens (d.h. Querachse des Beckens zum Tisch im 30°-Winkel, **Abb. 7**) rückt die filmnahe Darmbeinschaufel mit ihrem medialen Kamm nach lateral und befindet sich in einer Distanz von 2 cm vom Zwischenwirbelgelenk.
Der Kreuzbeinflügel der Gegenseite erscheint breit. Das Sacroiliacal-Gelenk verschiebt sich auf dieser filmfernen Seite ebenfalls etwas nach lateral.

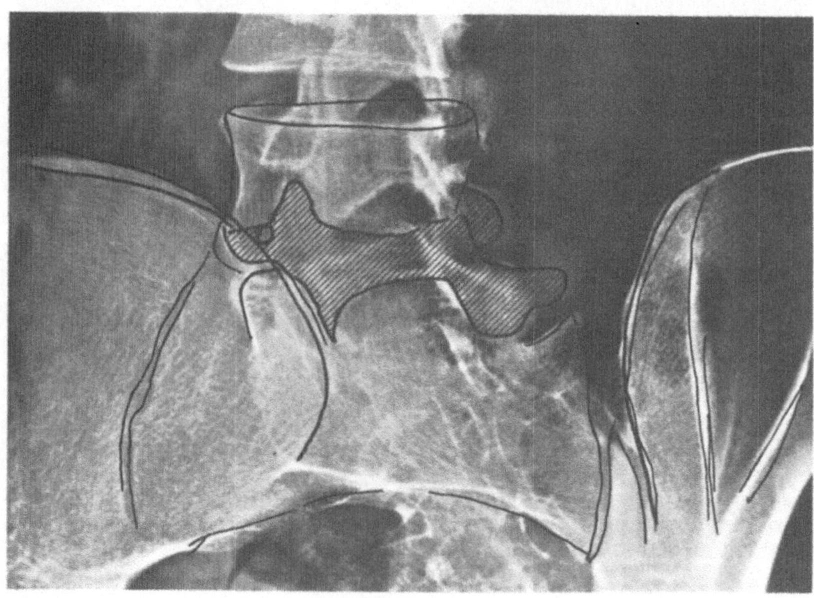

Abb. 6

Der Querfortsatz (das „Hundemaul") überragt knapp die Wirbelkante der filmnahen Seite.

c) Bei Steillage des Beckens (60°-Winkel mit dem Tisch, **Abb. 8**) rückt der mediale filmnahe Darmbeinkamm nahe zum Zwischenwirbelgelenk, meistens verschattet er es.
Die filmferne Darmbeinschaufel verschiebt sich weit nach medial. Sie ist besonders schmal und überdeckt zum Teil die eigene „Kreuzbeinfuge".
Der Querfortsatz (das „Hundemaul") der filmnahen Seite projiziert sich vollständig in den Wirbelkörper.

2. Zentrierungsvarianten und ihre Projektionsergebnisse

Nach der Schilderung der Projektionsvarianten, bedingt durch die Lagerung

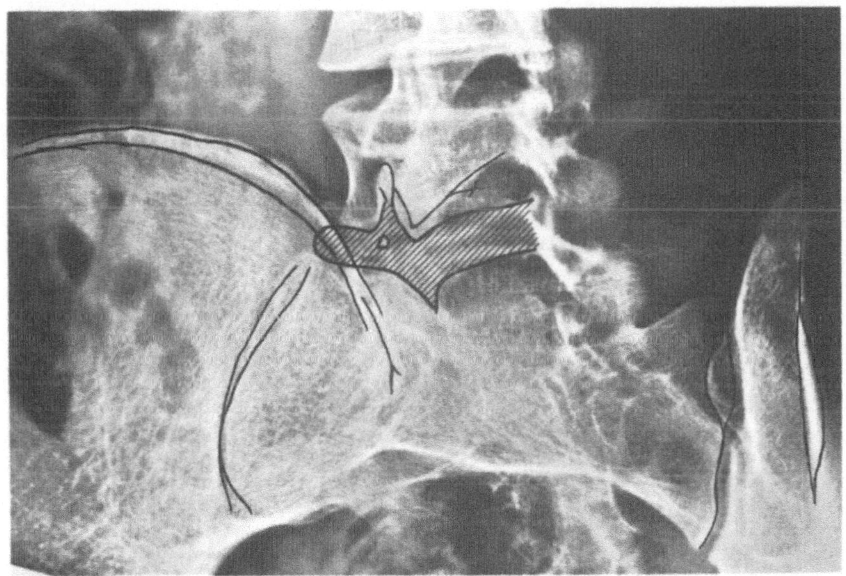

Abb. 7

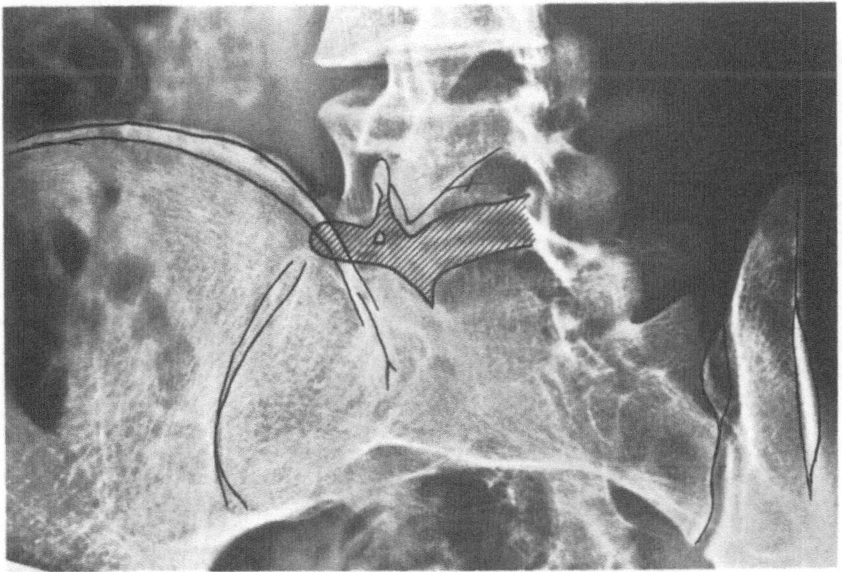

Abb. 8

des Beckens, flacher oder steiler, sind jetzt die Zentrierungsvarianten und ihre Projektionsergebnisse durch die Einfallsrichtung des Zentralstrahles, von cranial oder von caudal her, ebenfalls an Bildskizzen zu erörtern.

Ausgangspunkt dieser kleinen Studie bleibt natürlich die für die Schrägaufnahme der Lumbosacralwirbelsäule vorgeschriebene 45°-Lagerung des Beckens samt Wirbelsäule (s. S. 118, G 1).

a) Bei der 45°-Schräglagerung des Beckens, aber bei Zentrierung von caudal (Röhrenverschiebung nach caudal) im Winkel von 15°, also bei caudocranialer Strahlengangsrichtung, steht die breite filmnahe Beckenschaufel mit ihrem Kamm deutlich niedriger (fußwärts) als die schräggetroffene, schmale, filmferne **(Abb. 9)**.

Der anliegende, filmnahe Querfortsatz, das „Hundemaul", projiziert sich tief in

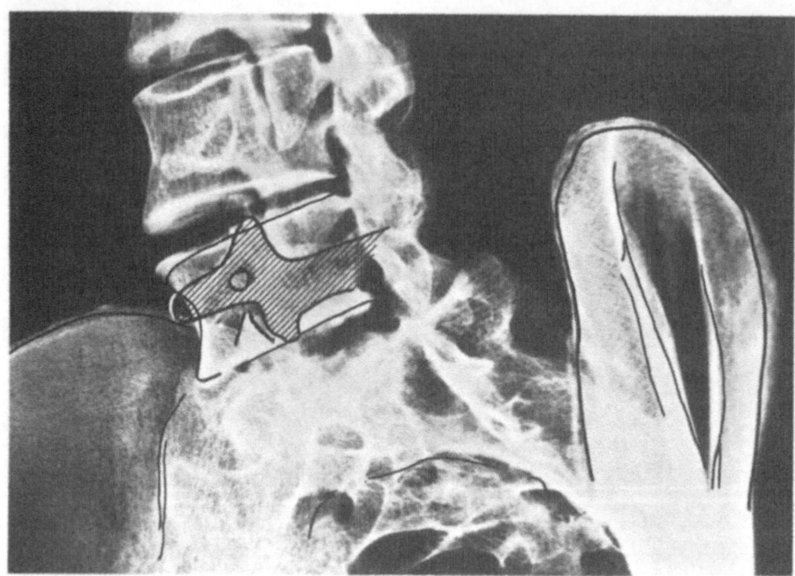

Abb. 9

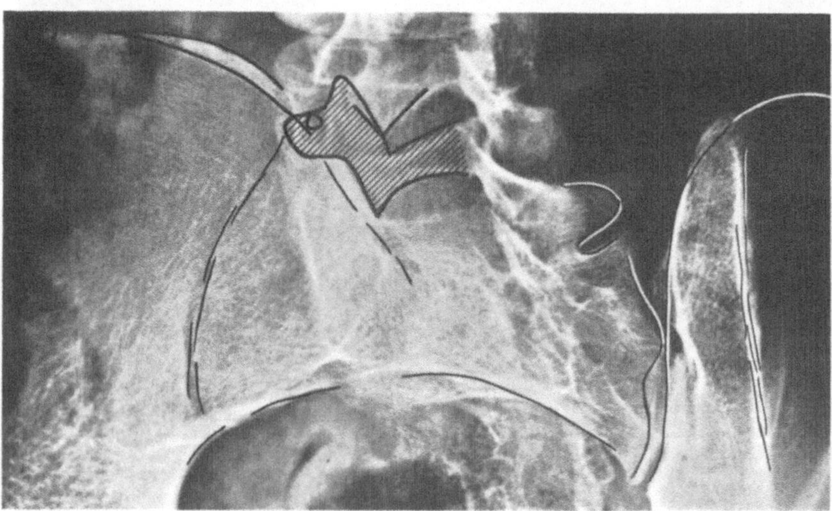

Abb. 10

den Wirbelkörper, eventuell sogar bis in den nächsttieferen Zwischenwirbelraum.
Bei dieser Projektion werden die Isthmusregion und die Zwischenwirbelgelenke wohl am besten dargestellt (Aufnahme „en double incidence“ = in gedoppelter Strahlengangsrichtung), vgl. Abb. 1 und 2.

b) Bei gleicher Schräglage des Beckens und Zentrierung von cranial im Winkel von 15°, also cranio-caudal, mit cranialwärts verschobener Röhre, stellt sich die breite filmnahe Beckenschaufel mit ihrem Kamm deutlich höher (kopfwärts) ein als die schräg getroffene filmferne **(Abb. 10).**
Der Querfortsatz projiziert sich hoch in den nächsthöheren Zwischenwirbelraum.

Häufige Fehler und ihre Ursache bzw. Behebung

1. Wenn eine Spondylolyse breit und damit fast unübersehbar ist, so wird sie trotz schlechter Einstellung und Überlagerung der diagnostisch wichtigen Isthmusregion durch den Darmbeinkamm **(Abb. 11)** erkannt, aber bei weitem nicht so gut, wie auf einer schön zentrierten Aufnahme **(Abb. 12),** die alle Details erkennen läßt.
Meistens führt die falsche Zentrierung jedoch zu Bildern in der Art von **Abb. 13** mit Überlagerung der Isthmusregion L5/S1 durch das Darmbein, resp. dessen medialen Kamm, was stets besonders ungünstig ist. Solche Bilder sind unbrauchbar.

Korrektur:
Neuzentrierung auf den Lumbosacralwinkel: also weitere Aufnahmen mit Röhrenschwenkung nach caudal, d.h. im Winkel von 10–15° von unten her **(Abb. 14)**, unter Umständen und eher ausnahmsweise auch von oben her.

2. Fehleinstellung mit Verschmälerung der Isthmusregion **(Abb. 15)**: diese wird von oben (durch den nächsthöher gelegenen unteren Gelenkfortsatz) und von unten (durch den nächsttiefer gelegenen oberen Gelenkfortsatz) „eingezwängt“.

Ursache:
Die Aufnahme erfolgte bei (geringfügiger) Zentrierung von cranial her.

Korrektur:
Bei gleicher Lagerung des Patienten etwas mehr von caudal her (also in caudocranialem Strahlengang) zentrieren.

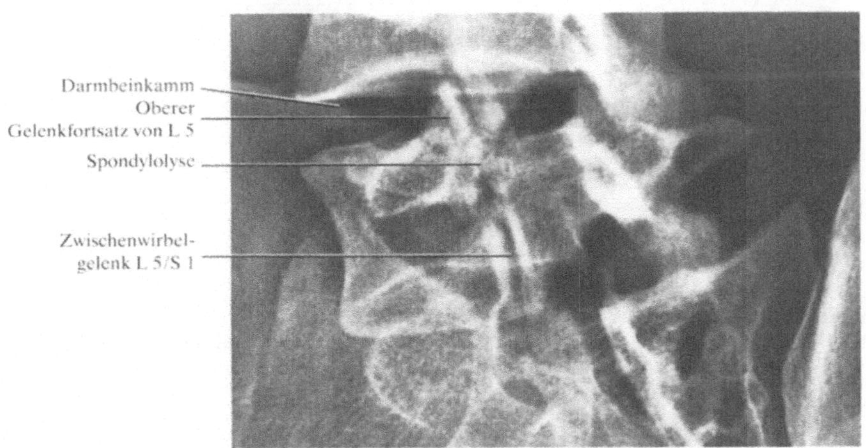

Abb. 11. Spondylolyse bei Fehleinstellung
Die Isthmusregion (Interartikularportion), also das Zwischengelenkstück des Wirbelbogens, ist gespalten (Spondylolyse). Wegen der Überdeckungen, vor allem durch den Darmbeinkamm, ist der Befund kaum präzis zu deuten, vgl. die richtige Aufnahme (Abb. 12)

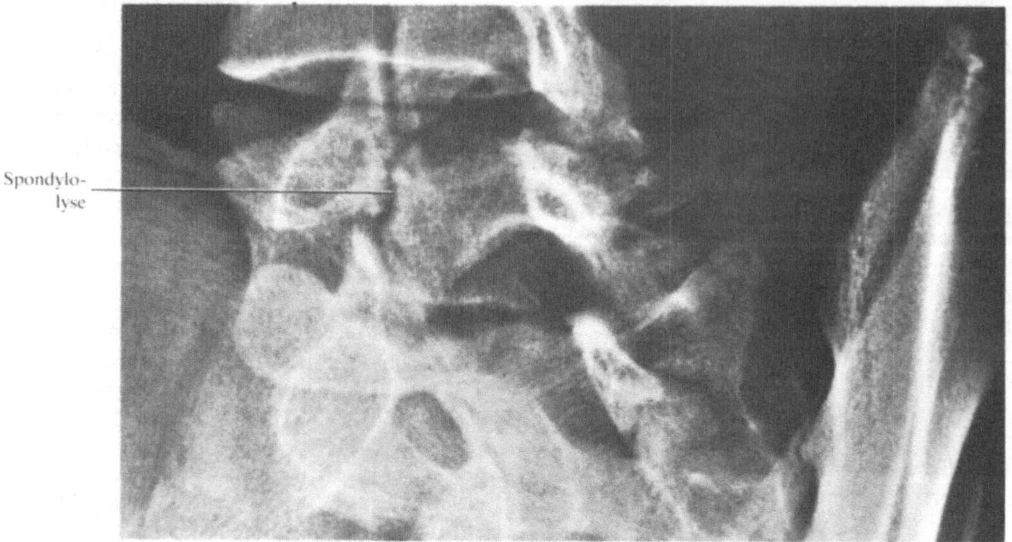

Abb. 12. Spondylolyse, richtige Einstellung, „en double incidence“

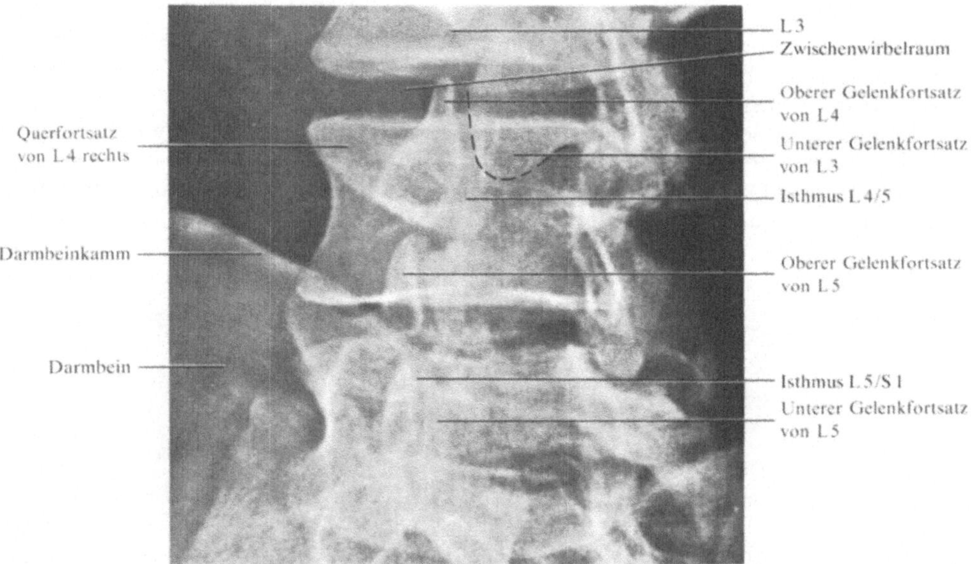

Abb. 13. Fehleinstellung einer Schrägaufnahme der Lumbosacralwirbelsäule
Der Darmbeinkamm überschneidet die diagnostisch wichtige Isthmusregion L 5/S 1, die auf dem Bilde deutlich verschmälert ist

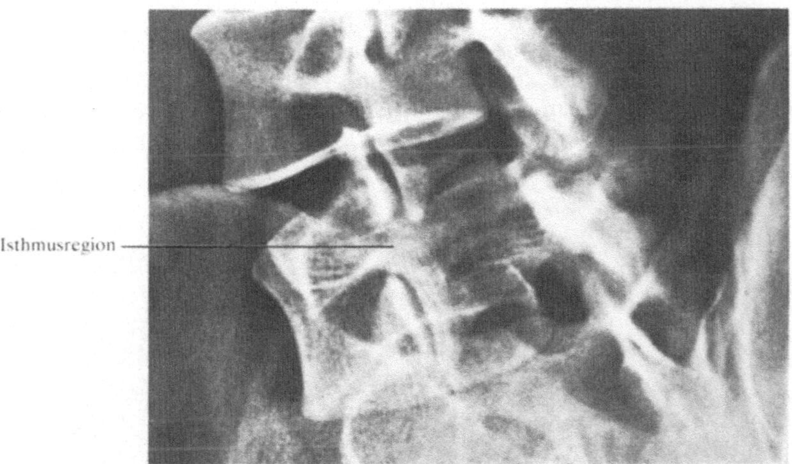

Abb. 14.
Gleicher Patient wie in Abb. 13, aber bei caudo-cranialer Zentrierung, die eine bessere Darstellung der Isthmusregion ergibt

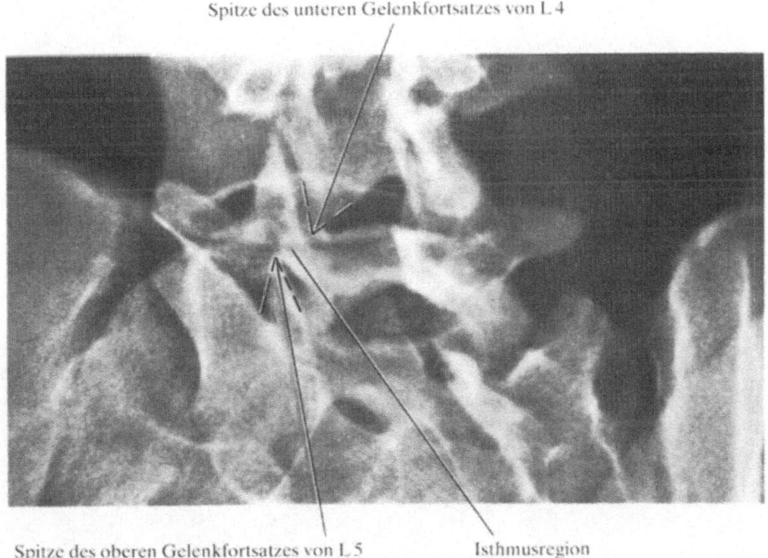

Abb. 15. Fehleinstellung einer Schrägaufnahme der Lumbosacralwirbelsäule
Die Isthmusregion erscheint schmal, der untere Gelenkfortsatz von L4 steht mit seiner Spitze nahe jener des oberen Gelenkfortsatzes von L 5

3. Die Flachlagerung des Patienten ergibt ein zur Beurteilung der Isthmusregion unbrauchbares Bild **(Abb. 16)**; man erkennt dies an den beiden breitausladenden Beckenschaufeln. Vor allem die filmferne Schaufel erscheint verbreitert.

Ursache:
Der Patient wurde auf der einen Seite zu wenig angehoben, nicht einmal in 30°-Schräglage.
Flachlagerung ist von einigen Ausnahmen abgesehen meist unzweckmäßig.

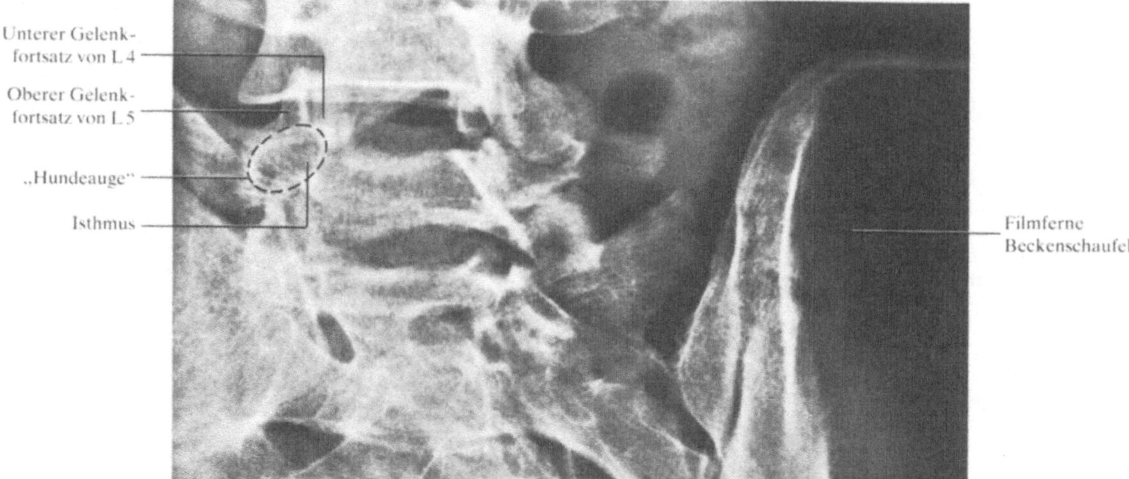

Abb. 16. Fehleinstellung einer Schrägaufnahme der Lumbosacralwirbelsäule
Für die Fehleinstellung ist charakteristisch, daß beide Beckenschaufeln so breit ausladen, daß man an das Bild einer ventro-dorsalen Beckenaufnahme, die nur geringfügig schräg zentriert wurde, erinnert wird.
Die Bogenwurzel („Hundeauge") ist orthograd getroffen (im Bilde gestrichelt) und überdeckt die Basis des oberen Gelenkfortsatzes („Hundeohr"), ja sogar die Spitze des korrespondierenden Gelenkfortsatzes (unterer von L 4), vor allem aber das wichtige Gebiet der Isthmusregion

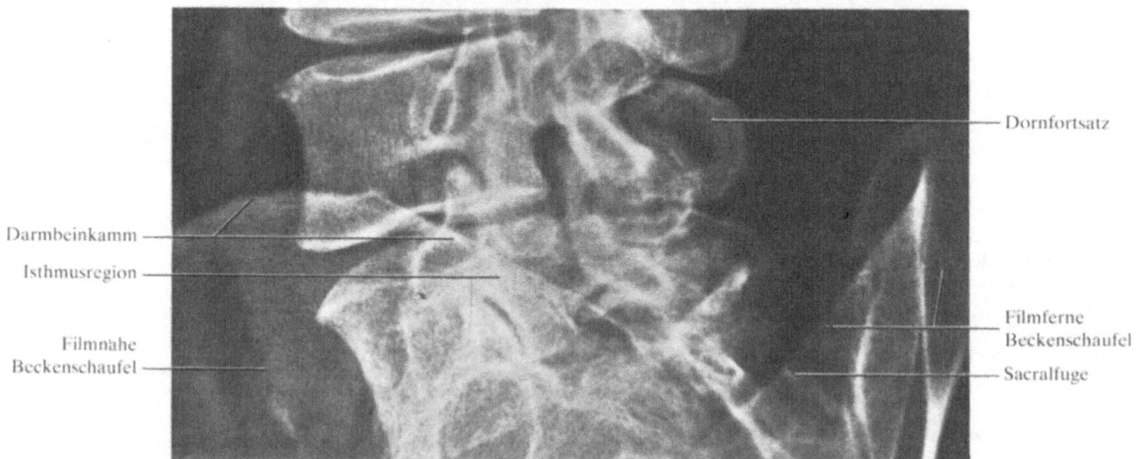

Abb. 17. Fehleinstellung einer Schrägaufnahme der Lumbosacralwirbelsäule
Die filmnahe Beckenschaufel ist breit ausladend, die filmferne ist extrem schmal und verdeckt die zugehörige Kreuzbeinfuge (Sacroiliacal-Gelenk). Die Isthmusregion ist durch den Darmbeinkamm komplett verschattet. Die Dornfortsätze wirken beinahe so mächtig wie auf einer Profilaufnahme der Lendenwirbelsäule

Man fertige prinzipiell stets zuerst eine Aufnahme in 45°-Schräglage an.

4. Steillagerung des Patienten **(Abb. 17)**. Bei dieser extremen Seitenlage, die an der sehr schmalen filmfernen Beckenschaufel erkennbar ist, wird das zugehörige Sacroiliacalgelenk verdeckt. Ein weiteres Kriterium sind die mächtigen Dornfortsätze, die fast wie auf einer Profilaufnahme wirken.
   Die Isthmusregion wird gleich wie bei einer cranio-caudalen Fehlzentrierung vom Darmbeinkamm verdeckt.
   Ursache:
   Der Patient lag in mehr als 60°-Schräglage auf dem Tisch, also viel zu stark in Profillage.
   Korrektur:
   Es gilt das gleiche wie für eine Flachlagerung. Man beginne stets mit einer Schräglage des Patienten in Mittelstellung, d.h. in einem Winkel von 45°.

5. Wenn sich die Isthmusregion von L 5/S 1 verzerrt darstellt oder durch andere Knochenpartien überlagert wird, so sind noch 1–2 weitere Aufnahmen anzufertigen. Außer den Bildern bei normaler 45°-Schräglage des Patienten macht man dann aber Aufnahmen in etwas flacherer und in etwas steilerer Schräglage, z.B. in einem Winkel von 60° und/oder von 35°.

6. Verzerrte Bilder kommen häufig vor, wenn man bei der Untersuchung vergessen hat, die gebeugten Knie des Patienten auf Kissen hochzulagern, um die Lordose, speziell die Hyperlordose (Hohlkreuz) der Lendenwirbelsäule auszugleichen (dies übrigens mit Einlagerung eines Kissens zwischen den Knien). Ist diese Lagerung aus irgendwelchen Gründen nicht möglich, so muß man zur
   Korrektur
   versuchen, durch Schwenkung der Röhre nach caudal die Lendenlordose bildmäßig auszugleichen.

Einstelltechnische Bemerkungen

Um die typischen Bilder der verschiedenartigen Fehleinstellungen bei einer Schrägaufnahme der Lumbosacralwirbelsäule einprägsam zu machen, geben wird die folgenden Bildstudien wieder.

Die erste Dreierserie **(Abb. 18a–c)** zeigt Aufnahmen des gleichen Patienten, der auf allen drei Bildern stets **gleich gelagert** war, also in der normalen 45°-Lagerung; es wurde **aber verschieden zentriert**, und zwar
in Abb. 18a in senkrechter Strahlengangrichtung,
in Abb. 18b in caudo-cranialem Strahlengang von 10° (also in bester Projektionsrichtung zur Darstellung der Isthmusregion),
in Abb. 18c ebenfalls in caudo-cranialer Richtung, aber mit 20°.
Das Bild der ungünstigen „cranio-caudalen“ Strahlengangrichtung ist nicht wiedergegeben.

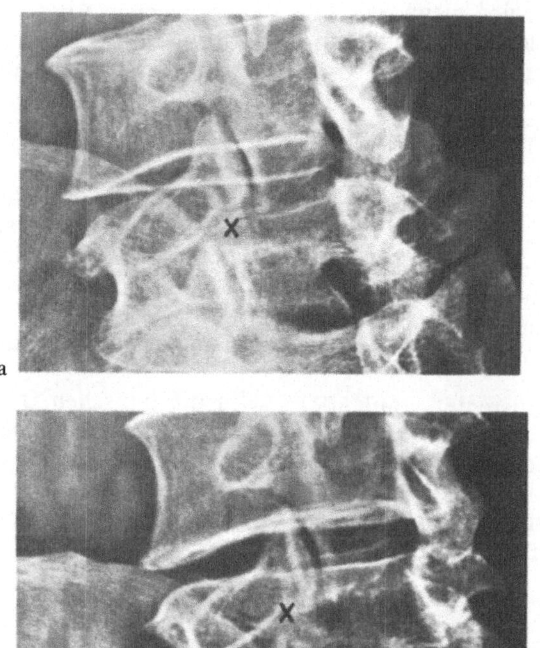

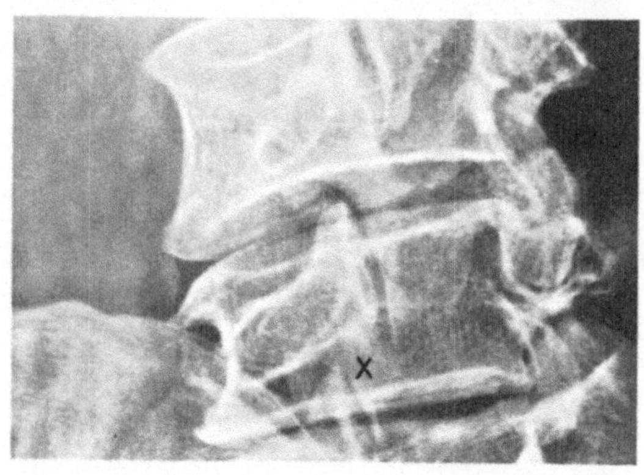

Abb. 18a–c. Bildserie mit gleicher Lagerung, aber verschiedener Zentrierung
Die Isthmusregion ist mit einem Kreuz (×) bezeichnet

Die zweite Dreierserie **(Abb. 19a–c)** demonstriert Aufnahmen eines anderen Patienten, wobei auf allen drei Bildern stets **gleich zentriert** wurde, nämlich mit 10° caudocranial (bester Winkel), der Patient **aber** jeweils **verschieden gelagert** wurde, und zwar in Abb. 19a in üblicher 45°-Schräglage, in Abb. 19b in Flachlagerung von 30° und in Abb. 19c in Steillage von 60°.

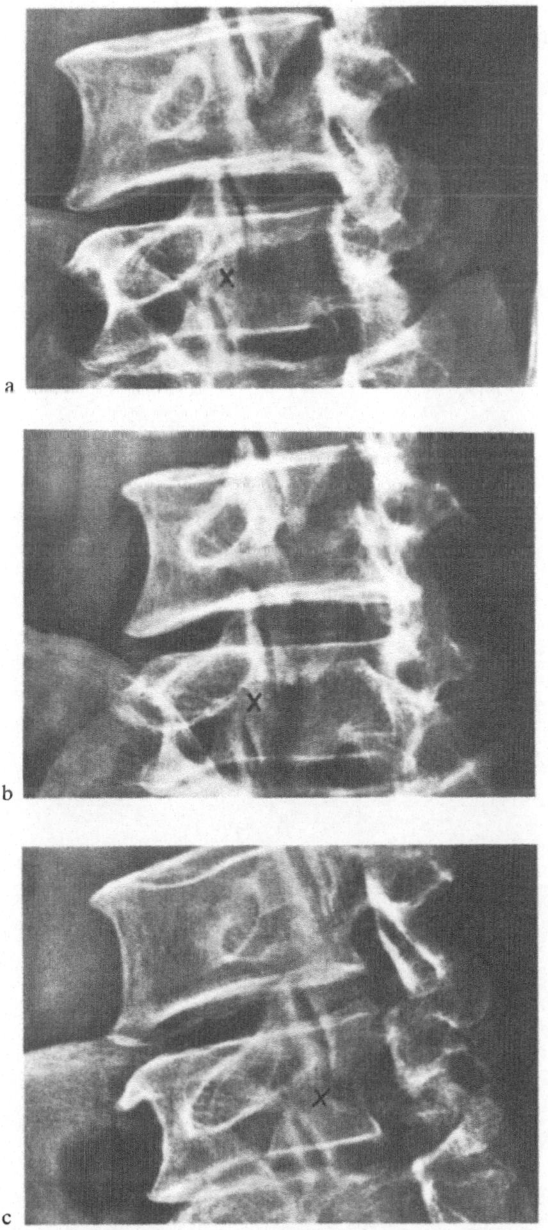

Abb. 19a–c. Bildserie mit gleicher Strahlengangrichtung, aber verschiedener Lagerung des Patienten
Die Isthmusregion ist mit einem Kreuz (×) bezeichnet

Wiederholung der Aufnahme

Eine Repetition ist stets nötig, wenn die Isthmusregion und in zweiter Linie die Wirbelgelenke nicht beurteilbar sind.

Bemerkung

Tomogramme der Isthmusregion in Schräglagerung sind zweckmäßiger als mehrfach repetierte Schrägaufnahmen, aber auch hier versuche man zuerst eine gute Projektionslagerung zu erreichen.

Aufnahmetechnik bei Zimmer-Brossy
Einstellungs-Nr. 98 (2. Aufl.), 112 (3. Aufl.).

Becken und untere Extremität

Becken, resp. beide Hüften: ventro-dorsale Aufnahme

Erkennungsmerkmale der richtigen Einstellung (Abb. 1)

A. Beckenaufnahmen sind richtig belichtet, wenn sie keine störende Überstrahlungen, vor allem des Beckenkammes und des Trochanter major, aufweisen. Diese beiden Zonen müssen gut beurteilbar sein.

B. Das Becken ist vollständig abgebildet, einschließlich des ganzen proximalen Femurteiles.

C. Bei Aufnahmen im Liegen, wie im Stehen, sieht man beide Beckenkämme, zur Erfassung von Beinverkürzungen und zur Beurteilung des Verschmelzungsgrades der Beckenkammapophyse, und

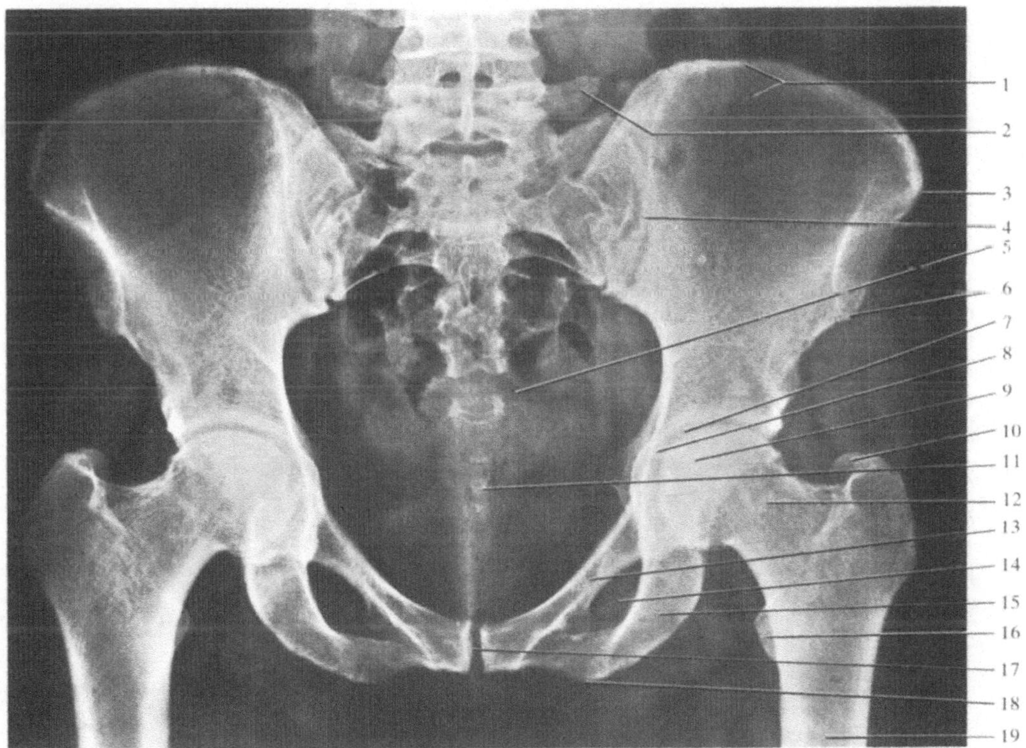

Abb. 1. Beckenaufnahme, ventro-dorsal, richtige Einstellung

1 Beckenkamm / *Crista iliaca* bzw. Apophysenkamm, sowie Beckenschaufel / *Os ilium*
2 Querfortsatz von L5 / *Processus transversus* oder *costarius*
3 *Spina iliaca anterior superior*
4 Becken-Kreuzbein-Gelenk / *Articulatio sacroiliaca*
5 Kreuzbein / *Os sacrum*
6 *Spina iliaca anterior inferior*
7 Hüftdach bzw. -pfanne / *Acetabulum*
8 Hüftgelenk / *Articulatio coxae*
9 Hüftkopf / *Caput femoris*
10 Großer Rollhügel / *Trochanter major*
11 Steißbein / *Os coccygis*
12 Schenkelhals / *Collum femoris*
13 Schambein / *Os pubis*
14 *Foramen obturatum*
15 Sitzbein / *Os ischii*
16 Kleiner Rollhügel / *Trochanter minor*
17 Symphyse / *Symphysis pubica*
18 Sitzbeinknorren / *Tuber ossis ischii*
19 Oberschenkel / *Femur*

kann die letztere dann gut beurteilen, wenn diese schmale Apophyse nicht zu stark überstrahlt wurde.

D. Beide Hüften sind vollkommen symmetrisch dargestellt.

Häufige Fehler und ihre Ursache bzw. Behebung

1. Am Filmrand „abgeschnittenes Bild", sei es, daß die Beckenschaufel, der Trochanter major oder das Sitzbein bzw. der Sitzbeinknorren abgeschnitten sind.

   Korrektur:
   Bessere Zentrierung und richtige Lagerung des Patienten.

2. Hautfalten des Gesäßes werden auf einer Beckenaufnahme hauptsächlich bei sehr alten Leuten mit schlaffer Haut und Muskulatur beobachtet.

   Korrektur:
   Beim Verschieben alter Menschen auf dem Untersuchungstisch muß der Patient vor der Aufnahme jeweils nochmals kurz angehoben werden, damit die Verschiebungsfalten der Haut sich glätten können.

3. Asymmetrie der Hüften.

   Ursache:
   Falsche Haltung des Beines, s. nächste Beschreibung (Hüftgelenk).

Wiederholung der Aufnahme

Bei Fehleinstellung 1: wenn eine diagnostisch wichtige Körperpartie abgeschnitten ist.
Bei Fehleinstellung 2: nicht nötig.
Bei Fehleinstellung 3: bei präziser orthopädischer Fragestellung kann nur eine absolut richtige Einstellung geduldet werden.

Bemerkungen

Die Darstellung der Sacroiliacal-Gelenke beidseits in Barsony-Stellung oder deren einseitige Schrägaufnahmen sind diagnostisch oft weniger wertvoll als einige wenige tomographische Schnitte.
Übrigens stehen die schräg verlaufenden „Kreuzbeinfugen" bei jedem Patienten in einer etwas anderen Winkelstellung.
Bemerkungen betr. Hüfte, siehe folgenden Abschnitt: Hüftgelenk.

Aufnahmetechnik bei Zimmer-Brossy
Einstellungs-Nr. 102, 109 und 112 (2. Aufl.), 116, 124, 127–140 (3. Aufl.).

Hüftgelenk, ventro-dorsale Aufnahme

Erkennungsmerkmale der richtigen Einstellung (Abb. 1)

A. Die Breite des Hüftgelenkspaltes muß durchwegs gut beurteil sein.

B. Die Konturen des Hüftdaches und der Strukturzeichnung oberhalb davon müssen einwandfrei abgebildet sein.

C. Der Schenkelhals darf nicht vom Trochanter major überlagert werden, er

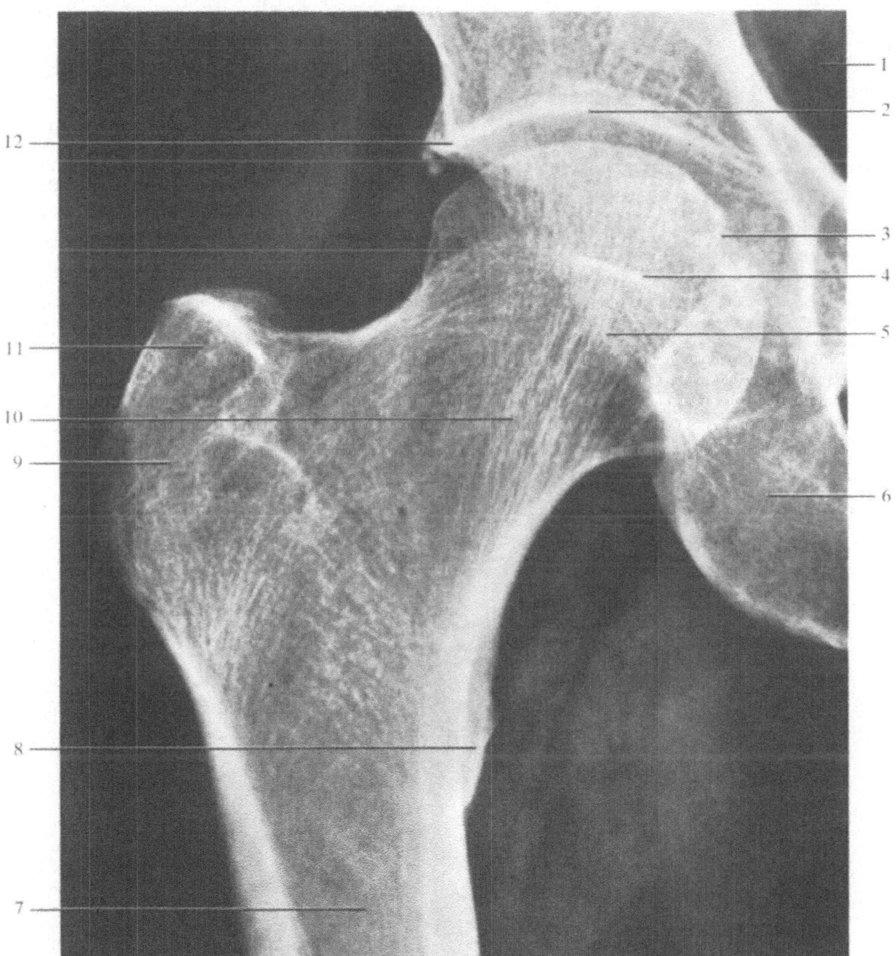

Abb. 1. Hüftgelenk, ventro-dorsal, richtige Einstellung

Anatomische Erklärungen zum Hüftgelenk (*Articulatio coxae*)

1 Beckenlichtung
2 Pfannendach / *Acetabulum*
3 *Fovea capitis femoris*
4 Hüftkopf / *Caput femoris*
5 Grenze der Hinterkante der Hüftpfanne / *Fossa acetabuli*
6 Sitzbein / *Os ischii*
7 Oberschenkel / *Femur*
8 Kleiner Rollhügel / *Trochanter minor*
9 Großer Rollhügel / *Trochanter major*
10 Schenkelhals / *Collum femoris*
11 Spitze des Trochanter major
12 Erker der Hüftpfanne mit geteiltem Os acetabuli

muß sich in ganzer Übersichtlichkeit zeigen.

D. Der Trochanter major darf, wie erwähnt, nicht überbelichtet werden.

E. Der Trochanter minor darf an der Medialkante des Oberschenkels nur relativ geringfügig vorspringen **(Abb. 1).** Man kann daran ablesen, daß während der Aufnahme die Fußstellung richtig war.

Häufige Fehler und ihre Ursache bzw. Behebung

1. Bei Untersuchungen des Beines samt Hüfte wird der Fußstellung oft zuwenig Beachtung geschenkt, so daß es gerade an Hüfte und Schenkelhals zu störenden Überschneidungen kommt **(Abb. 2).**

   Ursache: Fehlhaltung des Fußes.

   Korrektur:
   Die Becken- resp. Hüftaufnahmen werden üblicherweise bei leichter Innenrotation der gestreckten Beine vorgenommen. Mit anderen Worten, die Fersen sind 10 cm voneinander entfernt, während sich die beiden Großzehen berühren. Diese Einstellung ist wichtig für die Beurteilung des Schenkelhalses.

Bemerkungen

Außenrotation beider Beine wird gelegentlich von Orthopäden verlangt, vor allem zur Beurteilung der Stellung der Hüften, manchmal auch zur besseren Beurteilbarkeit des Trochanter minor, der auf Bildern, die in Außenrotation aufgenommen sind, stark vorspringt.
Kommt der Patient wegen einer manifesten Hüft- oder Beindeformierung zur Untersuchung, so ist eine symmetrische Darstellung der Hüftköpfe oft schwer zu erreichen. Falls ein Bein dabei nicht gestreckt werden kann oder sich in einer Zwangsstellung befindet, muß bei der Röntgenaufnahme die andere Hüfte bei gleicher Beinstellung aufgenommen werden.

Aufnahmetechnik bei Zimmer-Brossy
Einstellungs-Nr. 109 (2. Aufl.), 124 (3. Aufl.).

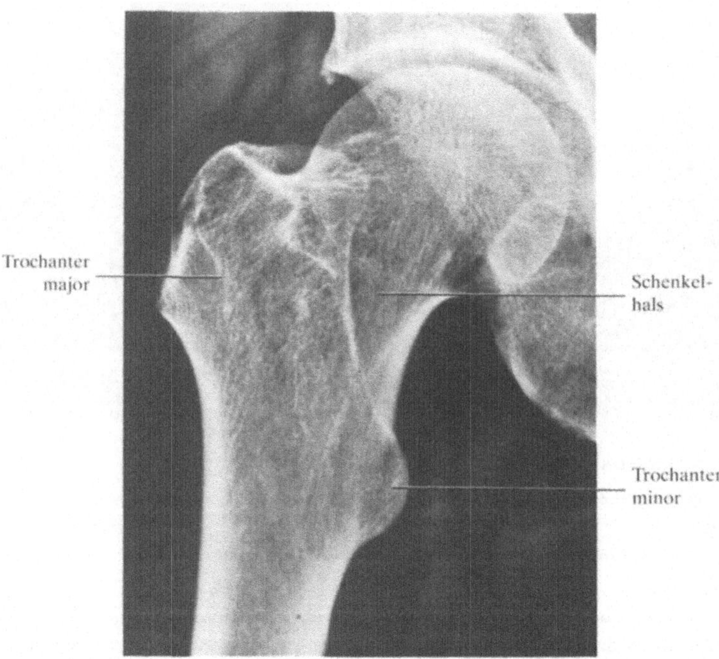

Abb. 2. Fehleinstellung einer ventro-dorsalen Hüftgelenksaufnahme
Weitgehende Überdeckung des Schenkelhalses, so daß er nicht richtig beurteilt werden kann.
„Steilstand" des Schenkelhalses nur vorgetäuscht.
Trochanter minor springt atypisch stark vor

Hüftgelenk: axial nach Lauenstein

Erkennungsmerkmale der richtigen Einstellung (Abb. 1)

Die axiale Aufnahme soll Fragestellungen beantworten, die die Hüftkopfkappe betreffen (z.B. beim Morbus Perthes), oder die Knorpelfuge (z.B. bei Epiphysiolysen), oder den Schenkelhals als solchen (bei Frakturen).

A. Hüftkopf und Knorpelfuge verlangen keine besondere Einstellung, sie stellen sich in fast jeder Projektionsrichtung gut dar.

B. Der Schenkelhals ist in ganzer Ausdehnung von der Knorpelfuge bis zur Fossa trochanterica ohne Überdeckung und unverkürzt abgebildet.

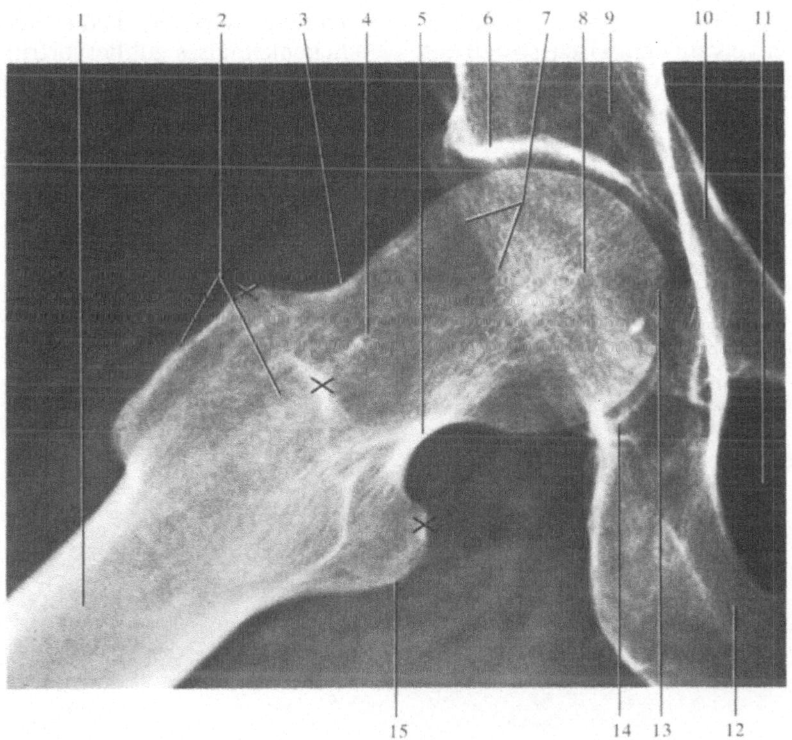

Abb. 1. Hüftgelenk nach Lauenstein, richtige Einstellung
Die oberen Begrenzungslinien des großen und des kleinen Rollhügels müssen auf gleichem Niveau liegen (× × ×), so daß der Schenkelhals in ganzer Ausdehnung sichtbar wird.

Anatomische Erklärungen zum Hüftgelenk (*Articulatio coxae*)

1 Oberschenkel / *Femur*
2 Großer Rollhügel / *Trochanter major*
3 Vorderkante des Schenkelhalses
4 Schenkelhals / *Collum femoris*
5 Hinterkante des Schenkelhalses
6 Pfannendach / *Acetabulum*
7 Hinterkante der Hüftpfanne / *Fossa acetabuli*
8 Hüftkopf / *Caput femoris*
9 Hüftbein / *Os coxae*
10 Schambein / *Os pubis*
11 *Foramen obturatum*
12 Sitzbein / *Os ischii*
13 *Fovea capitis femoris*
14 Hüftboden
15 Kleiner Rollhügel / *Trochanter minor*
× × × Obere Begrenzung des Trochanter major und minor in einer Ebene, weitgehend senkrecht zum Schenkelhals stehend. Zwischen dieser Randzone und dem Schenkelhals liegt anatomisch die Fossa trochanterica

Häufige Fehler und ihre Ursache bzw. Behebung

1. Die breitkuppige obere Begrenzung des Trochanter major reicht bis zum Hüftkopf. Er überdeckt den ganzen Schenkelhals **(Abb. 2)** und dessen distalen Teil. Der Trochanter minor bildet sich weit unterhalb des Trochanter major im Schaft des Oberschenkels, randbildend, ab.

   Ursache:
   Zu starkes Abspreizen des Femur nach lateral oder fast seitliche Lagerung des Oberschenkels auf dem Tisch, so daß das Knie dem Untersuchungstisch zu nahe steht. Nicht die Oberschenkelachse soll zur Filmebene parallel stehen, sondern die Achse des Schenkelhalses.

   Korrektur:
   Der auf dem Rücken liegende Patient darf das Femur nur wenig nach außen abspreizen, d.h. im Winkel von maximal 30–40° zur Vertikalen; damit stellt sich die Schenkelhalsachse horizontal ein. Diese Abspreizung des Oberschenkels genügt auch vollständig, um den Muskelschatten seiner Innenseite so zu verlagern, daß er nicht zu stark strahlenabsorbierend wirkt und die Struktur des Schenkelhalses gut hervortritt.

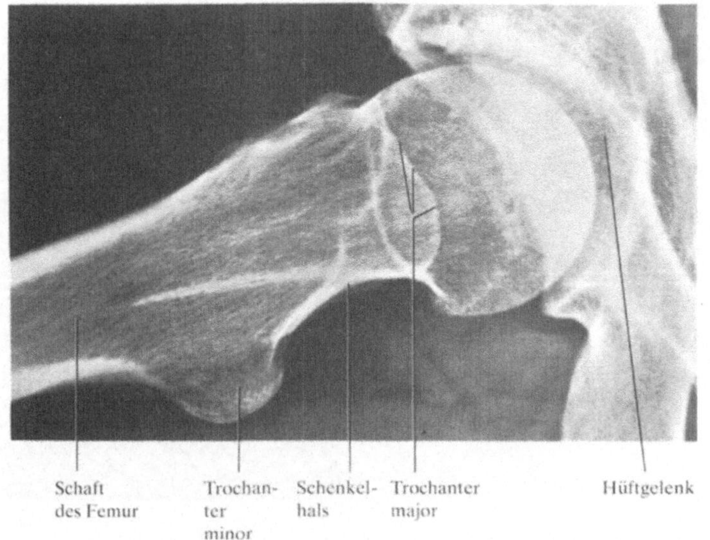

Abb. 2. Fehleinstellung einer axialen Aufnahme des Schenkelhalses nach Lauenstein
Die breite Kuppe des Trochanter major überdeckt den Schenkelhals weitgehend („Hochstand“ des Trochanter major). Dagegen schaut der Trochanter minor erst weit unten im Schaftgebiet des Oberschenkels hervor.
Auf der Abbildung läßt sich eine geringfügige „Beckendrehung“ nach rechts ablesen. Bei richtiger Lauensteinscher Einstellung darf das Becken nicht abgedreht werden, sondern muß absolut flach auf dem Tisch liegen

2. Der distale Schenkelhalsteil wird durch den Trochanter major verdeckt, wobei aber der medial gelegene Abschnitt relativ frei ist. Außerdem ragt der Trochanter minor besonders markant und in ganzer Ausdehnung hervor und projiziert sich weit distal vom Trochanter major. Diese Fehleinstellung kommt vor allem bei Menschen mit schweren arthrotischen Knochenwülsten am Hüftgelenk vor **(Abb. 3).**

   Ursache:
   Der Patient konnte zwar seinen Oberschenkel abspreizen, aber offenbar nur ungenügend; er drehte daher das Bein stark nach außen, was den Trochanter minor auf dem Bild mächtig hervorragen ließ.

Wiederholung der Aufnahme

Zur Diagnose einer Schenkelhalsfraktur ist nur eine einwandfreie Übersicht über den ganzen Schenkelhals akzeptabel.

Bemerkungen

Bei der klinischen Frage nach einer Epiphysiolyse macht man Aufnahmen beider Hüftgelenke, mit anderen Worten eine Beckenaufnahme in Lauensteinscher Position beidseits. Gonadenschutz!
Bei dieser Verdachtsdiagnose wie auch bei jener auf Schenkelhalsfraktur darf die richtige Einstellung nicht erzwungen werden.

Aufnahmetechnik bei Zimmer-Brossy
Einstellungs-Nr. 110 (2. Aufl.), 125 (3. Aufl.).

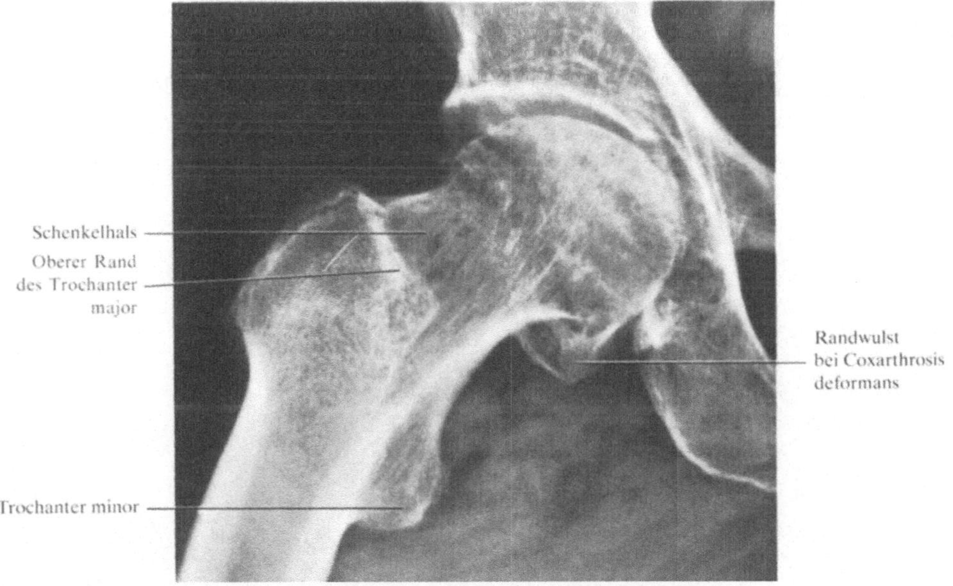

Abb. 3. Fehleinstellung einer axialen Aufnahme des Schenkelhalses nach Lauenstein
Trochanter major und minor stehen nicht in gleicher Höhe, sondern weit aus- bzw. untereinander.
Verdeckung des Schenkelhalses durch den Trochanter major.
Mächtige arthrotische Randwülste, die zu Bewegungseinschränkung führen

Becken: axiale Aufnahme

Erkennungsmerkmale der richtigen Einstellung

A. Auf der axialen Aufnahme (speziell bei Graviden angewandt) ist die gesamte Beckenlichtung überschaubar. Der Abstand Symphyse – Promontorium (vorderster Punkt von S 1), die Conjugata vera, kann gemessen werden.

B. Scham- und Sitzbein überdecken sich vollständig.

Häufige Fehler und ihre Ursache bzw. Behebung

1. Messung der Conjugata vera ist nicht einwandfrei durchführbar, wegen ungenügender Belichtung und Fehlhaltung.

2. Scham- und Sitzbein sind so abgebildet, daß man das Foramen obturatum **(Abb. 1)** erkennt, d.h. das Becken ist nicht axial getroffen.

Ursache:
Von 1 und 2: Fehlhaltung des Körpers.

Korrektur:
Der Patient darf nicht wie im Bett auf der Rückenfläche des Beckens liegen, sondern muß halb aufsitzen und ein hohles Kreuz machen, d.h. den Bauch „vorstrecken“, aber bei der Aufnahme einziehen. Damit stellen sich Becken und untere Lendenwirbelsäule vertikal ein.

Wiederholung der Aufnahme

Bei Fehleinstellung 1 und 2, nur wenn die Bilder wirklich ungenügend und unbrauchbar sind. Man denke eben daran, daß bei graviden Frauen wegen der Strahlengefährdung womöglich kein Bild, vor allem aber keine Bildrepetition vorgenommen werden soll.

Aufnahmetechnik bei Zimmer-Brossy
Einstellungs-Nr. 103 u. 191 (2. Aufl.), 118 und 234 (3. Aufl.).

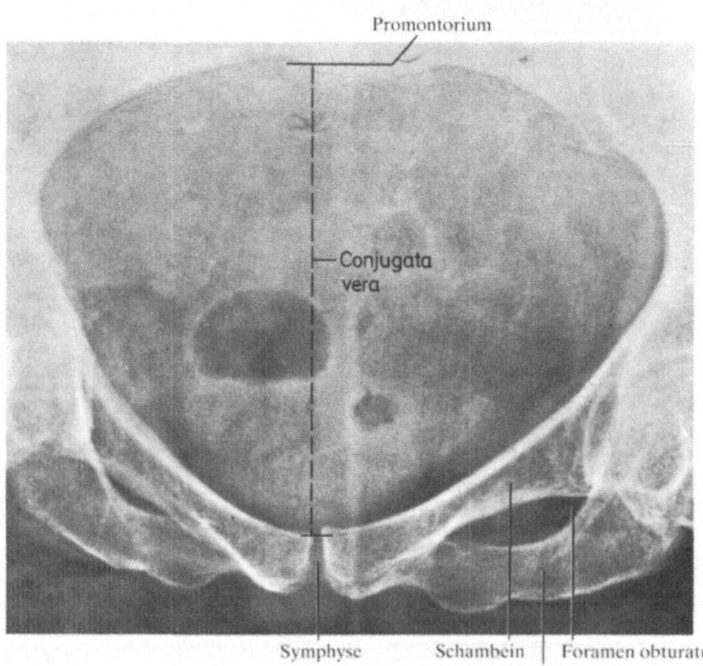

Abb. 1. Fehleinstellung einer axialen Beckenaufnahme
Scham- und Sitzbein sind nicht ineinander projiziert, das Foramen obturatum soll sich nicht abbilden

Kniegelenk: ventro-dorsale Aufnahme bei gestrecktem Knie

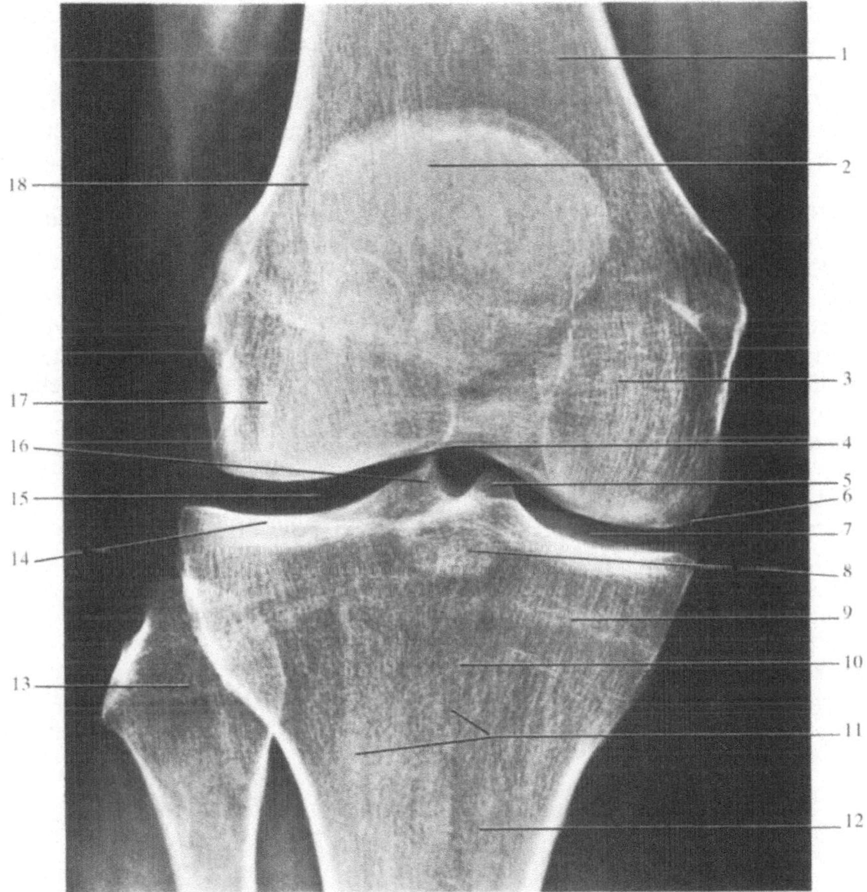

Abb. 1. Kniegelenk, ventro-dorsale Aufnahme mit gestrecktem Knie, richtige Einstellung
Anatomische Erklärungen zum Kniegelenk (*Articulatio genus*)

1 Oberschenkel / *Femur*
2 Kniescheibe / *Patella*
3 Innerer Gelenkknorren / *Condylus medialis femoris*
4 *Fossa intercondylaris*
5 *Tuberculum intercondylare mediale*
6 Gelenkfläche des Femur / *Condylus medialis*
7 Mediale Gelenkfläche der Tibia / *Facies articularis condyli medialis tibiae*
8 Tibiakopf
9 Knorpelfugen, bzw. Epiphysenfuge
10 Metaphyse der Tibia
11 *Tuberositas tibiae*
12 Schienbein / *Tibia*
13 Wadenbeinköpfchen / *Caput fibulae*
14 Laterale Gelenkfläche der Tibia
15 Kniegelenkspalt lateral
16 *Tuberculum intercondylare laterale*
17 Äußerer Gelenkknorren des Femur / *Condylus lateralis*
18 Lateraler Rand der Patella

Die beiden Tubercula intercondylaria (*5* und *16*) bilden die Eminentia intercondylaris

Erkennungsmerkmale der richtigen Einstellung (Abb. 1)

A. Der Kniegelenkspalt stellt sich in ganzer Ausdehnung frei „durchsichtig" dar, mit anderen Worten, die Knochen des Ober- und des Unterschenkels überdecken sich an keiner Stelle, auch dann nicht, wenn das Bild bei gestrecktem Knie aufgenommen wurde.

B. Der Tibiakopf hat ein mediales und ein laterales Plateau, d.h. eine innere und eine äußere Gelenkfacette, in der Mitte getrennt durch das Tuberculum intercondylare mediale und laterale bzw. die Eminentia intercondylaris. Die beiden Gelenkflächen sind gegeneinander gekippt, stehen also nicht in einer Ebene, deshalb stellt sich röntgenologisch immer nur die eine oder die andere Gelenkfacette orthograd ein, auf **Abb. 1** z.B. die laterale, sie ist dementsprechend strichförmig dargestellt (sehr markant tritt der Unterschied auf **Abb. 4** in Erscheinung). Die mediale Gelenkfacette bildet sich damit zwangsmäßig oval ab. Darum ist der röntgenologisch sichtbare freie Gelenkspalt auf dieser Seite viel schmäler als lateral.

C. Die Eminentia intercondylaris überdeckt die flachbogige Fossa intercondylaris des Femur an keiner Stelle (auch auf einer Aufnahme bei gestrecktem Kniegelenk), so daß die Tubercula für die übliche Befundung genügend gut beurteilbar sind.
Bei Verdacht auf Kreuzbandläsion ist hingegen die Beurteilung der Tuberculumspitze, aber auch der angrenzenden Zone von besonderer Bedeutung. Diese Aufnahmen fertigt man daher bei gebeugtem Knie an.

D. Das Zentrum der Patella befindet sich ziemlich genau oberhalb des Tuberculum laterale. An der seitlichen Femurkontur buchtet sich die Patella mit ca. $^1/_2$ cm Breite, aber keinesfalls mehr, vor.

E. Ein kleines Segment des Fibulaköpfchens projiziert sich noch in den Tibiakopf. Die Spitze der Fibula liegt frei.

Häufige Fehler und ihre Ursache bzw. Behebung

1. Beide Gelenkfacetten des Tibiakopfes **(Abb. 2)** stellen sich oval dar, auf der

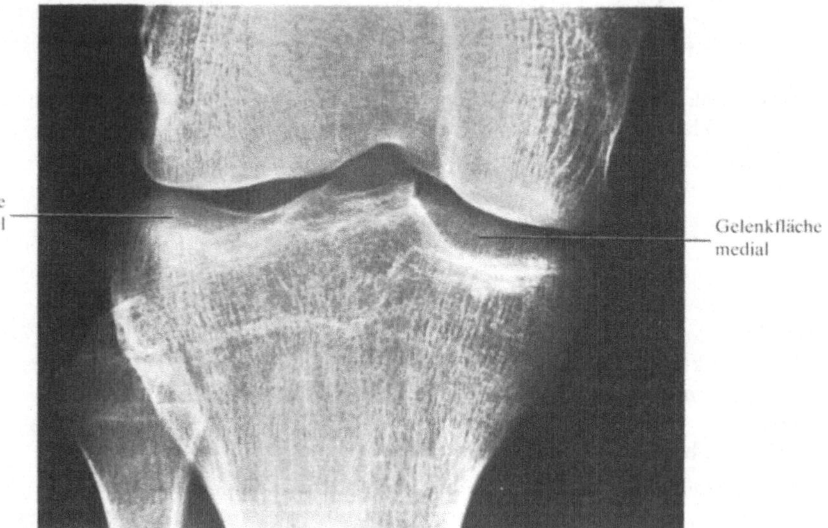

Abb. 2. Fehleinstellung einer ventro-dorsalen Kniegelenkaufnahme
Beide Gelenkflächen des Tibiakopfes haben ovale Form. Der mediale Gelenkspalt ist nicht zu beurteilen

einen Seite höher als auf der anderen; so kommt es im Röntgenbilde zur Überschneidung mit den Gelenkkondylen des Femur und unter Umständen auch zu einer Verdeckung der Eminentia intercondylaris.

Ursache:
Falscher Einfallswinkel des Zentralstrahles, zu stark von cranial oder zu stark von caudal.

Korrektur:
Der Zentralstrahl muß bei jeder v.-d. Knieaufnahme, sei es bei gestrecktem, sei es bei gebeugtem Bein, senkrecht auf die Längsachse der Tibia, d.h. senkrecht zur Schienbeinkante, einfallen. Die Längsachse der Tibia soll parallel zur Längsachse der Röhrenhaube liegen.

2. Die Kniescheibe ragt erheblich über die laterale Begrenzung des distalen Femur hinaus **(Abb. 3)**, gleichzeitig projiziert sich das ganze Fibulaköpfchen in den Tibiakopf. Überdies wird dann das Tuberculum intercondylare mediale von der medialen Gelenkrolle des Femur verschattet.
Bei dieser Fehleinstellung lassen sich z.B. posttraumatische Verkalkungen, die medial am inneren Gelenkknorren des Oberschenkels liegen (sog. Stieda-Pellegrinische Schatten), nicht mehr erkennen; sie werden durch diesen verdeckt.

Ursache:
Lagerung mit Abdrehung des Kniegelenkes nach lateral (Außenrotation).

Korrektur:
Der nach außen, also kleinzehenwärts schauende Fuß muß leicht, also nicht zu stark, nach innen gedreht werden, großzehenwärts.

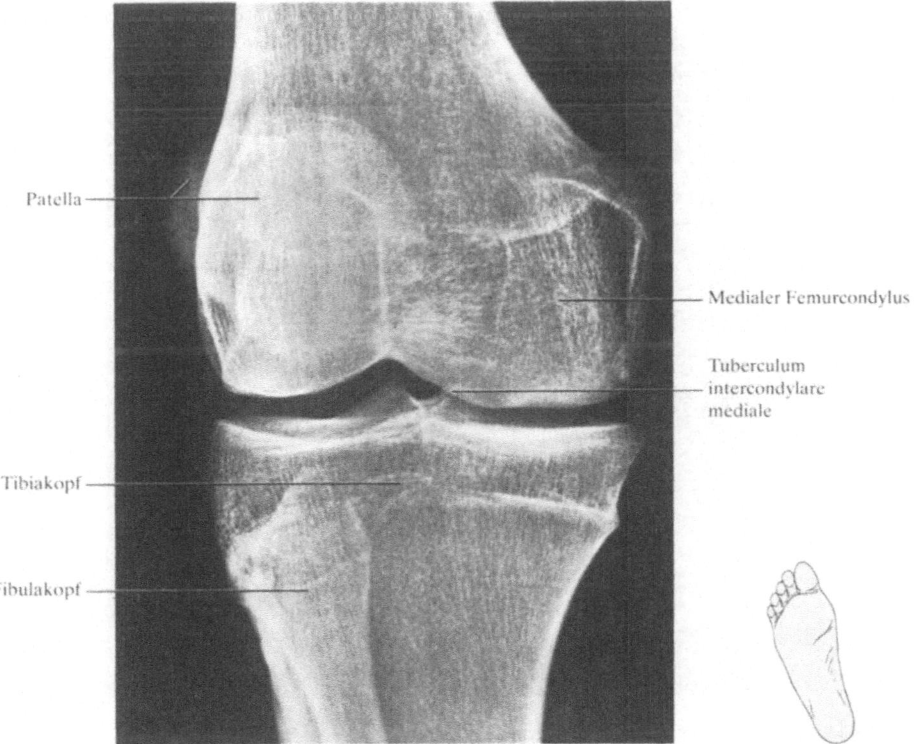

Abb. 3. Fehleinstellung einer ventro-dorsalen Kniegelenkaufnahme
Der Fibulakopf projiziert sich vollständig in den Tibiakopf. Die Patella liegt weit lateral. Der mediale Femurcondylus überdeckt das Tuberculum intercondylare mediale

3. Die Patella ragt medial über die Femurkante hinaus. Das Tuberculum intercondylare laterale wird durch den äußeren Gelenkknorren des Oberschenkels verdeckt und das Fibulaköpfchen bildet sich fast unverschattet frei ab **(Abb. 4)**. Häufig ist Doppelkonturierung der lateralen Schienbeinkante zu verzeichnen.

   Ursache:
   Zu starke Innenrotation des Beines; der Fuß wurde zu kräftig großzehenwärts gedreht.

   Korrektur:
   Entsprechend.

Wiederholung der Aufnahme

Fehleinstellung 1, wenn die Tubercula nicht frei projiziert sind und der Gelenkspalt nicht frei „durchsichtig" ist.
Fehleinstellung 2 und 3 bei zu starker Verdrehung des Kniegelenkes.

Bemerkungen

Bei Fehleinstellung 3 würden allfällige Verkalkungsstreifen (Stieda-Pellegrinische Schatten), die der medialen Kniegelenkrolle angelagert sind, verschwinden.
Für gute Sichtbarmachung der Eminentia intercondylaris sind Aufnahmen bei gebeugtem Knie zu empfehlen [Zimmer-Brossy: Einstellung 116 (2. Aufl.), 144 (3. Aufl.)].

Aufnahmetechnik bei Zimmer-Brossy
Einstellungs-Nr. 115 (2. Aufl.), 143 (3. Aufl.).

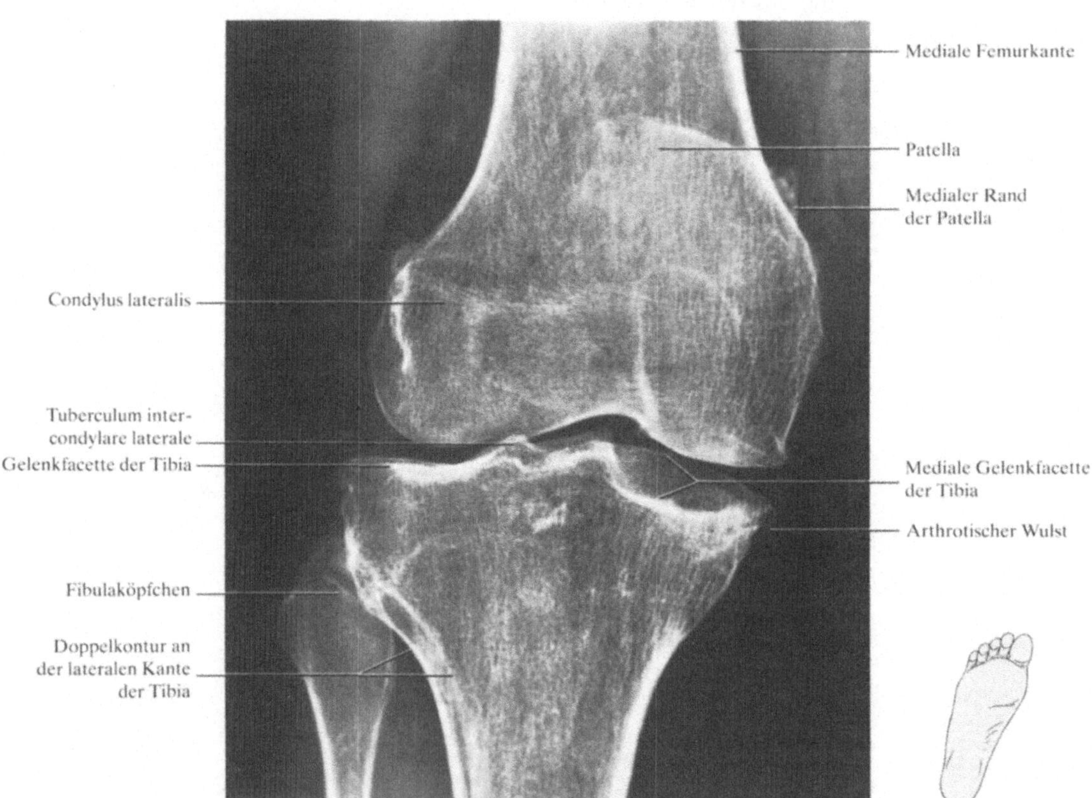

Abb. 4. Fehleinstellung einer ventro-dorsalen Knieaufnahme
Der mediale Rand der Patella ragt über die Innenkante des Femur hinaus. Die Gelenkfläche des Condylus femoris lateralis überdeckt die Spitze des Tuberculum intercondylare laterale.
Doppelkonturierung der lateralen Tibiakante.
Freie Projektion des Fibulaköpfchens

Kniegelenk: Profilaufnahme

Erkennungsmerkmale der richtigen Einstellung (Abb. 1)

A. Die Femurkondylen überdecken sich tadellos und komplett.

B. Der vordere und der hintere Teil des Tibiakopfes werden von den Femurkondylen nicht überschattet.

C. Die beiden Tubercula intercondylaria projizieren sich ineinander.

D. Wegen einer einwandfreien Darstellung der ineinander projizierten Femurrollen ist keine Überschneidung mit der Gelenkfläche der Patella vorhanden, mit anderen Worten: man sieht durch das Gelenk zwischen Kniescheibe und Oberschenkelknochen hindurch. Die Patella ist vollständig frei abgebildet.

Ergänzend muß aber erwähnt werden, daß unter Umständen, trotz tadelloser Projektion beider Femurrollen ineinan-

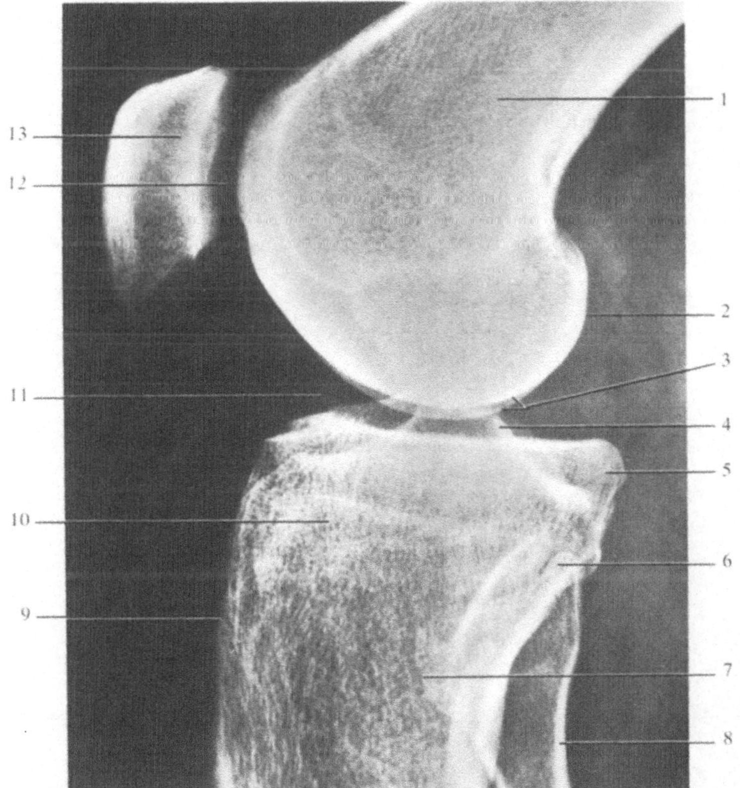

Abb. 1. Kniegelenk, Profilaufnahme, richtige Einstellung

1 Oberschenkel / *Femur*
2 Gelenkrolle dorsal
3 Innere und äußere Gelenkrolle / *Condylus medialis* und *lateralis*
4 *Eminentia intercondylaris*
5 Hintere Tibiaecke
6 Spitze des Fibulaköpfchens
7 Vorderkante des Fibulaköpfchens
8 Hinterkante des Fibulaköpfchens
9 *Tuberositas tibiae*
10 Tibiakopf
11 Vorderer Kniegelenkrecessus
12 Gelenkspalt zwischen Kniescheibe und Oberschenkel
13 Kniescheibe / *Patella*

der, die Gelenkfläche der Patella durch die Femurrollen doch überdeckt wird. In diesen Fällen darf man nicht von einer Fehlaufnahme sprechen. Hauptkriterium ist, daß die beiden Kondylen sich decken. Oft konstatiert man dabei, daß auch das ganze Fibulaköpfchen innerhalb des Tibiakopfes abgebildet ist.

E. Der ganze vordere Abschnitt des Fibulaköpfchens, einschließlich der gesamten Oberkante und der Spitze (Apex capitis), projiziert sich normalerweise (die unter D erwähnten Fälle ausgenommen) in den dorsalen Teil des Tibiakopfes. Dessen Dorsalkante liegt jedoch deutlich außerhalb.

Häufige Fehler und ihre Ursache bzw. Behebung

1. Die Femurkondylen stehen übereinander **(Abb. 2)**. Es liegt aber davon abgesehen eine tadellose Seitenlage des Kniegelenkes vor, mit „Überdeckung" der Gelenkrollen (gestrichelte Linie) in den vorderen und hinteren Abschnitten. Sie überlagern auch die Gelenkfläche der Patella nur minimal.

   Ursache:
   Der Zentralstrahl fiel nicht senkrecht auf das Kniegelenk ein, sondern leicht schräg von cranial oder von caudal.

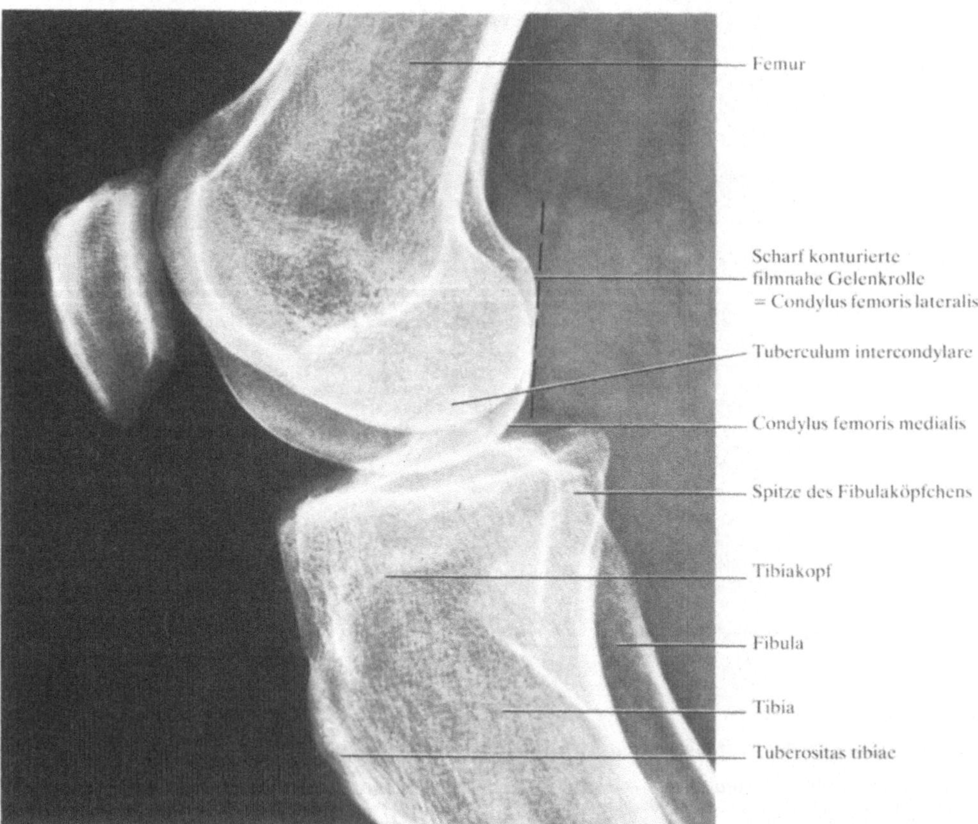

Abb. 2. Fehleinstellung einer medio-lateralen Profilaufnahme des Kniegelenkes
Die Gelenkflächen der Femurrollen stehen übereinander, sind jedoch dorsal (gestrichelte Linie) und ventral nicht gegeneinander verschoben. Die Spitze des Fibulaköpfchens steht hoch, nahe am Kniegelenkspalt

Korrektur:
Streng seitliche Einstellung, bei Lagerung des Unterschenkels parallel zum Tisch.
Um zu wissen, ob die falsche Zentrierung aus einer Cranial- oder Caudalschwenkung der Röhre hervorging, betrachtet man die Stellung des Fibulaköpfchens, das, beim Vergleich mit einer richtigen Einstellung (Abb. 1), in Abb. 2 bedeutend näher zur Gelenkfläche des Tibiakopfes „gerutscht" ist; seine Spitze erreicht fast dessen Gelenkfacette. Aus der Skizze **Abb. 3** geht hervor, daß der Zentralstrahl bei Abb. 2 medio-lateral und leicht von cranial her einfiel.
Ist die Distanz der Fibulaspitze von der Tibiagelenkfläche jedoch vergrößert, so weist dies darauf hin, daß der Zentralstrahl leicht von caudal her einfiel.
Jene Femurrolle, die in Abb. 2 lediglich die Spitze der Eminentia intercondylaris streift, also sich sehr hoch projiziert, ist schärfer konturiert als die andere

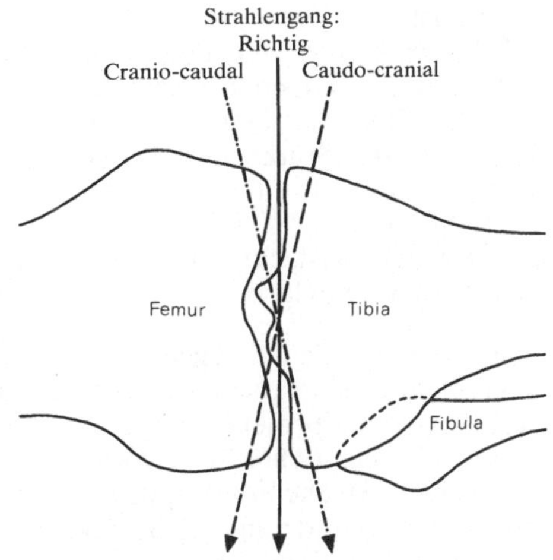

Abb. 3. Richtige und falsche Zentrierung einer mediolateralen Profilaufnahme des Kniegelenkes

(Abb. 4). Sie liegt also auf dieser mediolateralen Knieaufnahme näher am Film.

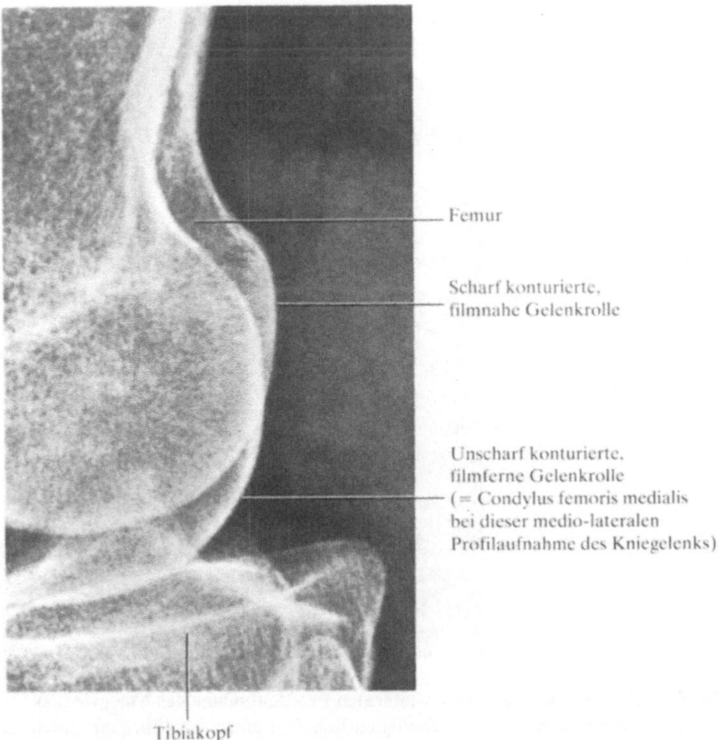

Abb. 4. Vergrößerung einer Aufnahme der Femurkondylen (Ausschnitt aus Abb. 2)

Somit ist der Zentralstrahl in Abb. 2 schräg von cranial eingefallen und zielte unterhalb der Tuberculumspitze vorbei auf die filmnahe Femurrolle und in Richtung zur Spitze des Fibulaköpfchens. Die filmferne Femurrolle „rutscht" mit ihrer Konturlinie nach unten und überdeckt die ganze Eminentia intercondylaris.

2. Die Femurrollen liegen ebenfalls übereinander, sind aber im Gegensatz zu Abb. 2 (Cranialprojektion) geringfügig von caudal her **(Abb. 5)** getroffen (vgl. Skizze Abb. 3). Die Fibulaspitze ist nach unten gerückt und von den Gelenkfacetten der Tibia weit entfernt.

   Korrektur:
   Streng seitliche Zentrierung.

3. Die beiden Gelenkrollen decken sich nur in ihrem untersten Teil, also an der Tibiagelenkfläche, stehen aber seitlich nebeneinander.

   Ursache:
   Der Zentralstrahl fiel zwar senkrecht auf den Gelenkspalt ein, aber von vorne oder von hinten her.
   Beim Einfall des Zentralstrahles von vorne bildet sich das Fibulaköpfchen innerhalb des Tibiakopfs ab (vgl. **Abb. 5).** Bei Zentrierung geringfügig von dorsal her projiziert sich das Fibulaköpfchen weitgehend frei, unüberdeckt **(Abb. 6).**

   Korrektur:
   Richtige Zentrierung, streng seitliche, aber auch präzise Lagerung des Knies und des ganzen Beines, wobei die Ferse mit einem Keilkissen angehoben wird (nicht zu viel und nicht zu wenig).

4. Am häufigsten sind kombinierte Fehleinstellungen, wie sie unter 1–3 beschrieben sind. Ein Beispiel ist in Abb. 5 festgehalten.

   Ursache:
   Falsche Lagerung des Patienten auf dem Untersuchungstisch und ungenaue Zentrierung.

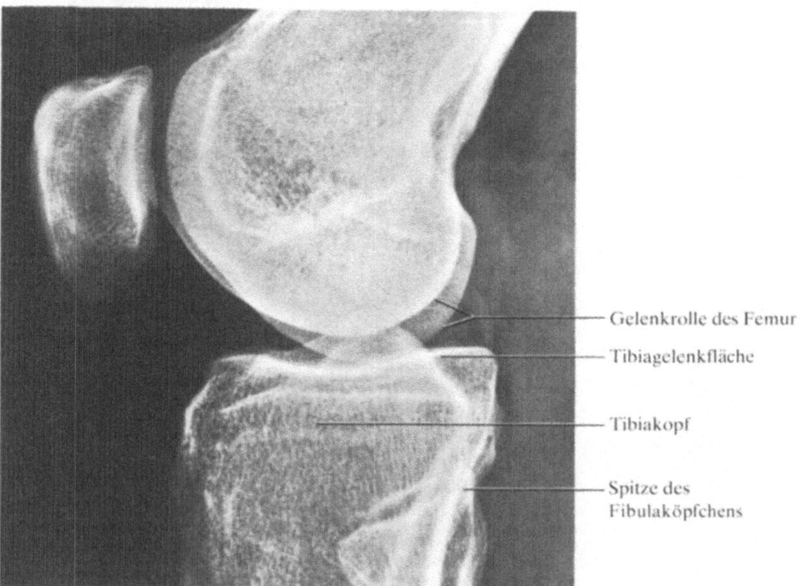

Abb. 5. Fehleinstellung einer medio-lateralen Profilaufnahme des Kniegelenkes
Die Gelenkrollen des Femur stehen deutlich übereinander (übrigens auch geringfügig nebeneinander), aber (im Gegensatz zu Abb. 2) die Spitze des Fibulaköpfchens ist weit von der Gelenkfläche der Tibia entfernt, in Höhe der Metaphyse des Schienbeines

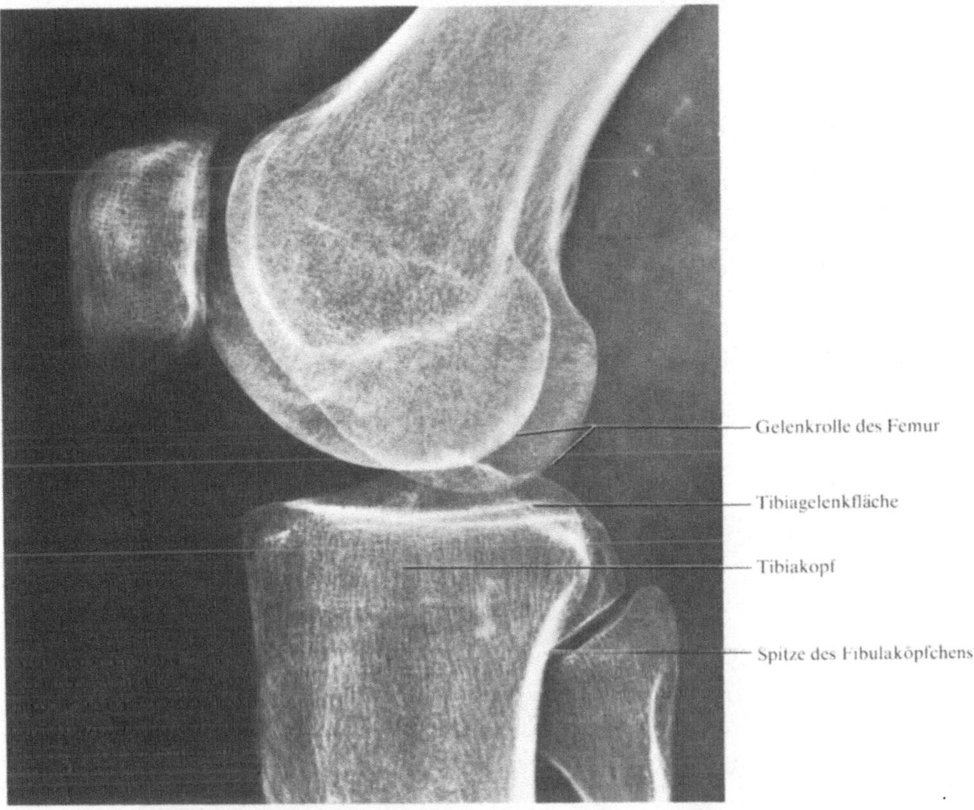

Abb. 6. Fehleinstellung einer medio-lateralen Profilaufnahme des Kniegelenkes
Die Gelenkrollen des Femurs stehen nicht nur geringfügig über-, sondern vor allem nebeneinander.
Die Spitze des Fibulaköpfchens liegt sehr hoch und nahe an der Tibiagelenkfläche, da der Zentralstrahl von medial her, geringfügig von oben und außerdem von dorsal einfiel. Es hat sich deshalb auch das Fibulaköpfchen relativ freiprojiziert abgebildet

Wiederholung der Aufnahme

Geringfügige Verdrehungen können akzeptiert werden, bei stärkeren ist die Aufnahme zu wiederholen.

Aufnahmetechnik bei Zimmer-Brossy Einstellungs-Nr. 119 (2. Aufl.), 147 (3. Aufl.).

Bemerkung

Bei der Diagnose Morbus Schlatter muß die Profilaufnahme des Kniegelenkes mit möglichst wenig kV durchgeführt werden.

Sprunggelenk: ventro-dorsale Aufnahme

Erkennungsmerkmale der richtigen Einstellung (Abb. 1)

A. Der Gelenkraum zwischen Talus und Malleolus internus einerseits und zwischen Talus und Malleolus externus andererseits ist frei durchschaubar und, soweit möglich, auch jener zwischen Talus und Hauptkörper der Tibia. Dieser ist durch die Gelenkfläche des Schienbeines teilweise verschattet, speziell in den lateralen Abschnitten.

B. Die äußere und die innere Kante des Talus müssen weitgehend orthograd getroffen sein.

C. Die lateral und ventral gelegene knöcherne Vorbuchtung der distalen Tibia ragt höckerförmig in das mediale Drittel des Wadenbeines hinein.

D. Der Malleolus externus darf nicht überbelichtet sein.

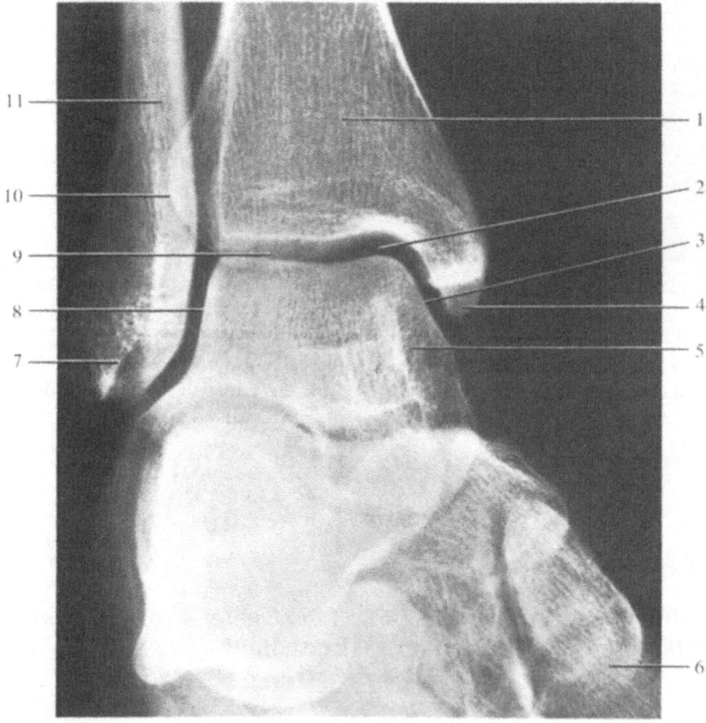

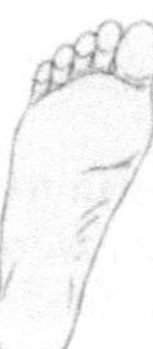

Abb. 1. Sprunggelenk, ventro-dorsal, richtige Einstellung

1 Schienbein / *Tibia*
2 Sprunggelenkspalt, medial frei
3 Mediale Kante des Talus
4 Spitze des inneren Knöchels / *Malleolus medialis*
5 Sprungbein / *Talus*
6 *Metatarsale I* und *II*
7 Äußerer Knöchel / *Malleolus lateralis* oder *externus*
8 Laterale Kante des Talus
9 Sprunggelenkspalt, überdeckt durch die Gelenkfläche der Tibia
10 Höckerförmiger Vorsprung an der lateralen Kante der Tibia, der die Fibula von vorne überdeckt
11 Wadenbein / *Fibula*

Häufige Fehler und ihre Ursache bzw. Behebung

1. Wegen partieller Verschattung kann man nicht durch die mediale und die laterale Gelenkspalte zwischen Talus und den Fußknöcheln **(Abb. 2)** durchsehen.

   Ursache:
   Der Fuß des Patienten liegt senkrecht zur Tischunterlage (**Abb. 3a**, Skizze), statt deutlich großzehenwärts gekippt, also in forcierter Innenrotation zu sein (**Abb. 3b**, Skizze). Daher überdeckt der „Lateralhöcker" der distalen Tibia den Fibulaschaft geringfügig.
   Eine solche Aufnahme (Abb. 2) ist immerhin noch brauchbar.

   Korrektur:
   Man darf den Fuß nicht zu wenig nach innen drehen.
   Bei starker Innenrotation erzielt man eine besonders gute freie Projektion des äußeren Knöchels und seines Gelenkraumes **(Abb. 4)**.
   Man hüte sich bei dieser Darstellung vor einer zu starken Überdrehung nach innen, da dabei die Spitze des Außenknöchels oft überdeckt erscheint, vor allem aber bei Plantarflexion des Fußes.

2. Das Fersenbein ragt medial neben dem Talus als plumpe Knochenmasse hervor **(Abb. 5)**.

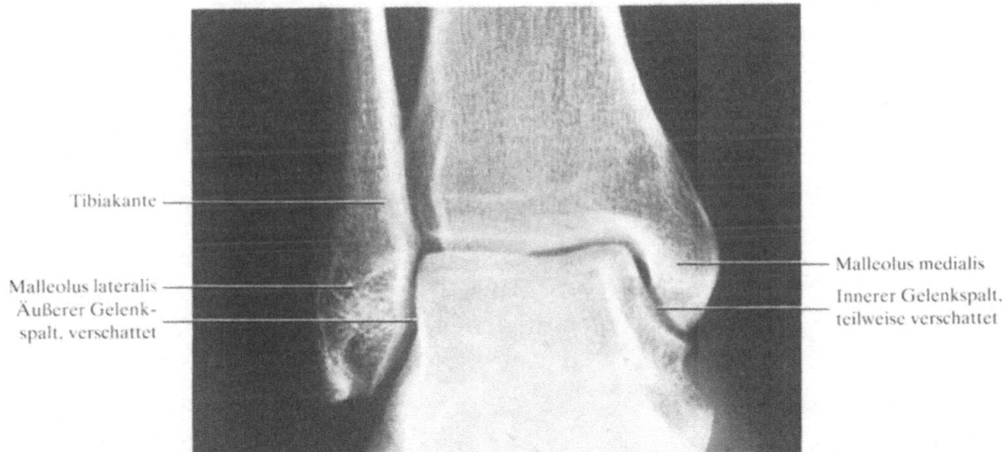

Abb. 2. Sprunggelenk, ventro-dorsal, leicht fehlerhafte Einstellung
Man kann bei dieser Aufnahme noch nicht von Fehleinstellung sprechen, aber es ist dennoch kein ideales Bild, denn der innere und der äußere Gelenkraum sind nicht frei projiziert, sondern werden von Knochenpartien der Malleolen verdeckt

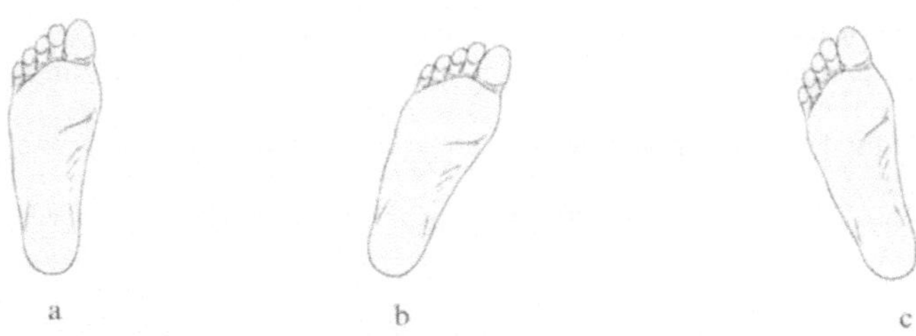

Abb. 3. Verschiedene Stellungen der Achse des Fußes
a = senkrecht zum Tisch, b = Innenrotation, c = Außenrotation

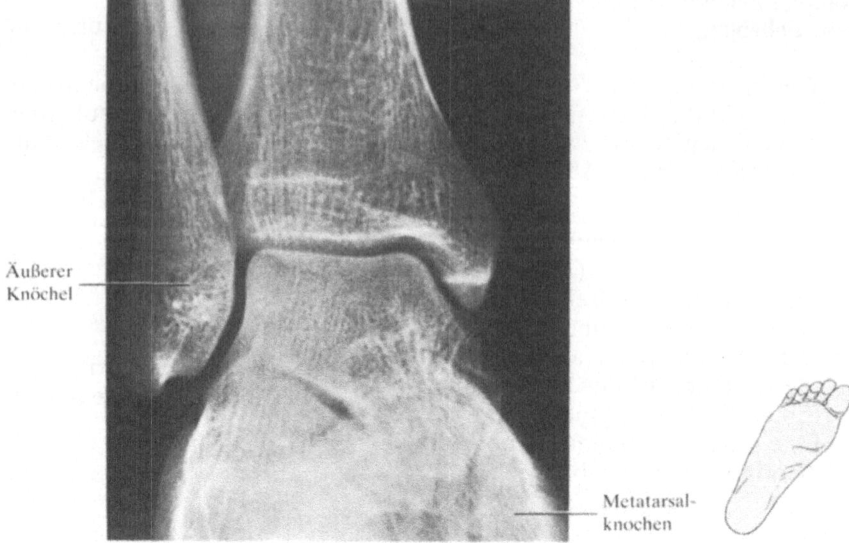

Abb. 4. Aufnahme des Sprunggelenkes, ventro-dorsal, bei starker Innenrotation des Fußes
Besonders schöne Darstellung des äußeren Knöchels. Der laterale Gelenkspalt ist ebenfalls vollständig frei abgebildet. Die Metatarsalia stehen medial stark vor

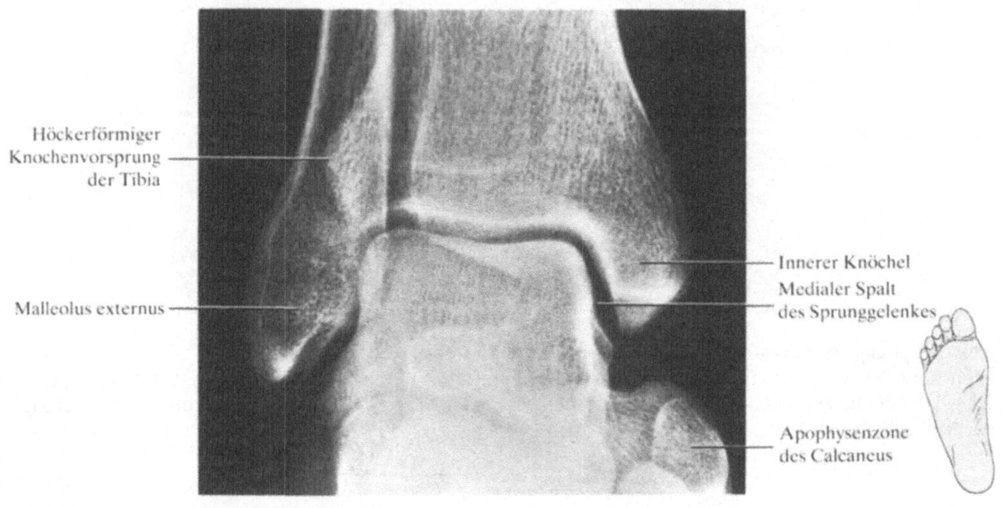

Abb. 5. Sprunggelenk, ventro-dorsal, bei leichter Außenrotation des Fußes
Der mediale Gelenkspalt projiziert sich besonders schön und frei von Überdeckung. Hingegen ist der laterale Spalt verschattet.
Die laterale Kante der distalen Tibia springt besonders markant vor und verdeckt teilweise den Schaft des Wadenbeines.
Unterhalb und medial des Talus sieht man die klobige Knochenmasse der hinteren Fersenbeinkuppe

Ursache:
Außenrotation des Fußes **(Abb. 3c,** Skizze), wobei die Zehen Richtung Kleinzehe verschoben werden. Das Fersenbein dreht sich dann nach innen.
Andererseits stellt sich bei dieser Haltung **(Abb. 5)** der innere Knöchel frei und deutlich dar, vom Talus durch einen freien Gelenkspalt getrennt. Charakteristisch ist auch die beträchtliche höckerförmige Verdeckung der Fibula durch die laterale distale Tibiakante.

Wiederholung der Aufnahme

Unbedeutende Fehleinstellungen, wie sie die Abb. 2, 4 und 5 zeigen, müssen nicht wiederholt werden, wohl aber jede stärkere Verzerrung.

Bemerkungen

Zur Feststellung einer Subluxation im Sprunggelenk, bzw. einer Sprengung der Malleolengabel, klappt man das Gelenk durch forcierte Adduktion auf (Fuß nach innen verkanten).

Aufnahmetechnik bei Zimmer-Brossy
Einstellungs-Nr. 128 (2. Aufl.), 157 (3. Aufl.).

Sprunggelenk: medio-laterale Profilaufnahme

Erkennungsmerkmale der richtigen Einstellung (Abb. 1)

A. Der Gelenkspalt des oberen Sprunggelenkes ist in ganzer Länge gleichmäßig breit und absolut orthograd getroffen.

B. Der Schaft der Fibula überbrückt diesen Gelenkspalt genau in der Mitte.

C. Der im Tibiaschatten sichtbare Malleolus lateralis oder externus erreicht mit seiner Spitze das untere Sprunggelenk. Bei guter Belichtung (wie in Abb. 1) läßt sich eine Fraktur der Fibula trotz der Überdeckung durch die Tibia nachweisen.

D. Die Konturen des Malleolus medialis sind ebenfalls erkennbar und projizieren sich in den Malleolus lateralis.

E. Der Calcaneus erscheint bei „richtiger" Zentrierung der Sprunggelenkaufnahme

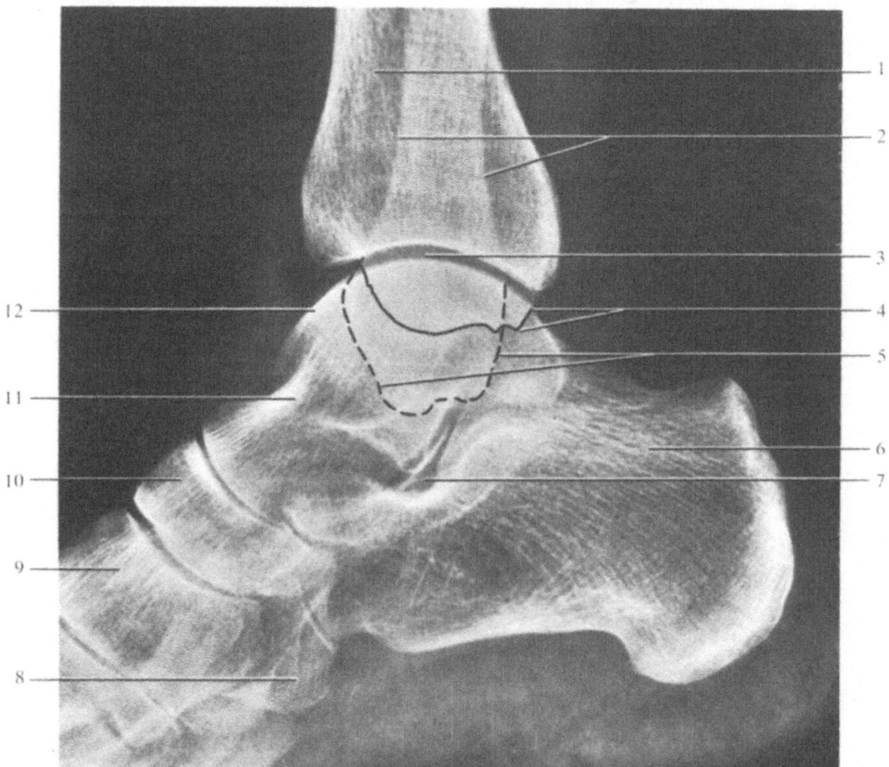

Abb. 1. Sprunggelenk medio-lateral, Profilaufnahme, richtige Einstellung; mit Zentrierung auf das obere Sprunggelenk

1 Schienbein / *Tibia*
2 Schaft des Wadenbeines / *Fibula*
3 Oberes Sprunggelenk / *Articulatio talocruralis*
4 Kontur des Malleolus medialis (ausgezogene Linie)
5 Kontur des Malleolus lateralis (gestrichelte Linie)
6 Fersenbein / *Calcaneus*
7 *Sinus tarsi* bzw. unteres Sprunggelenk
8 Würfelbein / *Os cuboideum*
9 Keilbeine / *Os cuneiforme I–III*
10 Kahnbein / *Os naviculare pedis*
11 Sprungbein / *Talus* bzw. Talushals
12 Gelenkrolle des Talus

verkürzt, denn bei dieser Einstellung wird er ja auf einem Keilkissen gelagert.

F. Bei genauer Zentrierung auf das obere Sprunggelenk werden das untere sowie der Sinus tarsi normalerweise nicht frei projiziert.

G. Zentriert man etwas tiefer **(Abb. 2),** so stellt sich der Spalt des oberen Sprunggelenks zwar noch gut, aber doch leicht sichelförmig dar.
Diese Aufnahme gestattet auch Einblick in das untere Sprunggelenk, um den Sinus tarsi zu beurteilen.

Häufige Fehler und ihre Ursache bzw. Behebung

1. Doppelkonturierung im vorderen Teil der Talusrolle **(Abb. 3).**
Die Fibula ist gegenüber dem Malleolus internus nach ventral verschoben. Die Längsachse des Talus ist verkürzt. Das untere Sprunggelenk kann nicht beurteilt werden.

Ursache:
Der Zentralstrahl fiel leicht schräg von unten und ventral ein.

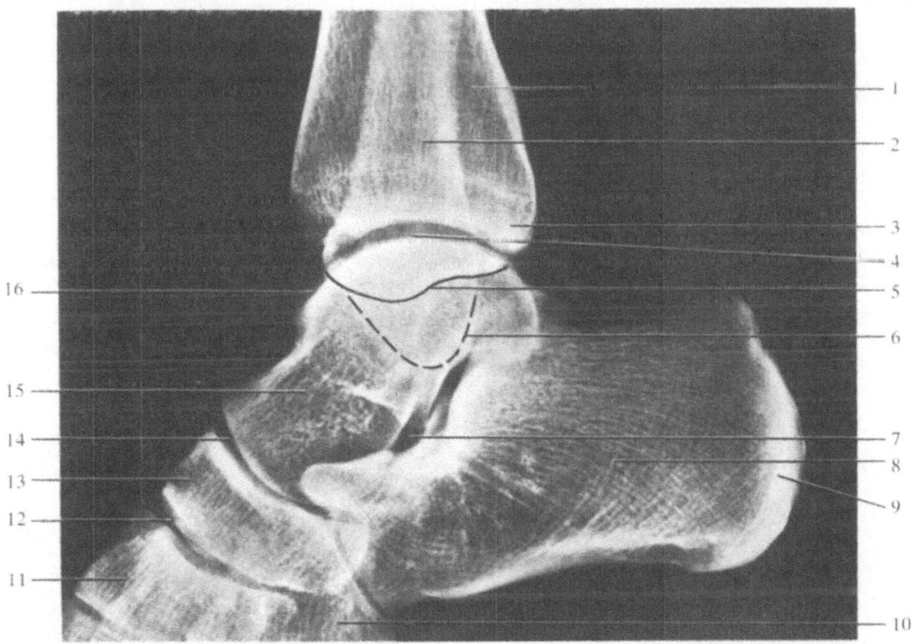

Abb. 2. Sprunggelenk medio-lateral, Profilaufnahme, richtige Einstellung; mit Zentrierung auf das untere Sprunggelenk

Der Gelenkspalt des oberen Sprunggelenkes (4) stellt sich bei dieser Zentrierung leicht sichelförmig dar.

1 Schienbein / *Tibia*
2 Wadenbein / *Fibula*
3 Hintere „Tibiaecke", sog. hinterer Malleolus oder dritter Knöchel
4 Oberes Sprunggelenk / *Articulatio talocruralis*
5 Begrenzungslinie (ausgezogen) des *Malleolus medialis*
6 Begrenzungslinie (gestrichelt) des *Malleolus lateralis*
7 Unteres Sprunggelenk / *Sinus tarsi*
8 Fersenbein / *Calcaneus*
9 Fersenbeinhöcker / *Tuber calcanei*
10 Würfelbein / *Os cuboideum*
11 Keilbeine / *Os cuneiforme I–III*
12 *Articulatio cuneonavicularis*
13 Kahnbein / *Os naviculare pedis*
14 Vorderes Sprunggelenk
15 Sprungbein / *Talus*
16 Gelenkfläche des Talus

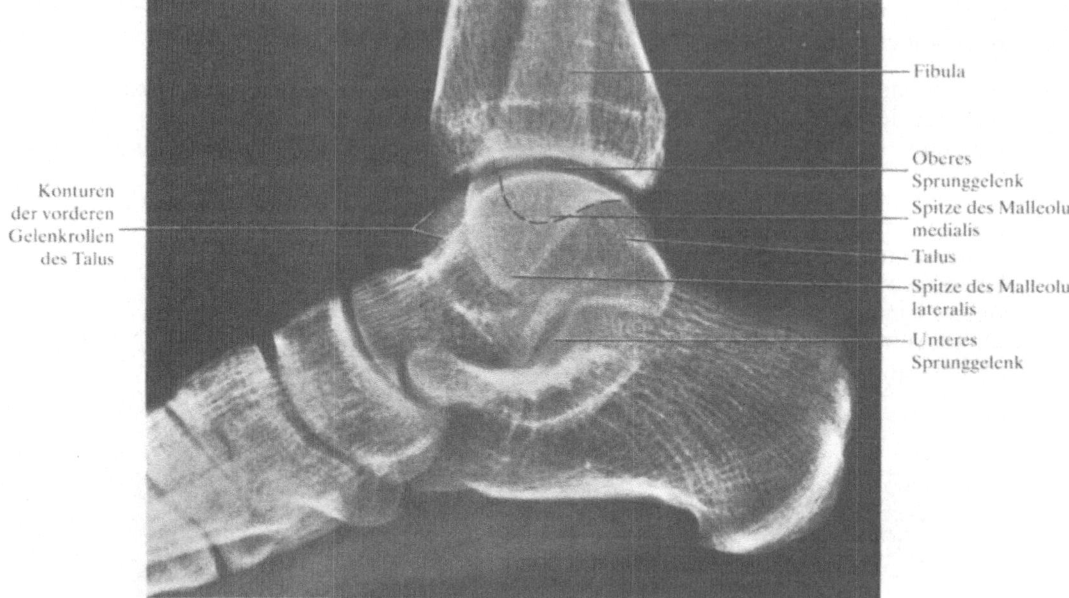

Abb. 3. Fehleinstellung einer medio-lateralen Profilaufnahme des Sprunggelenkes
Doppelkonturierung der Gelenkrolle des Talus in den vorderen Abschnitten.
Die Spitze des Malleolus lateralis liegt vor jener des Malleolus medialis.
Kurze Längsachse des Talus

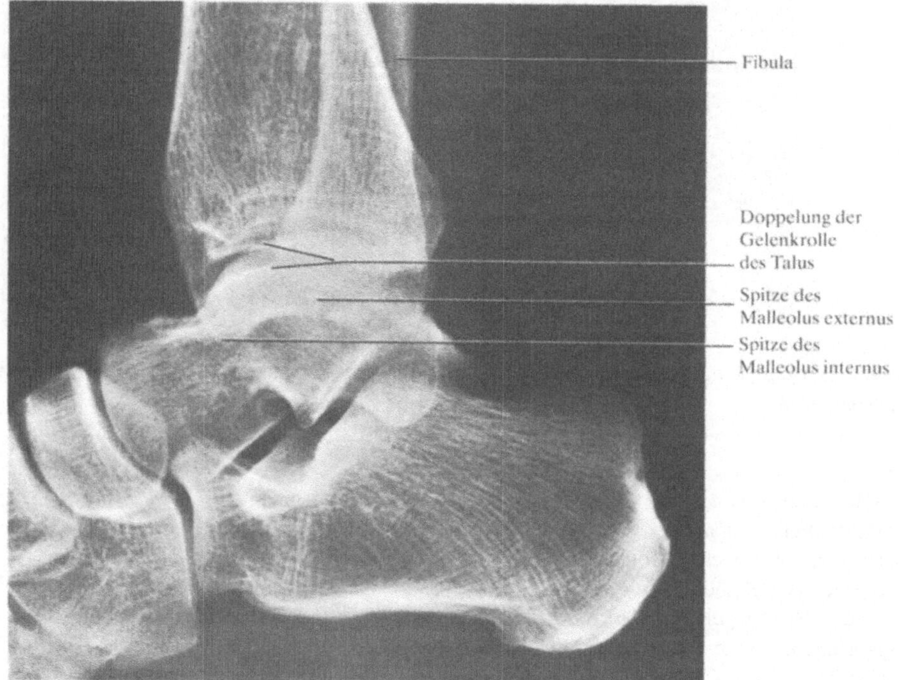

Abb. 4. Fehleinstellung einer medio-lateralen Profilaufnahme des Sprunggelenkes
Die Kuppen der Gelenkrollen des Talus stehen übereinander. Die Spitze des Malleolus externus steht sehr hoch, knapp unterhalb der Gelenkkontur des Sprungbeines

Korrektur:
Keilkissen unter den Calcaneus legen.

2. Doppelkonturierung der Talusrolle in ihrem oberen Abschnitt **(Abb. 4),** die Beurteilung des Sprunggelenkspaltes ist nicht möglich.
Die Spitze des Malleolus lateralis steht höher als die Spitze des inneren Knöchels. Anders ausgedrückt: die Spitze des Malleolus externus steht zu hoch im Talusschatten.

Ursache:
Die Zentrierung dieser Aufnahme ist zu stark von cranial her erfolgt.

Korrektur:
Der Fuß muß gesamthaft etwas höher gelagert werden, bei streng seitlicher Zentrierung.

3. Doppelkonturierung der Talusrolle in den vorderen Abschnitten (wie unter 1), wobei der Malleolus medialis sich weit vorne und der Malleolus lateralis sich entsprechend weit hinten (dorsal in den Talus) projizieren. Verkürzte Darstellung des Talus. „Hochstand" der Spitze des inneren Knöchels und Tiefstand des äußeren **(Abb. 5).**

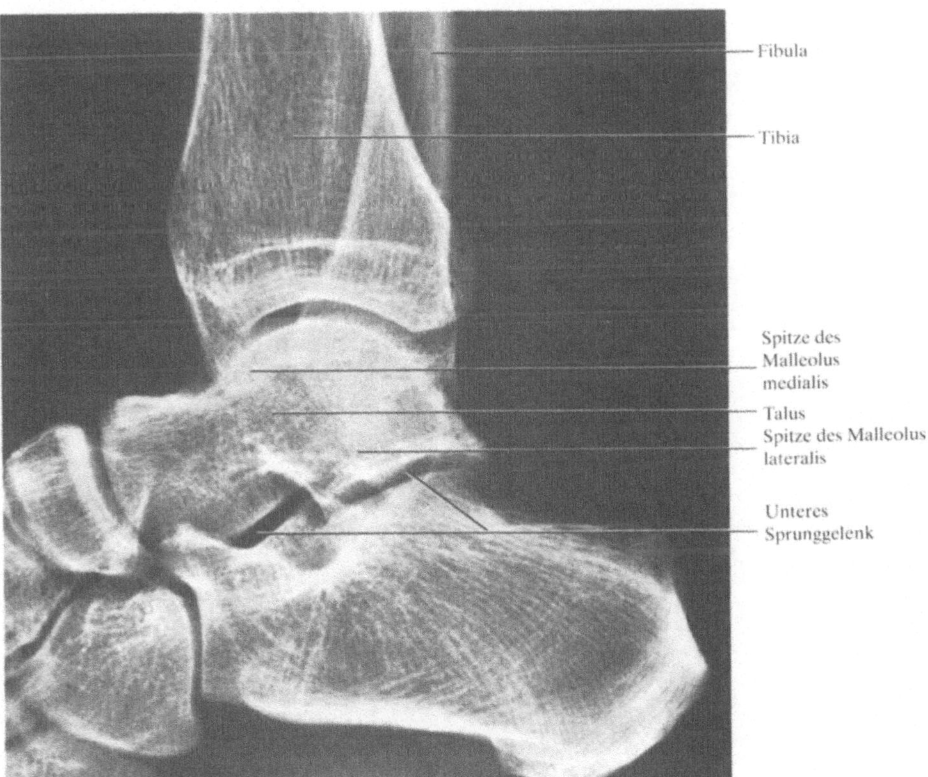

Abb. 5. Fehleinstellung einer medio-lateralen Profilaufnahme des Sprunggelenkes
Die Spitze des inneren Knöchels liegt sehr hoch im Talusschatten und weit vorne.
Die Spitze des äußeren Knöchels steht tief, erreicht fast das untere Sprunggelenk und projiziert sich in die hinteren Abschnitte des Sprunggelenkes. Gute Abbildung des unteren Sprunggelenkes

Ursache:
Zu starke Abdrehung des Fußes nach außen (Außenrotation). Zu hohes Keilkissen unter dem Fersenbein.

Korrektur:
Der Fuß muß flacher gelagert werden.

4. Die Achse des Unterschenkels und die des Fußes bilden zusammen einen sehr stumpfen Winkel (150°), statt rechtwinklig zueinander zu stehen **(Abb. 6).**

   Ursache:
   Aufnahme in Spitzfußstellung.

   Korrektur:
   Achse des Fußes senkrecht zu jener des Unterschenkels stellen.

Wiederholung der Aufnahme

Repetition dieser Fehlaufnahmen nur bei starker Verzerrung.

Bemerkungen

Das Fersenbein wird normalerweise mit Keilkissen geringfügig angehoben. Zu streng seitlicher Aufnahme des oberen Sprunggelenkes wird jedoch kein Keilkissen verwendet; eventuell muß man sogar den Vorfuß anheben.

Aufnahmetechnik bei Zimmer-Brossy
Einstellungs-Nr. 129 (2. Aufl.), 160 (3. Aufl.).

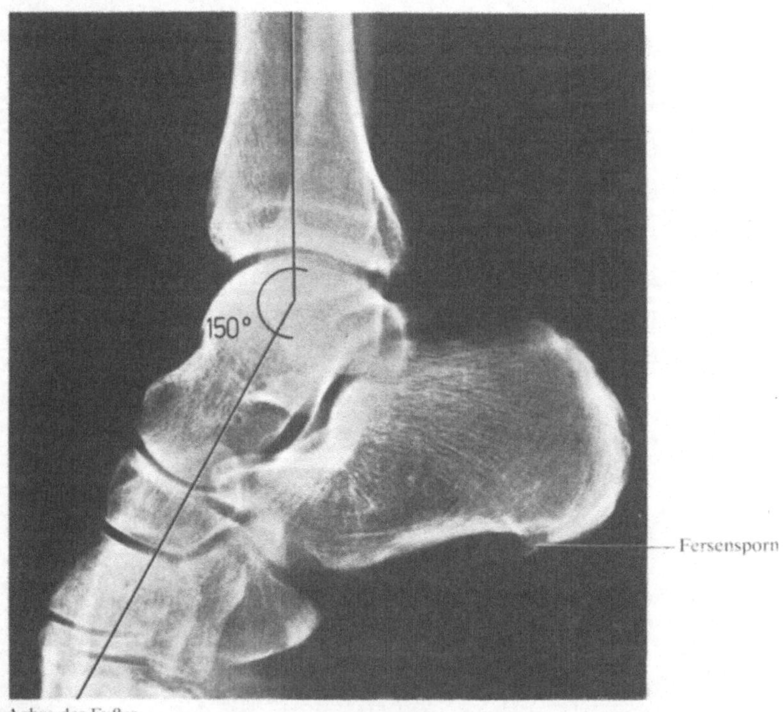

Abb. 6. Fehleinstellung einer medio-lateralen Profilaufnahme des Sprunggelenkes
Die Achse des Sprunggelenkes liegt fast in der Fortsetzung jener des Unterschenkels (Winkel von 150° statt 90°: Spitzfußstellung), dennoch gute Profilprojektion der Gelenkrolle des Talus und des Sprunggelenkes

Sprunggelenk: Schrägaufnahme

Erkennungsmerkmale der richtigen Einstellung (Abb. 1)

A. Man muß sich bewußt sein, daß bei dieser Einstellung speziell der Malleolus externus zu untersuchen ist. Vorbedingung einer brauchbaren Aufnahme ist daher die gute Belichtung dieses nur fingerdikken Knochenteils.

B. Der Malleolus externus projiziert sich weitgehend frei und unüberdeckt, vor allem auch seine Spitze. Die Distanz zwischen Malleolusspitze und Fersenbein beträgt mindestens 3–5 mm (nur so lassen sich die häufigen kleinen Ab- und Aussprengungen erfassen). Der äußere Knöchel wird von Tibia und Talus nur knapp überdeckt.

C. Der innere Knöchel stellt sich ebenfalls weitgehend frei dar. Seine Spitze ist allerdings meistens ein wenig überdeckt.

Häufige Fehler und ihre Ursache bzw. Behebung

1. Der äußere Knöchel ist überbelichtet („durchschlagen").

   Korrektur:
   Exposition wie für eine Finger- resp. Handaufnahme, nicht wie für ein Sprunggelenk.

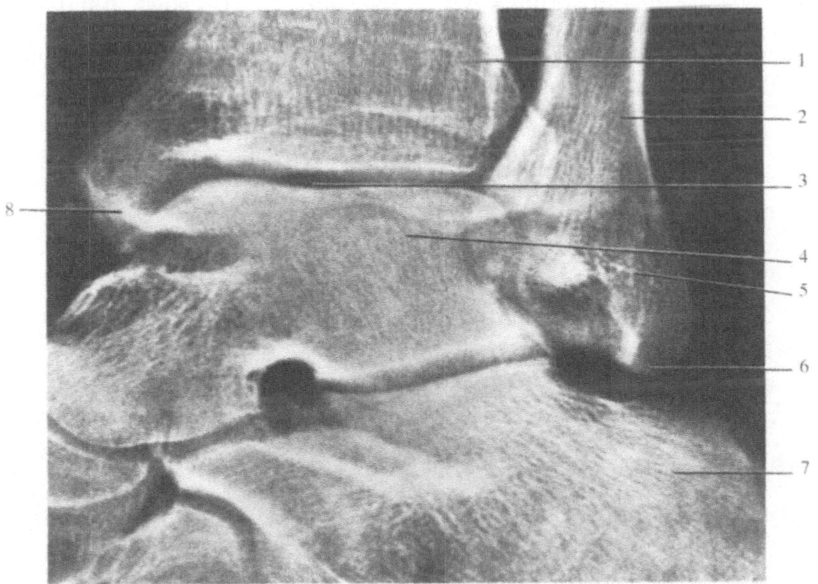

Abb. 1. Sprunggelenk, Schrägaufnahme des Malleolus externus, richtige Einstellung

1 Schienbein / *Tibia*
2 Wadenbein / *Fibula*
3 Oberes Sprunggelenk
4 Sprungbein / *Talus*
5 Äußerer Knöchel / *Malleolus lateralis* oder *externus*
6 Spitze des äußeren Knöchels
7 Fersenbein / *Calcaneus*
8 Innerer Knöchel / *Malleolus medialis*

2. Der Malleolus externus **(Abb. 2)** ist nicht genügend herausprojiziert, er wird nicht nur von der Tibia und dem Talus großenteils verdeckt, sondern an seiner Spitze auch durch den Calcaneus. Zudem ist der unterste Teil des Malleolus internus verschattet.

   Ursache:
   Seitliche Aufnahme des Sprunggelenkes, die zu sehr einer Profilaufnahme entspricht.

   Korrektur:
   Die Fußachse (Längsachse = 2. Zehe — Mitte Fersenbein) muß absolut parallel zur Tischhebene verlaufen; Anheben der Ferse durch Keilkissen. Der Zentralstrahl muß von hinten her im 45°-Winkel einfallen (nicht dem Profilstrahlengang genähert).

3. **Abb. 3** weist für eine Schrägaufnahme zwei grobe Fehler auf:

   a) Abbildung des oberen Sprunggelenkes und des Talus beinahe wie auf einer ventro-dorsalen Aufnahme. Der Calcaneus ist dabei erheblich verkürzt dargestellt.

   Ursache:
   Erstens falsche Fußhaltung (Achse nicht parallel zum Tisch), zweitens zu starke Schrägprojektion von hinten her.

   Korrektur:
   Entsprechend.

   b) Die Spitze des Malleolus externus ist vom Calcaneus verdeckt, dieser ist seinerseits stark verkürzt abgebildet.

   Ursache:
   Falsche Fußhaltung, nämlich Spitzfußstellung.

   Korrektur:
   Fuß- und Unterschenkelachsen müssen senkrecht zueinander stehen. Projektion nicht allzu schräg von hinten.

Bemerkungen

Bei Fehleinstellung 3 **(Abb. 3)** ist die Spitze des inneren Knöchels frei projiziert und nicht durch den Talus verdeckt. Dies kann bei traumatischen Schädigungen des Malleolus internus erwünscht sein.

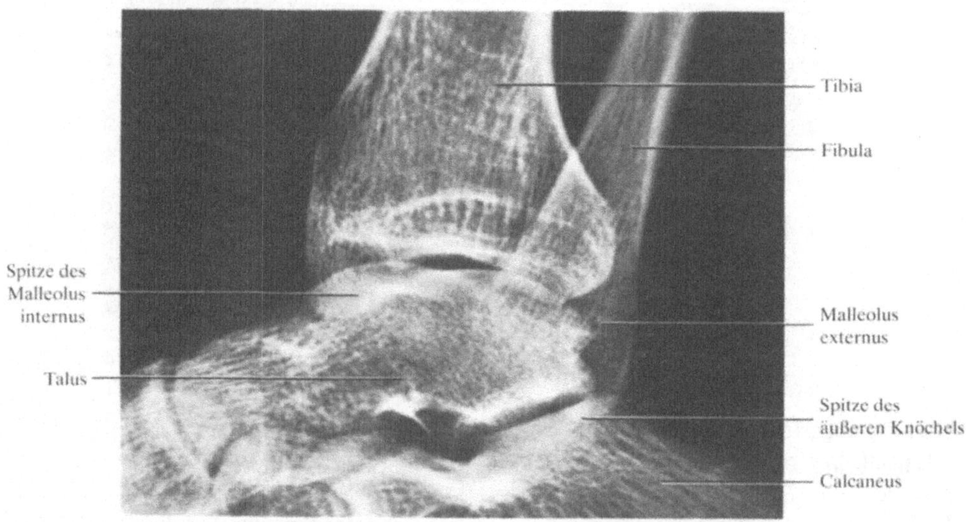

Abb. 2. Fehleinstellung einer Schrägaufnahme des Sprunggelenkes bzw. des Malleolus lateralis
Nicht nur die Spitze des inneren Knöchels ist verschattet, sondern vor allem der ganze äußere Knöchel bis zur Malleolusspitze durch den Talus und Calcaneus

Wiederholung der Aufnahme

Falls der Malleolus externus bis zu seiner Spitze und sogar etwas darunter nicht frei projiziert ist, muß das Bild wiederholt werden.

Aufnahmetechnik bei Zimmer-Brossy
Einstellungs-Nr. 130 (2. Aufl.), 160 u. 161 (3. Aufl.).

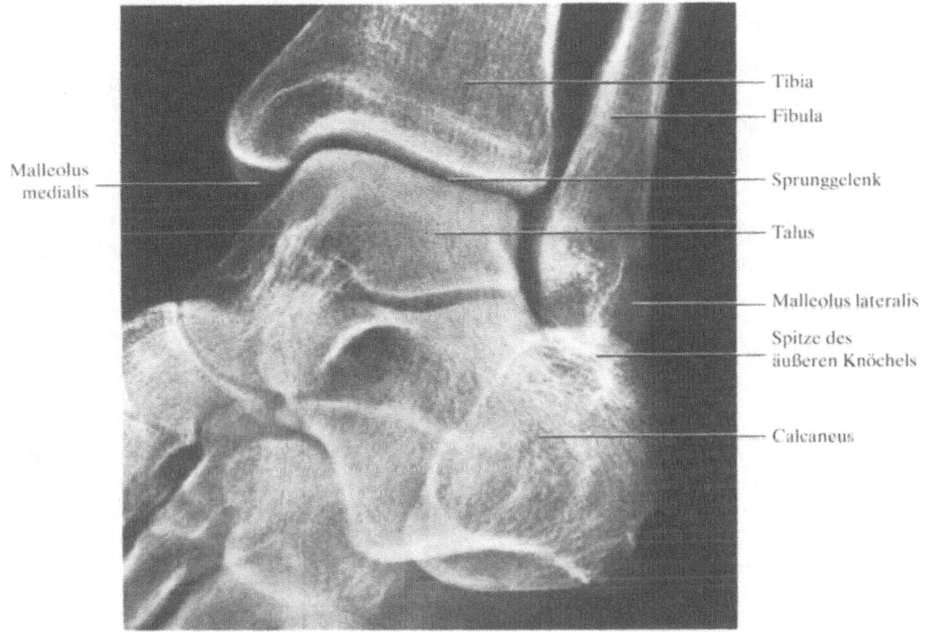

Abb. 3. Fehleinstellung einer Schrägaufnahme des Sprunggelenkes bzw. des äußeren Knöchels
Die Spitze des äußeren Knöchels (Malleolus lateralis) ist vom Fersenbein überdeckt. Der Calcaneus erscheint stark verkürzt

Fersenbein: axiale Aufnahme

Erkennungsmerkmale der richtigen Einstellung

A. Für die Diagnose „Fraktur" muß das Fersenbein in ganzer Ausdehnung abgebildet sein (vgl. Abb. 2 und 3).

B. Wichtig ist auch eine richtige Belichtung: Die proximalen Partien (also die sprunggelenknahen) müssen gut durchschlagen sein.

Häufige Fehler und ihre Ursache bzw. Behebung

1. Der häufigste Fehler ist die verkürzte Darstellung des Fersenbeines **(Abb. 1)**.

   Ursache:
   Steilstand der Achse des Calcaneus gegenüber der Tischunterlage und vor allem eine Zentrierung senkrecht von oben.
   Bei einem senkrecht von oben her einfallenden Zentralstrahl müssen zuviele Weichteile durchschlagen werden, so daß der proximale Teil des Fersenbeines nicht mehr genügend belichtet wird und dementsprechend unterexponiert erscheint.

   Korrektur:
   Der Zentralstrahl muß von hinten her im Winkel von 45° einfallen.

2. Gelegentlich wird der Calcaneus zwar richtig von hinten her im 45°-Winkel eingestellt, der Patient hält aber seinen Fuß etwas schräg und dieser liegt nur auf seiner Außenkante auf. Der Zentralstrahl fällt dann eine Spur von medial her ein (**Abb. 2**: Einfallswinkel 20°). Das hintere Sprunggelenk verläuft in diesem Fall quer zur Längsachse des Fersenbeins.
   Liegt der Fuß stärker auf der Innenkante auf, so fällt der Zentralstrahl leicht von lateral her ein. In diesem Falle steht das hintere Sprunggelenk steil-schräg **(Abb. 3)**.

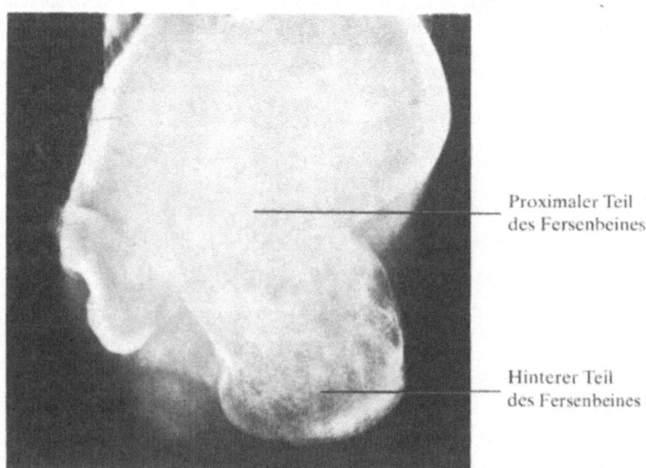

Abb. 1. Fehleinstellung einer axialen Fersenbeinaufnahme
Verkürzte Darstellung des Fersenbeines (Calcaneus) und Unterbelichtung aller sprunggelenknahen Fersenbeinabschnitte

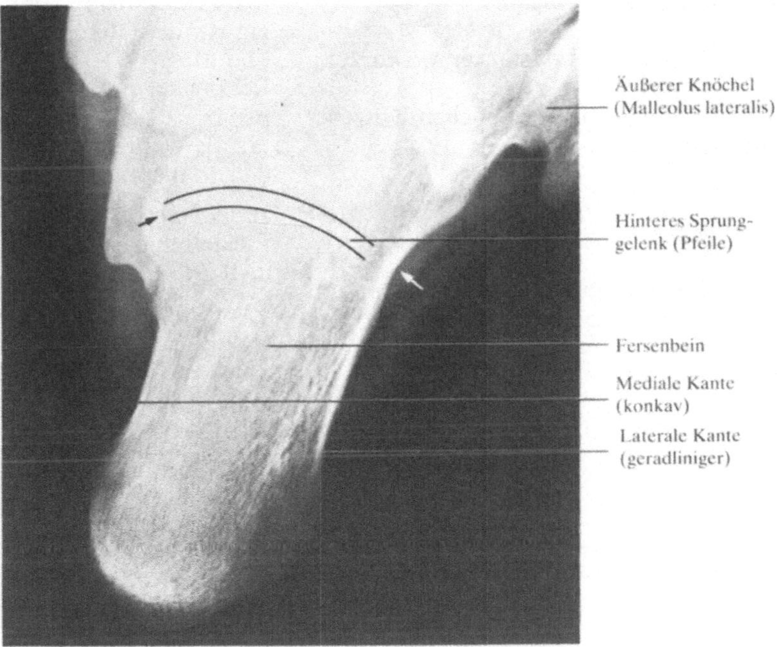

Abb. 2. Fehleinstellung einer axialen Aufnahme des Fersenbeines
Calcaneus in normaler Länge dargestellt.
Das hintere Sprunggelenk (Pfeile) steht quer zur Längsachse des Fersenbeines. Malleolus externus erscheint kurz

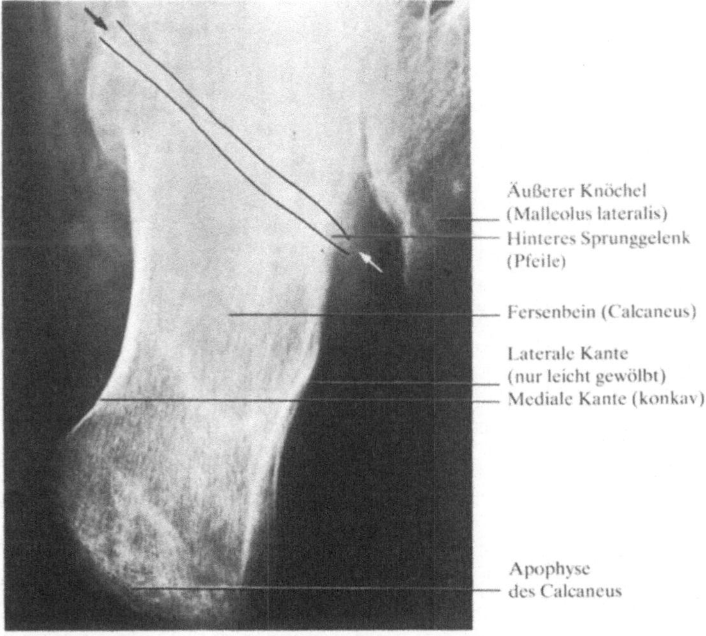

Abb. 3. Fehleinstellung einer axialen Aufnahme des Fersenbeines
Fersenbein in normaler Länge abgebildet.
Das hintere Sprunggelenk steht steil-schräg (Pfeil). Der äußere Knöchel erscheint sehr langgestreckt

Wiederholung der Aufnahme

Fehleinstellung 1 bei zu starker Verkürzung des Calcaneus.
Fehleinstellungen mit erheblichen Unterbelichtungen.

Bemerkungen

Bei der Beurteilung des Fersenbeines im Röntgenbild denke man daran, daß die mediale Begrenzung konkav, also deutlich bogig ist, die laterale eher geradlinig (Abb. 2 und 3).
Bei flacher Einstrahlung auf den Calcaneus projiziert sich die Tuberositas des Os metatarsale V am lateralen Rand oft sogar unter den Malleolus externus.

Aufnahmetechnik bei Zimmer-Brossy
Einstellungs-Nr. 135 u. 136 (2. Aufl.), 166 u. 167 (3. Aufl.).

Mittel- und Vorfuß: dorso-plantare Aufnahme

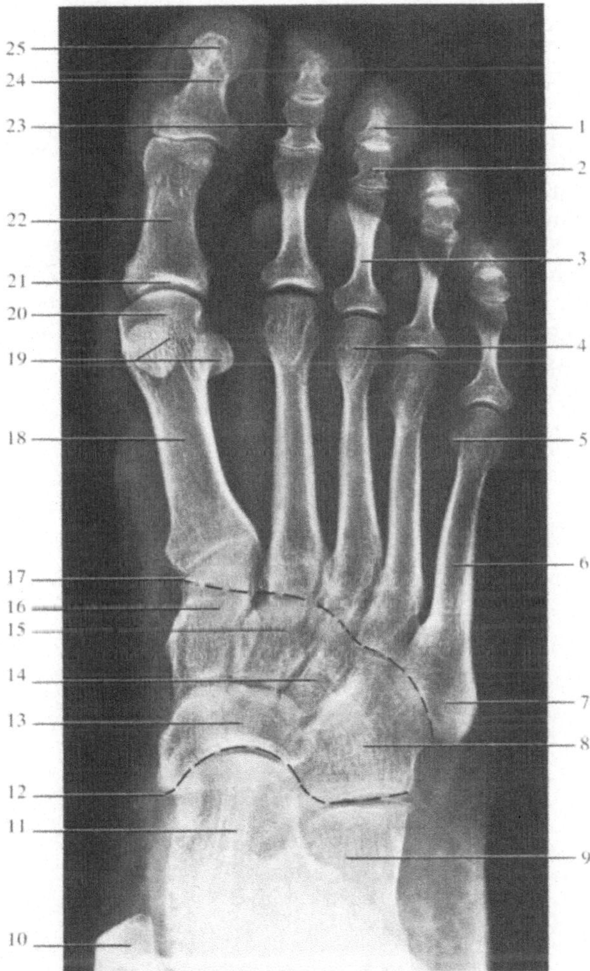

Abb. 1. Fuß, dorso-plantar, richtige Einstellung

1 Endglied der 3. Zehe / *Phalanx distalis digiti III*
2 Mittelglied / *Phalanx media*
3 Grundglied / *Phalanx proximalis*
4 Köpfchen *(Caput)* von Metatarsale III
5 Sesambein am Kleinzehengrundgelenk
6 5. Mittelfußknochen / *Os metatarsale V*
7 Basis des 5. Mittelfußknochens
8 Würfelbein / *Os cuboideum*
9 Fersenbein / *Calcaneus*
10 Innerer Knöchel / *Malleolus medialis*
11 Sprungbein / *Talus*
12 Chopartsches Gelenk
13 Kahnbein / *Os naviculare*
14 3. Keilbein / *Os cuneiforme III*
15 2. Keilbein / *Os cuneiforme II*
16 1. Keilbein / *Os cuneiforme I*
17 Lisfrancsches Gelenk / *Articulationes tarsometatarseae*
18 1. Mittelfußknochen / *Os metatarsale I*
19 Großzehensesambeine
20 Metatarsalköpfchen I
21 Großzehengrundgelenk
22 Großzehengrundglied / *Phalanx proximalis digiti I*
23 Mittelglied der 2. Zehe
24 Endglied der Großzehe / *Phalanx distalis digiti I*
25 Kuppe der Endphalange / *Tuberositas unguicularis*

Erkennungsmerkmale der richtigen Einstellung (Abb. 1)

Es ist vorauszuschicken, daß sich beim dorso-plantaren Strahlengang ein Hohlfuß anders abbildet als ein Senkfuß. Man kann dennoch generell folgendes festhalten:

A. Die Belichtung muß so abgestimmt sein, daß die kleinen, dicken Mittelfußknochen ebenso gut dargestellt sind wie die Zehen, die viel dünner sind.

B. Die Mittelfußknochen müssen beurteilbar sein, d.h. man soll in das vordere Sprunggelenk (Chopartsches Gelenk: zwischen Calcaneus und Talus einerseits und Cuneiforme und Cuboid andererseits) Einblick nehmen können, ebenso in das Gelenk zwischen Naviculare und Cuneiforme und teilweise in das Tarsometatarsal-Gelenk (Lisfrancsches Gelenk).

Häufige Fehler und ihre Ursache bzw. Behebung

1. Fehlbelichtung ist ein sehr häufiger Fehler. Oft sind die Zehen richtig belichtet, aber die kurzen Mittelfußknochen unterbelichtet **(Abb. 2)**, oder umgekehrt.

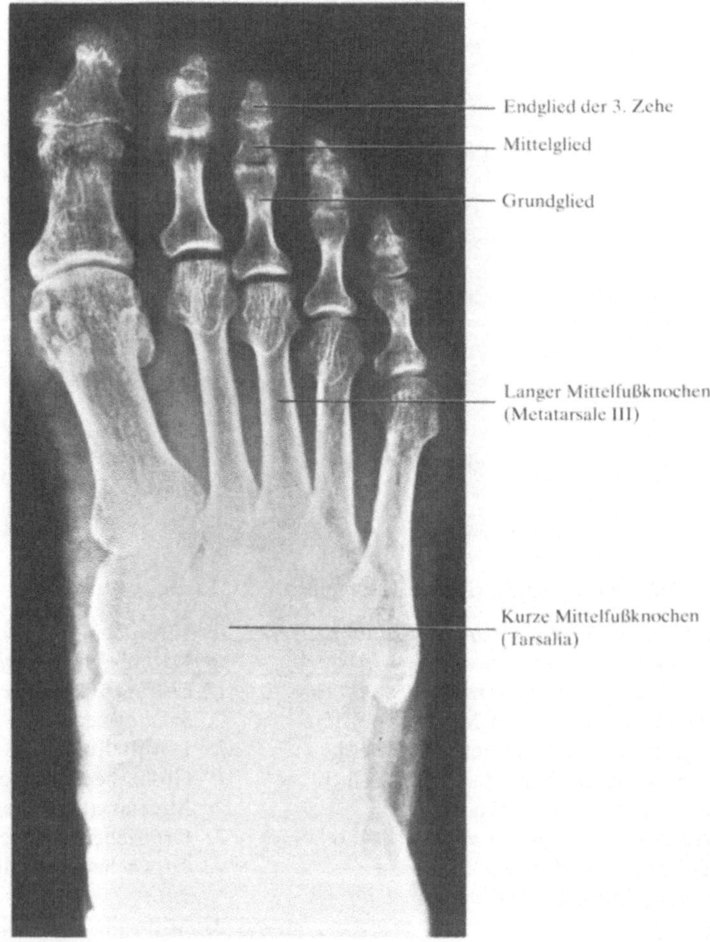

Abb. 2. Fehlaufnahme eines Mittel- und Vorfußes, dorso-plantar
Die Zehen und die langen Mittelfußknochen sind richtig belichtet, hingegen sind die kleinen Mittelfußknochen vollständig unterbelichtet

2. **Abb. 3** und **4** sind keine Fehleinstellungen im strengen Sinne des Wortes, sondern Projektionsvarianten. Bei „Fehleinstellung" **Abb. 3** überdecken sich die Basen der Metatarsalia II–V weitgehend, große Abbildung von Naviculare und Cuneiforme I und Verdekkung des Gelenkes zwischen Calcaneus und Cuboid durch den Taluskopf.

   Ursache:
   Die Fußsohle lag nicht platt auf dem Untersuchungstisch, sondern nur auf ihrem äußeren Rand. Das Knie (bei aufgestelltem Unterschenkel) wurde zu stark nach außen abgewinkelt (Abduktion im Oberschenkel).

   Korrektur:
   Entsprechend.

3. In **Abb. 4** stellen sich Cuboid und vorderer Calcaneus besonders breit dar, wobei der Taluskopf weit nach medial abrückt, so daß das Gelenk zwischen Calcaneus und Talus nur noch schwach überdeckt ist. Das kleine Sesambein (Os peronaeum) projiziert sich, falls vorhanden (vgl. Abb. 6), außerhalb und lateral des Cuboids, und die Basis von Metatarsale V bildet sich deutlich, d.h. nur geringfügig überdeckt, ab.

   Ursache:
   Der Fuß lag dem inneren Rand zu stark auf.
   Das Knie des aufgestellten Unterschenkels lag zu weit medial (Adduktion des Oberschenkels), statt senkrecht oberhalb des Fußes.

   Korrektur:
   Entsprechend.

4. Starke Verzeichnung und Verzerrung der Cuneiformia II und III und der Metatarsalia II–V, deren Gelenke nicht sichtbar bzw. nicht abgrenzbar sind (**Abb. 5**). Der proximale Teil von Cuneiforme I überdeckt das Naviculare weitgehend. Der distale Teil des gleichen Knochens überlagert die Basis von Metatarsale I. Der Taluskopf ragt gegen-

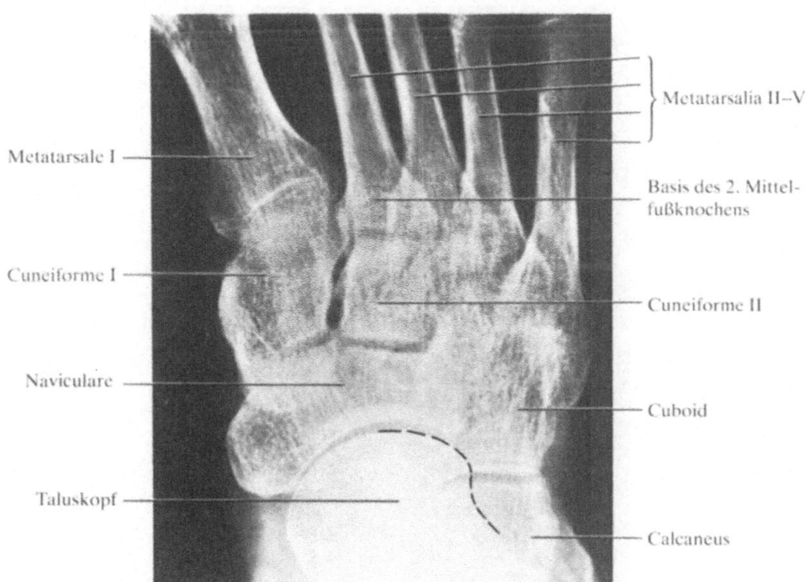

Abb. 3. Geringe „Fehleinstellung" einer dorso-plantaren Mittelfußaufnahme (besser gesagt: **Projektionsstudie**) Überdeckung der Basen der Metatarsalia II–V, sowie der Cuneiformia II–III.
Der Taluskopf (gestrichelte Linie) überschneidet das Gelenk zwischen Calcaneus und Cuboid erheblich

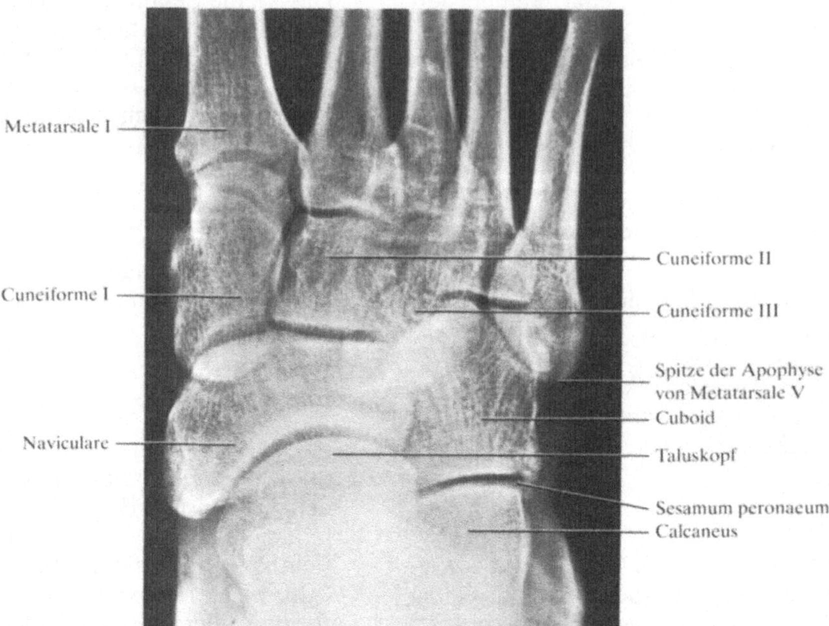

Abb. 4. Geringe „Fehleinstellung" einer dorso-plantaren Mittelfußaufnahme (bzw. Projektionsstudie)
Cuboid und Naviculare überdecken sich gegenseitig nur wenig. Das Sesamum peronaeum wird randständig sichtbar. Die Spitze von Metatarsale V (Tuberositas ossis metatarsalis V) ist gut beurteilbar. Der Taluskopf liegt weit medial

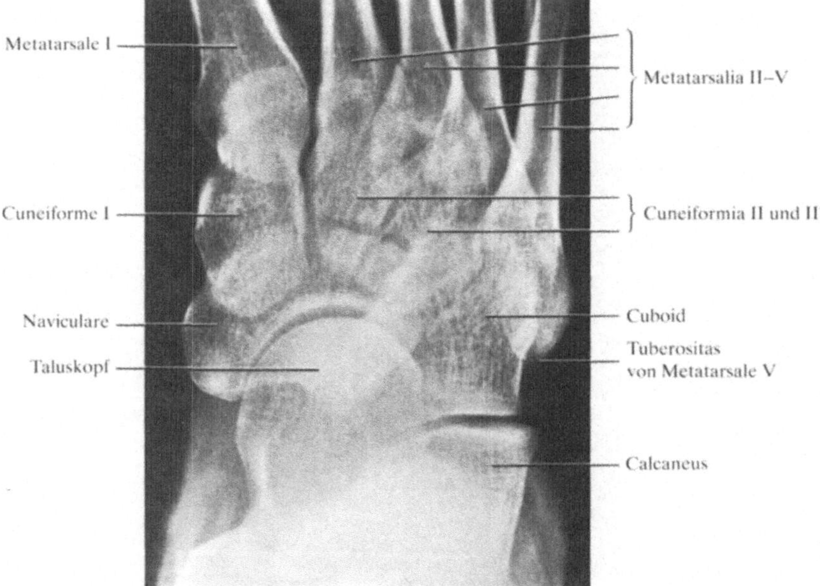

Abb. 5. Fehleinstellung einer dorso-plantaren Mittelfußaufnahme
Atypisch langes Cuneiforme I, das die Basis des Metatarsale I einerseits und des Naviculare pedis andererseits stark überschattet.
Verwischung aller Gelenkkonturen der Cuneiformia II und III und der Metatarsalia II–V.
Gegenüber dem Calcaneus stark vorspringender Taluskopf, dagegen Proximalverlagerung der Tuberositas von Metatarsale V in Richtung zum Fersenbein

über dem Calcaneus weit nach distal vor, die Basis von Metatarsale V nach proximal, d.h. Richtung Calcaneus.

Ursache:
Projektion von dorsal her.

Korrektur:
Zentrierung absolut senkrecht von oben.

5. Besonders deutliche Darstellung **(Abb. 6)** der orthograd getroffenen distalen Gelenkspalten des Mittelfußes und des Calcaneo-Cuboid-Gelenkes.

   Ursache:
   Der Zentralstrahl fiel geringfügig von distal her ein.
   Starke Aufstützung des inneren Fußrandes (wie bei Ziffer 3).

Wiederholung der Aufnahme

Fehleinstellung 1, also bei falscher Belichtung.
Alle übrigen nur dann, wenn grobe Verzeichnungen vorhanden sind.

Bemerkungen

Aus unserer Bildserie ist zu entnehmen — und das ist der Sinn dieser Darlegungen —, welche Schrägprojektion, z.B. beim Hohlfuß oder zur Untersuchung im Gebiete des Lisfrancschen Gelenkes, mit Vorteil verwendet wird.
Es sei aber auch an die planto-dorsale Aufnahme des Mittelfußes [Zimmer-Brossy: Einstellung 138 (2. Aufl.), 169 (3. Aufl.)] erinnert. Diese Kurzdistanzaufnahme erlaubt es, durch die Gelenkräume des Mittelfußknochens gut „hindurchzusehen". Gelegentlich sind dabei zwei Aufnahmen empfehlenswert, die eine mit einem Einfallswinkel von leicht lateral, die andere von leicht medial her.

Aufnahmetechnik bei Zimmer-Brossy
Einstellungs-Nr. 137 (2. Aufl.), 168 (3. Aufl.).

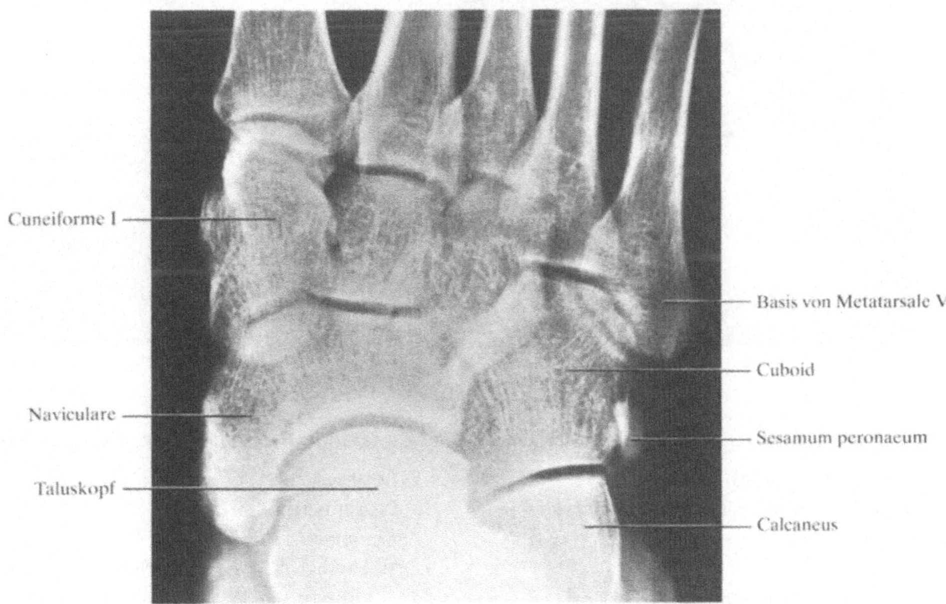

Abb. 6. Projektionsstudie eines dorso-plantaren Mittelfußes
Schöne Darstellung vieler Gelenkspalten.
Das Cuboid und der vordere Calcaneusanteil sind wenig überdeckt.
Der Taluskopf liegt weit medial. Freie Projektion des Sesamum peronaeum und der Basis von Metatarsale V. Naviculare medial weit nach hinten ausladend (entspricht einer Anomalie: Naviculare cornutum)

Mittel- und Vorfuß: medio-laterale Profilaufnahme

Erkennungsmerkmale der richtigen Einstellung (Abb. 1)

A. Alle Mittelfußknochen, die kurzen wie die langen, müssen sich ineinander projizieren (streng seitliche Aufnahme).

B. Das Gelenk zwischen Naviculare und Cuneiforme sowie die Tarso-Metatarsal-Gelenke sind orthograd getroffen, so daß man hindurchsieht. Das letztere Gelenk ist „zweistufig" abgebildet im Zentimeterabstand und mit weitgehend parallel zueinanderstehenden Gelenkflächen.

Häufige Fehler und ihre Ursache bzw. Behebung

1. **Abb. 2** demonstriert zwei Fehlprojektionen:

   a) Die langen Mittelfußknochen projizieren sich nicht ineinander, sondern zum Teil übereinander, vor allem steht der 5. Mittelfußknochen deutlich vor, ebenso das Cuboid unter dem Naviculare.

   Korrektur:
   Fuß streng seitlich legen.

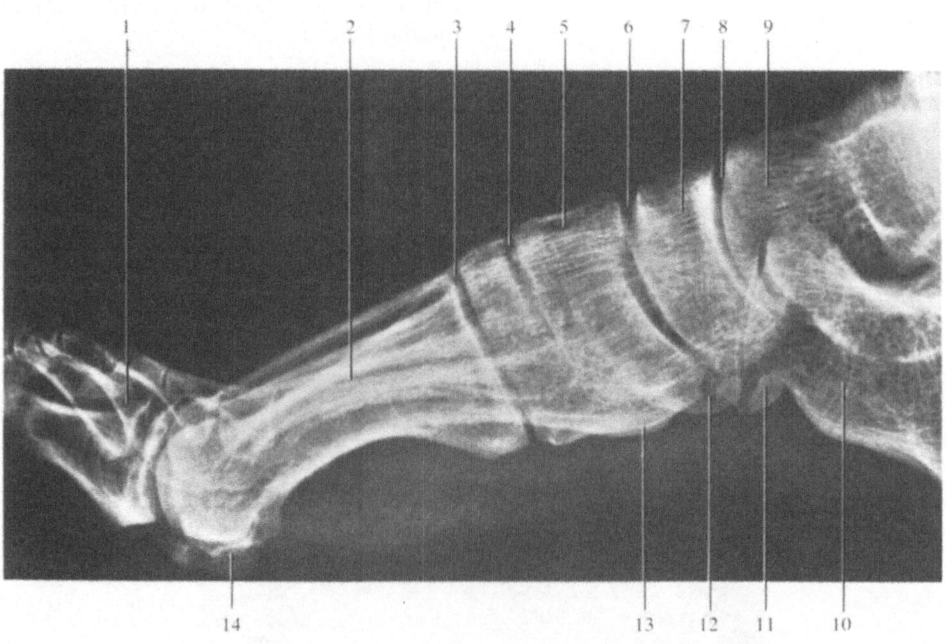

Abb. 1. Mittel- (Tarsus) und Vorfuß (Metatarsus), medio-laterale Profilaufnahme, richtige Einstellung

1 Zehen / *Digiti pedis*
2 Lange Mittelfußknochen / *Metatarsalia*
3+4 Tarsometatarsal-Gelenk (Lisfrancsches Gelenk)
5 Keilbein / *Cuneiforme I*
6 *Naviculare-Cuneiforme-Gelenk*
7 Kahnbein / *Os naviculare*
8 Vorderes Sprunggelenk (Chopartsches Gelenk)
9 Sprungbein / *Talus*
10 Fersenbein / *Calcaneus*
11 *Sesamum peronaeum*
12 Würfelbein / *Os cuboideum*
13 Apophyse von Metatarsale V
14 Großzehensesambein / *Sesamum tibiale* (häufig gespalten)

b) Für eine Aufnahme von Mittel- und Vorfuß wurde das Bild nicht richtig zentriert, nämlich auf das Naviculare, und zwar so, daß man durch dessen proximalen wie distalen Gelenkspalt hindurchsehen kann. Dadurch stehen aber die beiden Gelenkspalten des Tarsometatarsal-Gelenkes nicht parallel zueinander, sondern in spitzem Winkel.
Zudem bildet sich die Basis des 5. langen Mittelfußknochens relativ weit fersenwärts ab.

Korrektur:
Zentrierung auf das Cuneiforme, nicht auf das Naviculare.

Wiederholung der Aufnahme

Wenn Schrägaufnahmen vom zuweisenden Arzt zusätzlich verlangt werden, dann muß eine falsch eingestellte Profilaufnahme wiederholt werden.

Aufnahmetechnik bei Zimmer-Brossy
Einstellungs-Nr. 132 (2. Aufl.), 163 (3. Aufl.).

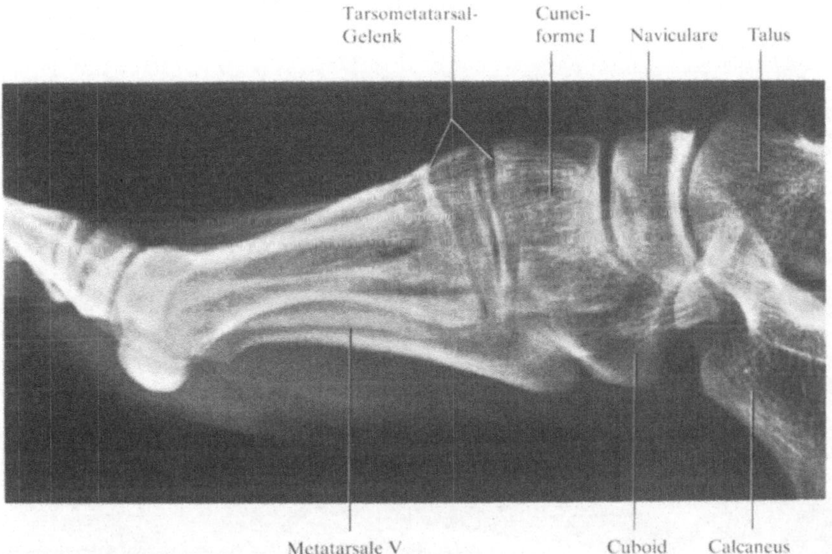

Abb. 2. Fehleinstellung einer medio-lateralen Profilaufnahme von Mittel- und Vorfuß
Cuboid und Metatarsale V ragen auf der Plantarseite vor, statt sich mit den übrigen Fußknochen zu decken.
Der proximale und der distale Gelenkspalt des Naviculare sind „durchschaubar", d.h. orthograd getroffen, hingegen ist das Tarsometatarsal-Gelenk verzerrt abgebildet

Mittel- und Vorfuß: latero-mediale Schrägaufnahme

Erkennungsmerkmale der richtigen Einstellung (Abb. 1)

A. Streng seitliche Darstellung der langen Metatarsalknochen, vor allem zur Erfassung von deren Frakturen (z.B. auch von Marschfrakturen).

B. Die langen Mittelfußknochen dürfen sich weder in ihrem Schaftteil noch im Gebiete ihres Köpfchens überdecken. Die basalen Abschnitte des 3.–5. Strahles müssen frei dargestellt sein. Eine Überdeckung der Basis von Metatarsalia I und II ist jedoch normal.

C. Die kurzen Mittelfußknochen müssen so nebeneinander stehen, daß man durch den Großteil ihrer Gelenkräume hindurchsehen kann; es überdecken sich eigentlich nur Cuneiformia I und II.

D. Wichtig ist, daß die Lücke zwischen den 4 Fußwurzelknochen, nämlich Calcaneus, Cuboid, Naviculare und Talus, beurteilbar ist, wegen eines eventuell

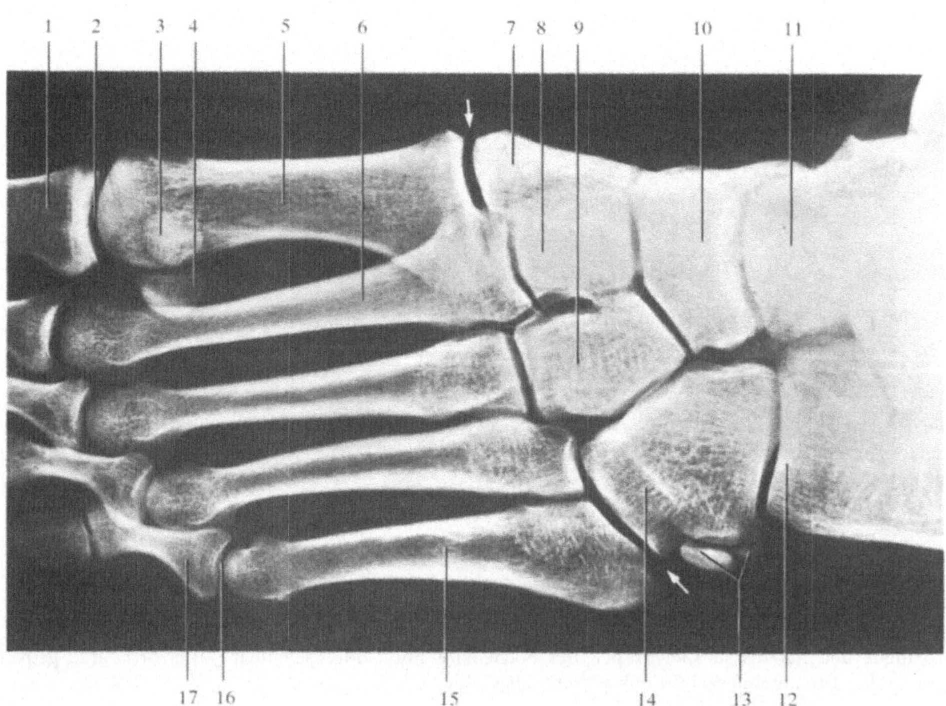

Abb. 1. Mittel- und Vorfuß, latero-mediale Schrägaufnahme, richtige Einstellung

1 Großzehengrundglied / *Hallux*
2 Großzehengrundgelenk
3 Tibiales Großzehensesambein
4 Fibulares Großzehensesambein
5 1. Mittelfußknochen / *Metatarsale I*
6 *Metatarsale II*
7 1. Keilbein / *Cuneiforme I*
8 *Cuneiforme II*
9 *Cuneiforme III*
10 Kahnbein / *Os naviculare*
11 Sprungbein / *Talus*
12 Fersenbeinvorderrand / *Calcaneus: Facies anterior*
13 Sesambein / *Sesamum peronaeum*
14 Würfelbein / *Os cuboideum*
15 5. Mittelfußknochen / *Metatarsale V*
16 Kleinzehengrundgelenk
17 Grundglied der Kleinzehe

Zwischen den Pfeilen liegt das Tarsometatarsal-Gelenk (Lisfrancsches Gelenk)

vorhandenen Calcaneus secundarius, eines überzähligen Knochens, der dazwischen liegen kann, und wegen Abrissen im vorderen Teil des Fersenbeines an gleicher Stelle.

E. Das fibuläre Großzehensesambein, das ja oft gespalten ist, ist ebenfalls frei und seitlich abgebildet.

F. Das Sesamum peronaeum stellt sich frei dar.

Häufige Fehler und ihre Ursache bzw. Behebung

1. Überdeckung **(Abb. 2)** der Metatarsalia I–IV und von V in seinem oberen Teil, sowie Verschattung des Cuboides durch Naviculare und Cuneiforme, sowie der wichtigen vorderen oberen Teile des Calcaneus durch den Taluskopf.

   Ursache:
   Die Aufnahme wurde zu sehr im Profilstrahlengang angefertigt.

   Korrektur:
   Die lateral abgehobene Fußsohle muß mit dem Tisch einen Winkel von 45° bilden. Auf das Knie der gesunden Seite sind Kissen zu legen, auf die man dann das kranke Bein in einem Abstand von rund 20 cm lagert.

2. Die Basis von Metacarpale I bzw. das Tarsometatarsal-Gelenk I liegt weit vorne, zehenwärts, jene des V. Strahles entsprechend weit fersenwärts, also beide weit voneinander entfernt **(Abb. 2)**.

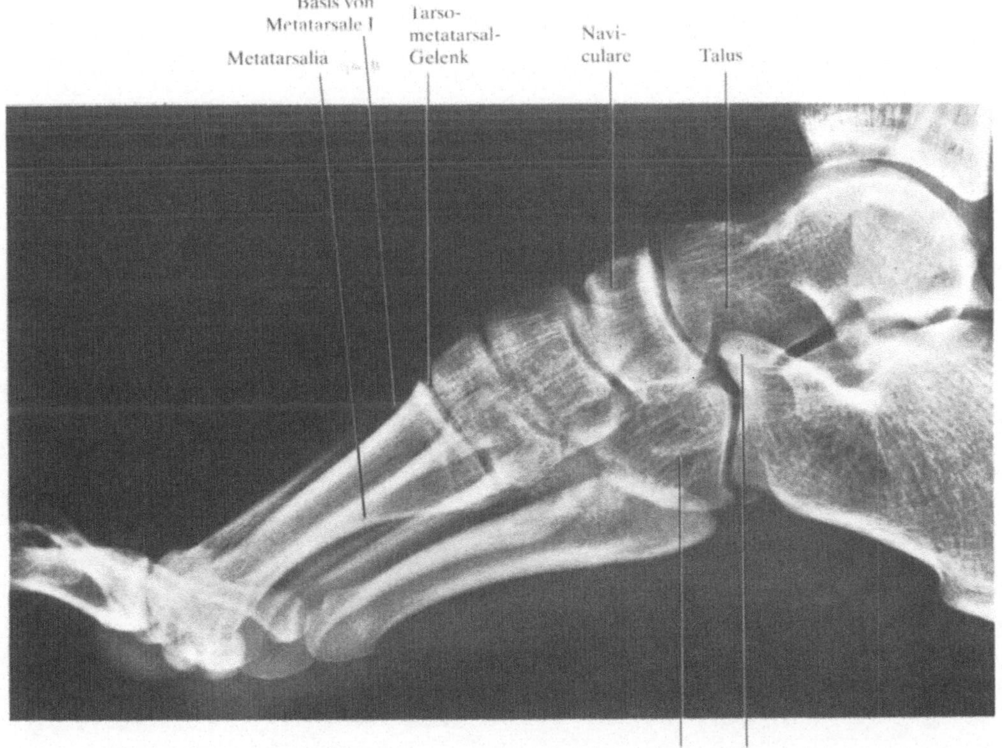

Abb. 2. Fehleinstellung einer latero-medialen Schrägaufnahme des Mittel- und Vorfußes
Die langen Mittelfußknochen überdecken sich weitgehend, statt frei übersichtlich nebeneinander zu stehen. Der Taluskopf verschattet die Fersenbeinspitze.
Die Mittelfußgelenke und -knochen überdecken sich ganz erheblich

Die Gelenke der kleinen Mittelfußknochen überdecken sich und sind nicht „durchschaubar".

Ursache:
Der Vorfuß lag offenbar zu hoch bzw. auf zu hohem Keilkissen, so daß der Zentralstrahl schräg von vorne, also von distal her einfiel.

Korrektur:
Entsprechend.

Wiederholung der Aufnahme

Fehleinstellung 1 mit ineinanderprojizierten langen Mittelfußnochen muß repetiert werden.
Fehleinstellung 2 nur bei zu starker „Verprojizierung".

Aufnahmetechnik bei Zimmer-Brossy
Einstellungs-Nr. 139 (2. Aufl.), 170 (3. Aufl.).

Zehen: dorso-plantare Aufnahme

Erkennungsmerkmale der richtigen Einstellung (Abb. 1)

A. Alle Zehen stellen sich gut belichtet und in ganzer Länge mit all ihren Gliedern und Interphalangealgelenken dar.

B. Zwei benachbarte Zehen dürfen sich nicht überschneiden.

Häufige Fehler und ihre Ursache bzw. Behebung

1. Abgekrümmte Zehen (ein häufiger Fehler!) erlauben die Diagnose einer Fraktur oder eines Knochenprozesses nicht. **(Abb. 2)**.

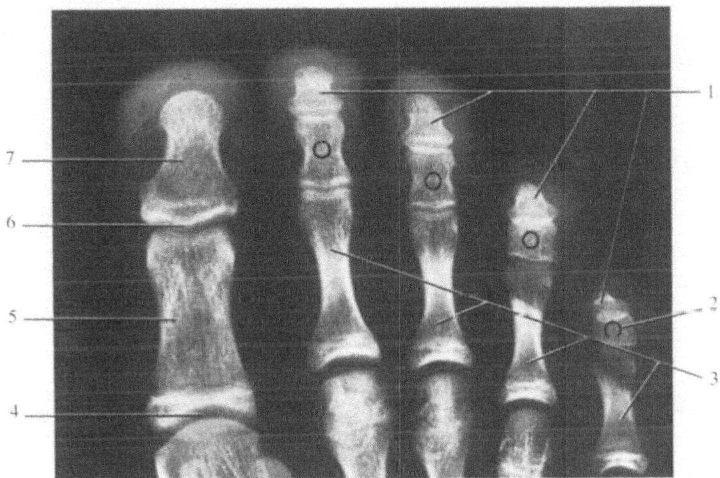

Abb. 1. Dorso-plantare Aufnahme der Zehen, richtige Einstellung

1 Endglieder
2 Mittelglieder (Kreismarkierung)
3 Grundglieder
4 Großzehengrundgelenk
5 Großzehengrundglied / *Hallux*
6 Großzehenendgelenk
7 Großzehenendglied

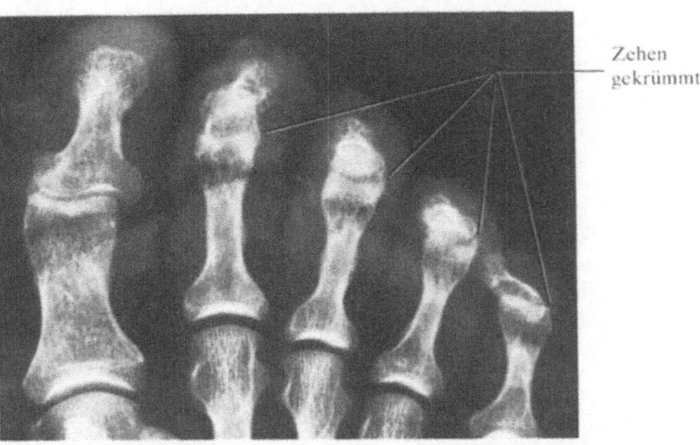

Abb. 2. Fehleinstellung einer dorso-plantaren Zehenaufnahme

Korrektur:
Die Zehen sind auf ein Keilkissen zu lagern und dadurch zu strecken bzw. vom Film abzuheben.

2. Überschneidung einzelner Zehen.

Ursache:
Engstellung dieser Zehen und deren physiologische Krümmung.

Korrektur:
Durch Einschieben von Wattebüscheln zwischen die Zehen werden diese voneinander gespreizt, so daß es keine Überdeckung mehr geben kann.

Wiederholung der Aufnahme

Bei Fehler 1 und 2 ist die Repetition nötig.

Aufnahmetechnik bei Zimmer-Brossy
Einstellungs-Nr. 140 (2. Aufl.), 171 (3. Aufl.).

Lungen

Lungenaufnahme bzw. Thoraxaufnahme: dorso-ventral

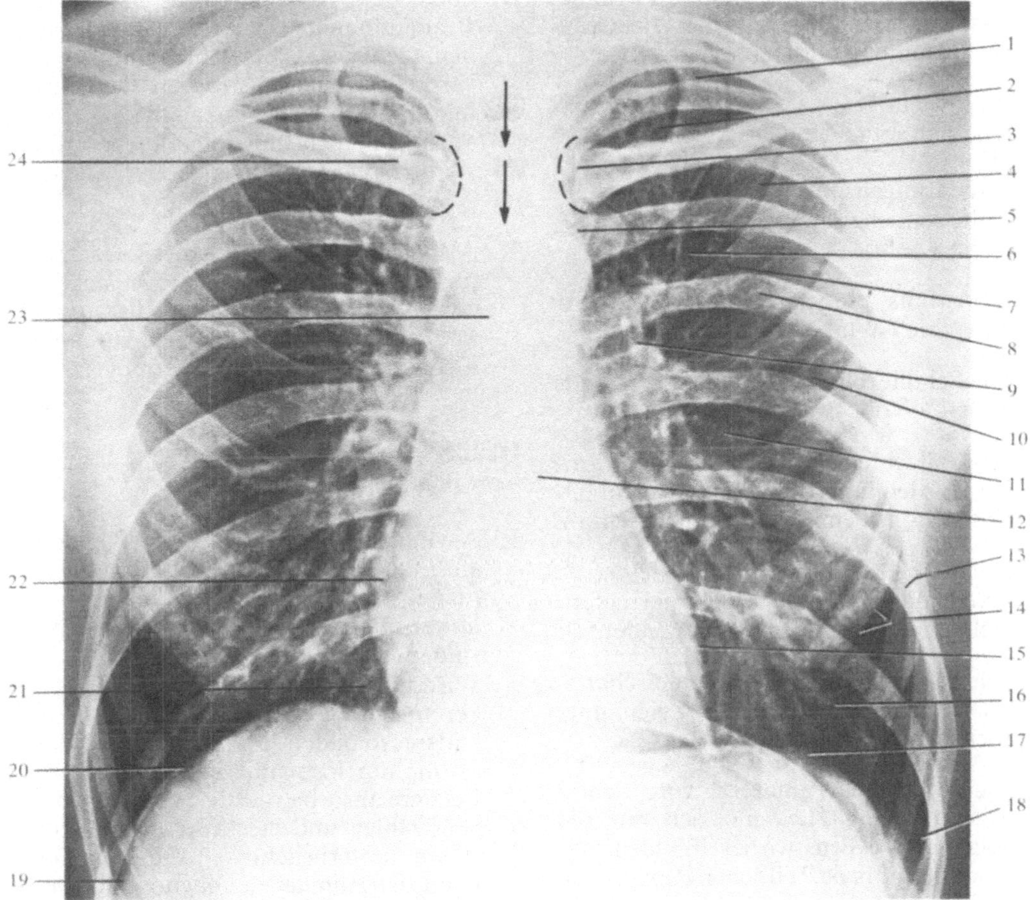

Abb. 1. Lungenaufnahme, dorso-ventral, richtige Einstellung

1 Erste Rippe links / *Costa I*
2 Spitzenfeld der Lunge / *Apex pulmonalis*
3 Schlüsselbeinkopf (gestrichelt), Abstand rechts und links gleich weit von der Medianlinie (↓)
4 Infraclavicularzone
5 Aortenknopf
6 Oberfeld der Lunge
7 2. Rippe (vorderer Teil, nahe Knorpel-Knochen-Grenze)
8 7. Rippe (Rückenabschnitt)
9 Lungenwurzel / *Hilus*
10 Mittelfeld der Lunge
11 Lungenzeichnung („Strangzeichnung")
12 Herz / *Cor*
13 Rippenunterkante
14 Brustmuskulatur / *Musculus pectoralis*
15 Linker Herzbogen
16 Unterfeld der Lunge
17 Zwerchfell links / *Diaphragma*
18 Zwerchfell-Thorax-Winkel, links / *Sinus phrenico-costalis*
19 Zwerchfell-Thorax-Winkel, rechts / *Sinus phrenico-costalis*
20 Zwerchfell rechts
21 Herz-Zwerchfell-Winkel / *Sinus phrenico-cardialis*
22 Rechter Herzbogen
23 Gefäßband des Herzens / *Aorta*
24 Schlüsselbein rechts / *Clavicula*

Erkennungsmerkmale der richtigen Einstellung (Abb. 1)

A. Das Thoraxskelet ist absolut symmetrisch dargestellt, falls keine Wirbelsäulenkrümmung vorliegt.

B. Alle wichtigen Lungenabschnitte sind auf dem Film eindeutig sichtbar, d.h. also
die Lungenspitzen
die seitliche Thoraxwand
die Thorax-Zwerchfell-Winkel.

C. Der Sinus phrenico-costalis (Thorax-Zwerchfell-Winkel) ist nicht verdeckt.

D. Die Schulterblätter bilden sich beidseits außerhalb des Brustkorbes ab.

E. Die Spitzenfelder sind in möglichst großer Ausdehnung „einschaubar" und bilden sich größenmäßig symmetrisch ab.

F. Der mediale Teil beider Spitzenfelder erscheint nicht einseitig verschattet, sofern nicht ein Kropf (Struma) vorhanden ist.

G. Alle Lungenpartien zeigen eine scharfe, also nicht verwaschene Zeichnung, ebenso das Rippengitter.

H. Die Röntgenaufnahme ist dann richtig belichtet **(Abb. 2),** wenn sich nur die obersten 3–4 Brustwirbel abbilden und wenn der dorsale Teil jener Rippen, die in den linken Herzbogen einstrahlen, sich im Herzschatten nach 2–3 cm „verliert", d.h. nur eine kurze Strecke sichtbar bleibt. Man vergleiche auch die Ausführungen unten unter Fehler.

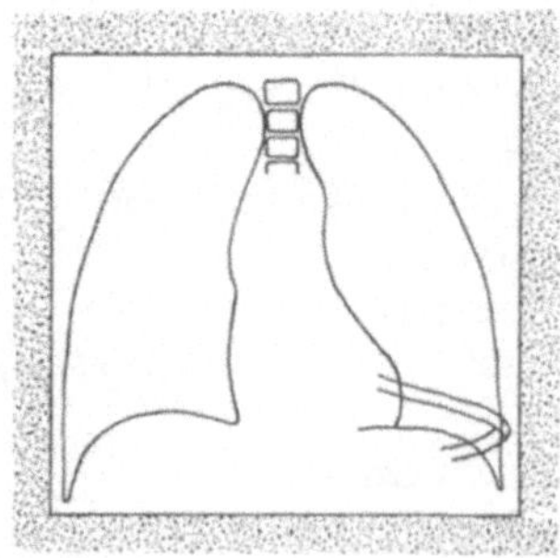

Abb. 2. Lungenaufnahme, normale Belichtung und Einstellung (vgl. Abb. 5)

J. Der eben erwähnte „Typ" einer richtigen Lungenaufnahme wird heute nicht mehr allgemein anerkannt, obwohl er noch viele Anhänger hat. Die „Hartstrahlaufnahme" hat sich gerade auf dem Gebiete der Lungendiagnostik weit verbreitet, einerseits wegen der informationswichtigen Lungendetails, die auch in Knochenüberlagerungen erfaßt werden, und andererseits wegen der z.T. geringeren Strahlenbelastung.

K. Als wichtiger Punkt ist die Kurzzeitexposition hervorzuheben. Sie ist stets anzuwenden, damit auch ein kurzatmiger Patient oder ein Kind eine Aufnahme nicht zu „verschnaufen" vermögen.

Häufige Fehler und ihre Ursache bzw. Behebung

1. Asymmetrische Haltung des Patienten am Lungenstativ erschwert die Lungendiagnostik, weil dann die rechte und die linke Lungenhälfte verschieden belichtet sind.
   Wird nämlich die eine Thoraxseite stärker angepreßt bzw. komprimiert als die andere, so bildet sie ein dünneres Objekt als die nur lose anliegende Gegenseite. Letztere absorbiert also viel mehr Röntgenstrahlen und erscheint dementsprechend unterbelichtet **(Abb. 3).** Dies kann zu irrtümlichen Diagnosen führen. Denn eine Helligkeitsdifferenz zwischen rechts und links ist an sich klinisch bedeutungsvoll und ein pathologisches Zeichen.
   Ein weiterer und folgenschwerer Irrtum bei asymmetrischer Haltung des Patienten kommt bei sehr jungen Mädchen vor, wenn sie ihre Brustknospe während der Aufnahme einseitig anpressen, während die der Gegenseite nicht anliegt und sich deshalb als rundliche Verschattung abbildet: so wie ein Lungeninfiltrat!
   Asymmetrische Haltung des Patienten ist auf dem Röntgenbilde **(Abb. 3)** leicht zu erkennen an der Projektion der Schlüsselbeinköpfe am Sternum; der eine ist vollständig frei projiziert, der andere fällt in den Wirbelsäulenschatten und wird verdeckt.

Korrektur:
Der Patient muß seine Brustwand beidseits gleichmäßig an die Filmkassette anpressen.

2. Schneidet der obere Filmrand die Kuppe der Spitzenfelder ab, so stellen sich wichtige Teile der Lunge nicht dar **(Abb. 4a).**

Ursache
ist einerseits das Hochziehen beider Schultern, andererseits ungenügendes Strecken des Halses (der Unterkiefer wurde nicht weit genug über den oberen Kassettenrand hinaus nach vorne geschoben).

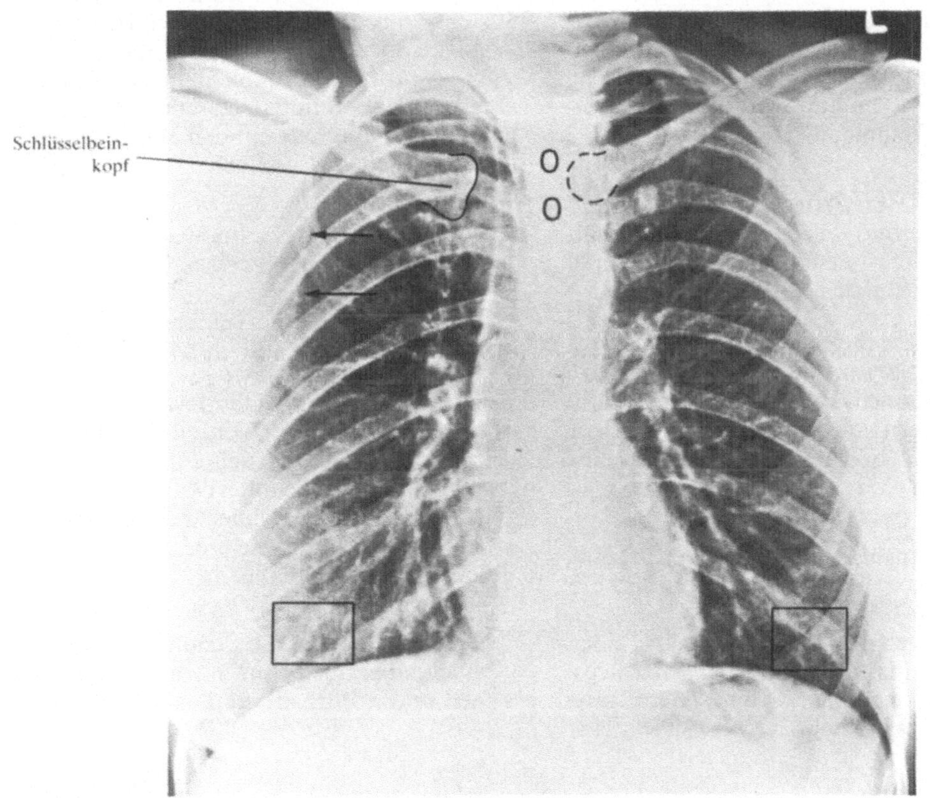

Abb. 3. Fehleinstellung einer dorso-ventralen Lungenaufnahme
Korrespondierende Lungenabschnitte (Quadrate) zeigen rechts und links eine ungleich dichte Verschattung. Diese Differenz kommt durch asymmetrische Lagerung des Patienten zustande.
Die Patientin preßte während der Aufnahme bei geringer Schräghaltung des Körpers die linke Brust stärker an den Film als die rechte. Die Quadrate zeigen starke Lichtdurchlässigkeit links und tiefe Verschattung durch die Mamma rechts.
Auf dem Bild tritt das Sternoclavicular-Gelenk rechts deutlich hervor, sogar das Manubrium sterni, während der Schlüsselbeinkopf links (gestrichelte Linie) stark nach medial hineinragt und sogar den Wirbelsäulenschatten überlagert.
Man achte bei der Beurteilung stets darauf, ob die Brustwirbelsäule nicht etwa gekrümmt ist; denn bei jeder Skoliose kommt es zu asymmetrischer Darstellung der Brustbein-Schlüsselbein-Gelenke.
Die beiden (eingezeichneten) Ovale entsprechen den orthograd getroffenen Dornfortsätzen der oberen Brustwirbel. Das Schulterblatt links liegt ordnungsgemäß außerhalb des Thorax, während bei dieser Schrägstellung des Patienten die rechte Scapula (←) die seitlichen Abschnitte des rechten Ober- und Mittelfeldes verdeckt, so daß diese Lungenpartien sich der Beurteilung entziehen

Es handelt sich übrigens um einen Fehler, der besonders oft kleingewachsenem Röntgenpersonal unterläuft.

Korrektur:
Schultern bei der Aufnahme stark hängen lassen (nicht hochziehen) (vgl. Abb. 6) und Kinn über den Film weit vorschieben.

3. Schneidet der seitliche Filmrand die laterale Thoraxwand ab **(Abb. 4b),** oft wegen zu schmalen Filmformats, so wird der so wichtige Thorax-Zwerchfell-Winkel (Sinus phrenico-costalis) nicht abgebildet. Eine alte oder eine kleine frische Brustfellentzündung wird auf einer solchen Aufnahme übersehen.

   Korrektur:
   Man muß den Patienten so stellen, daß der rechte und der linke Kassettenrand noch seitlich vorstehen und die Blende nicht abschneiden.

4. Ein „abgeschnittener" Sinus **(Abb. 4c)** resultiert bei verschobener Filmkassette oder zu kleinem Filmformat (dies häufig bei Kindern) oder, was noch häufiger vorkommt, bei zu tiefer, forcierter Einatmung.

   Korrektur:
   Bei zu kleinem Filmformat oder bei einseitig verschobener Filmkassette ist die Korrektur einfach.
   Die richtigen Atemkommandos bei einer Lungenaufnahme lauten: „Einatmen/ausatmen/einatmen/Stopp/Atem anhalten", und nicht etwa: „Tief einatmen/tief ausatmen/tief einatmen/Stopp/Atem anhalten", ein häufiger Fehler! Man vergleiche Position 9c.

5. Beidseitige Verdeckung des Sinus phrenico-costalis **(Abb. 4c)** ist ebenso unstatthaft wie die eben beschriebene einseitige. Der Zwerchfell-Thorax-Winkel ist bei der Beurteilung der Aufnahme besonders wichtig.

   Ursache:
   Die Verdeckung der Sinus erfolgt meistens durch hochgezogene Kleidungsstücke. Der Patient zieht die Hände und Vorderarme beim Anlehnen der Schultern an die Filmkassette unwillkürlich hoch und umgreift mit den Handflächen den seitlichen Brustkorb.

   Korrektur:
   Für eine Lungenaufnahme muß der Oberkörper von Kleidern immer vollständig frei sein.
   Der Patient muß die Rückhände hinten weit unten an die Hüften halten.

6. Verdeckung beider Oberfelder, doppelseitig **(Abb. 5)** oder einseitig **(Abb. 3)**: In den seitlichen Partien der Oberfelder verschattet das Schulterblatt oft gerade jene Partien der Lunge, welche besonders häufig von tuberkulösen Prozessen betroffen sind.

   Korrektur:
   Der Patient muß die Schultern hängen lassen, aber auch stark nach vorne nehmen und kräftig an die Kassette anleh-

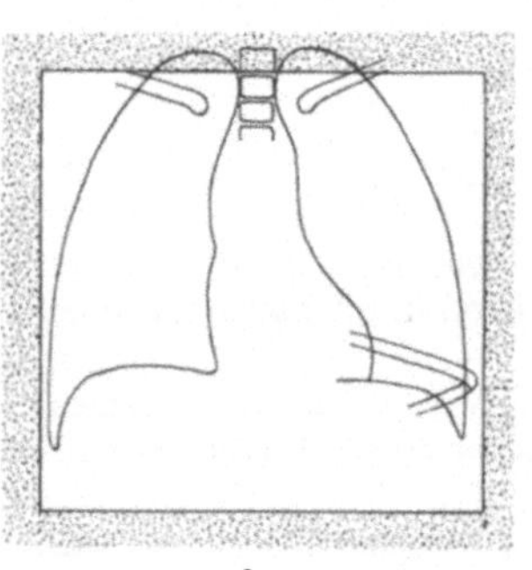

a

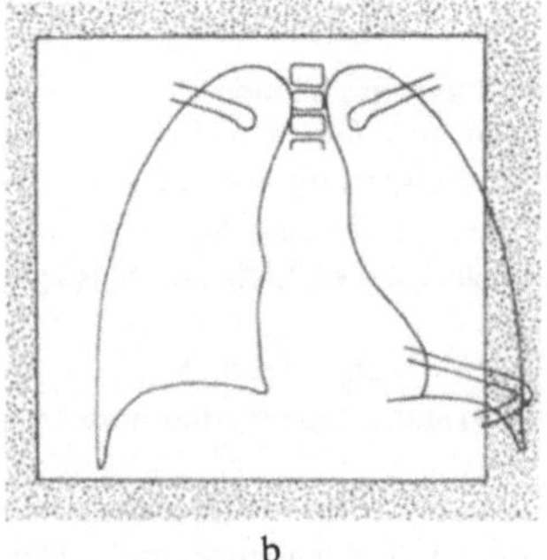

b

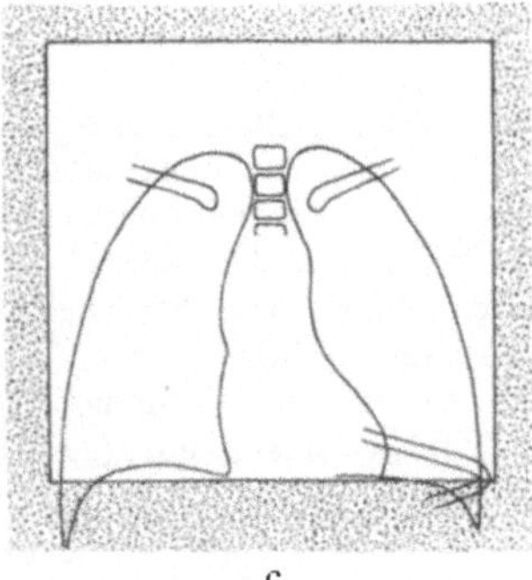

c

Abb. 4. Fehleinstellungen einer dorso-ventralen Lungenaufnahme
a) „Abgeschnittene" Spitzenfelder
b) „Abgeschnittene" seitliche Thoraxwand (einschließlich des Sinus phrenico-costalis links)
c) „Abgeschnittener" Sinus phrenico-costalis beidseits

nen. Die Ellbogen müssen ebenfalls ganz nach vorne genommen werden, und die Handrücken, also nicht die Handflächen, müssen hinten den Hüften anliegen. Bei dieser Haltung rutschen beide Schulterblätter dem Brustkorb entlang seitlich nach vorne, und geben die Lungenober- und -mittelfelder für die Aufnahme frei.
Bei dieser Stellung bilden sich auch die Spitzenfelder groß und gut „einschaubar" ab.

7. Asymmetrien in der Darstellung der Spitzenfelder resultieren beim einseitigen Hochziehen einer Schulter **(Abb. 6)**.

   Korrektur:
   Symmetrisch werden die Spitzenfelder, größenmäßig, nur dann, wenn beide Schulterblätter, wie unter Position 6 besprochen, richtig gehalten werden.

8. Der mediale Teil eines Spitzenfeldes ist verschattet. Wir sprechen hier natürlich nicht von der pathologischen Verschattung des Spitzenfeldes durch eine Struma.

   Ursache:
   Asymmetrie, wie unter Position 1 beschrieben (Schlüsselbeinköpfe kontrollieren!), oder aber viel häufiger, der Patient hat seinen Kopf nach links oder nach rechts gedreht **(Abb. 6)**.

   Korrektur:
   Der Unterkiefer bzw. der Mundboden muß dem oberen Kassettenrand aufliegen, weit nach vorne geschoben und absolut gerade gehalten werden.

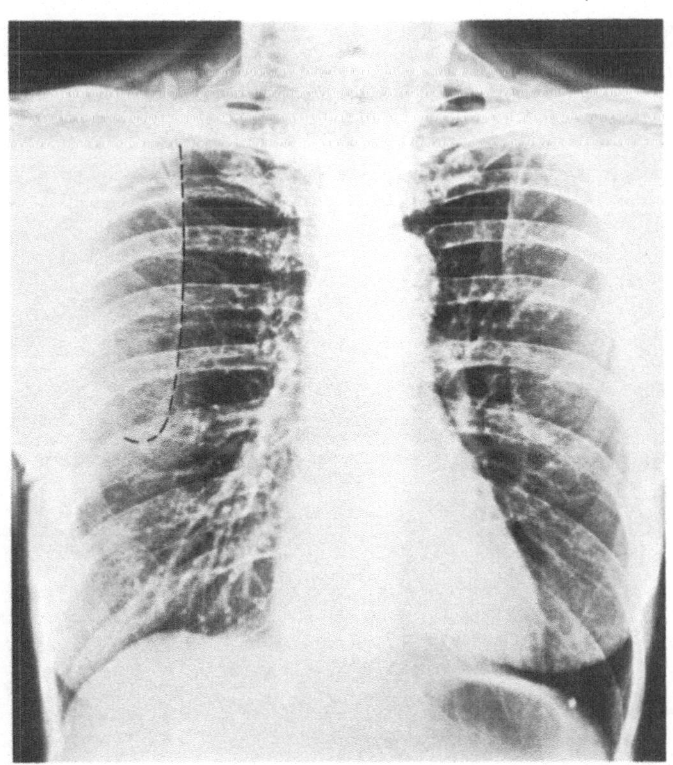

Abb. 5. Fehleinstellung einer dorso-ventralen Lungenaufnahme

Die Schulterblätter (medialer Scapularand auf der rechten Seite = gestrichelt) verdecken doppelseitig die seitlichen Partien der Lungenfelder, also Zonen eines häufigen Sitzes tuberkulöser Verschattungen.
Man erkennt auf diesem Bilde auch deutlich die für diese Fehleinstellung verantwortliche Ursache: die Schlüsselbeine liegen nicht horizontal, sondern „ziehen" lateral nach oben, waren also als „hochgezogene" Schultern während der Aufnahme dem Film eng angeschmiegt

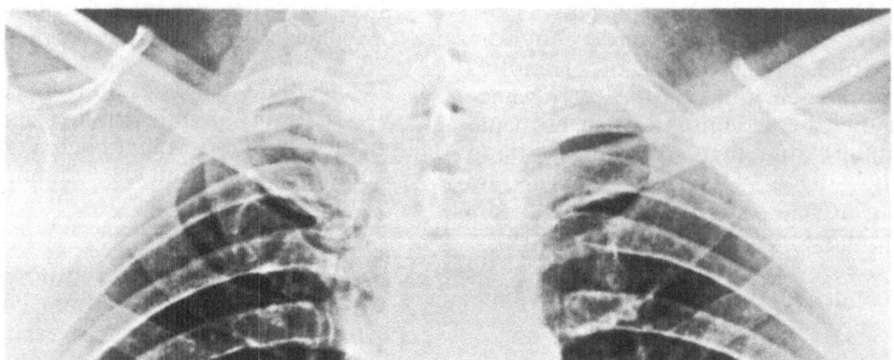

Abb. 6. Fehleinstellung der Spitzenfelder auf einer dorso-ventralen Lungenaufnahme

Die Schlüsselbeine sind beidseits zu stark nach lateral ansteigend, statt symmetrisch horizontal verlaufend. Die Clavicula rechts zieht so steil nach oben, daß die rechte Lungenspitze komplett verschattet erscheint. Die linke ist übrigens auch nur knapp abgebildet.

Wie unter Position 8 beschrieben, hat der Patient seinen Kopf bei der Aufnahme nach rechts gedreht gehalten und stand auch leicht schräg

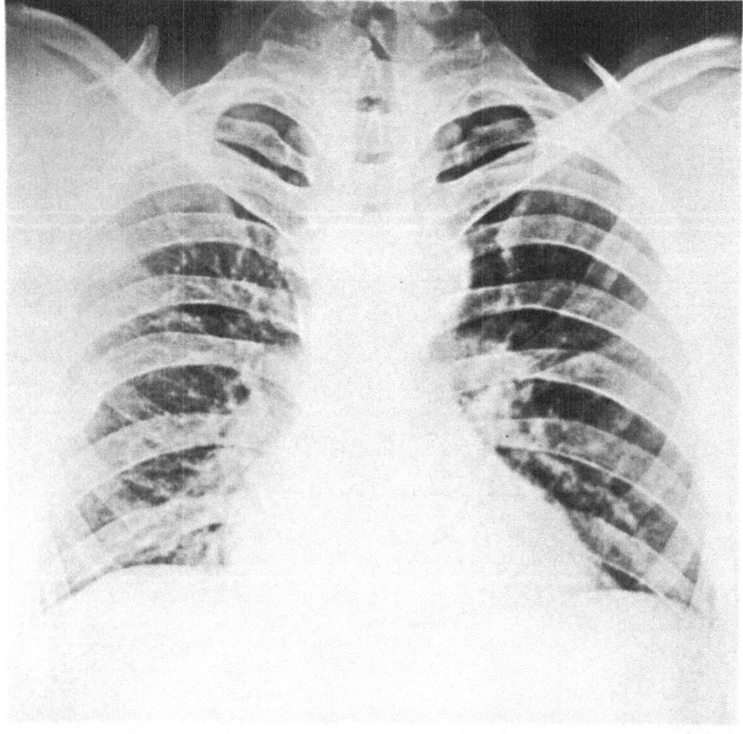

Abb. 7a und b. Fehlaufnahme und richtiges Bild der Lunge beim gleichen Patienten

Abb. 7a: Massive Verschattungen und Trübungen beider Lungenunterfelder und breite Herzsilhouette bei Zwerchfellhochstand.

Die Aufnahme a wurde bei Exspiration angefertigt statt, wie die gute Aufnahme b, bei Inspiration.

9. Unscharfe Lungenzeichnung, also verwaschene Strangzeichnung, muß genau analysiert werden:

a) Verwaschene Zeichnung in den Lungenobergeschossen (Spitzen- und Oberfelder) beruht meist darauf, daß der Patient seinen oberen Brustkorb dem Film nicht gut anlagerte, dies speziell bei kurzer Fokus-Film-Distanz.

Korrektur:
Man achte darauf, daß der Untersuchte beim Einatmungskommando nicht durch Heben seines vorderen Brustkorbes vom Film abrückt.

b) Sind alle Lungenfelder unscharf, einschließlich der Rippen, so hat der Patient entweder das Kommando zum Atemstillstand nicht befolgt und weiter geatmet oder sich mit dem Oberkörper gesamthaft bewegt. In letzterem Falle ist auch die Wirbelsäule unscharf (nicht nur die Rippen).

c) Unscharfe Strangzeichnung in den Untergeschossen, in Kombination mit verwischten Zwerchfellkonturen spricht für Aufnahme der Lunge bei atmendem Patienten.
Dabei sind zwei Möglichkeiten gegeben: Entweder hat der Untersuchte während der Exposition tatsächlich geatmet und damit auch das Zwerchfell bewegt (sei es weil er das Kommando nicht begriffen hat, sei es weil es mit ihm nicht genügend einexerziert wurde) oder — was viel häufiger ist — die Aufnahme wurde im falschen Moment ausgelöst.

Korrektur:
Nach dem üblichen Kommando („einatmen, ausatmen, einatmen, Stopp, nicht

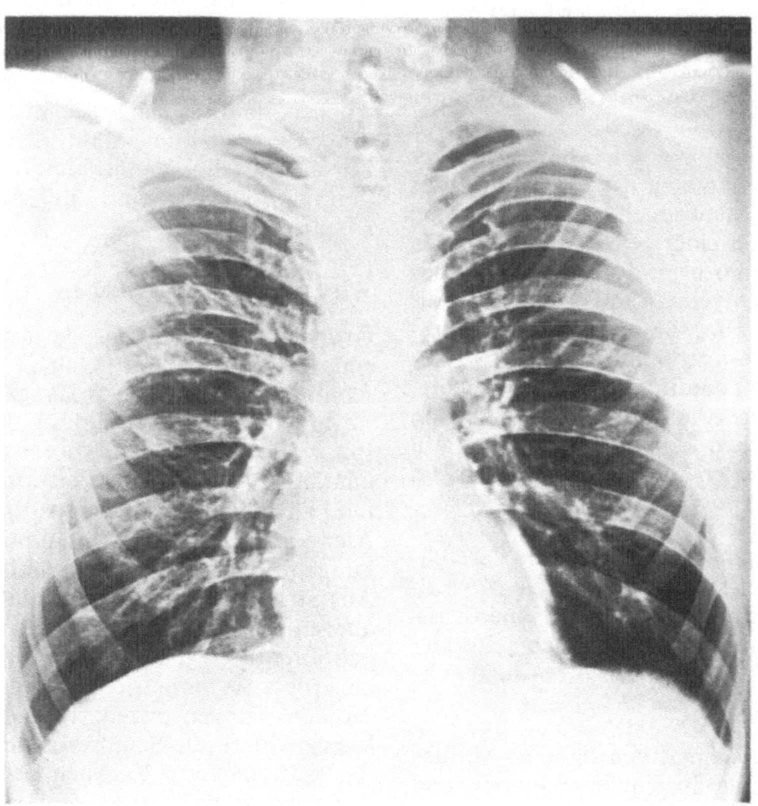

Abb. 7b: Die Einatmung ist erkennbar an dem Tieferrücken der Zwerchfelle, wodurch die Lungenunterfelder lufthaltiger und damit lichtdurchlässiger werden.
Die Herzsilhouette erscheint dann auch nicht verbreitert wie in Abb. 7a

mehr atmen") darf man nie sofort auf den Auslöserknopf drücken. Man muß einem schwerfälligen Patienten Zeit lassen, das Kommando zu erfassen und es dann auszuführen. Zu beachten ist auch, daß, wenn ein Patient den Atem anhält, die Zwerchfelle noch etwas nachschwingen und ihre Bewegung auch den Lungenunterfeldern mitteilen. Also: nach Ende des Kommandos warte man mit der Auslösung der Exposition noch ca. 2 Sekunden!

10. Die normale, übliche Belichtung einer Lungenaufnahme wurde oben unter Position H dargelegt. Über die sog. Hartstrahlaufnahme ist unter J (S. 178) bereits gesprochen worden. Sie hat viele Anhänger.
Wichtig ist, daß jede Abweichung von der Normalaufnahme von einer Röntgenassistentin erkannt wird.

11. Aufnahmen bei falscher Atemphase können zu folgenschweren Fehldiagnosen führen. Man vergleiche die Ausführungen über die Atemkommandos unter Position 9c.
Bei der Aufnahme von **Abb. 7a** hat der Patient im Moment der Exposition statt eingeatmet, weitgehend ausgeatmet. Beide Unterfelder sind daher durch den Zwerchfellhochstand verschattet; das Bild täuscht eine Lungenstauung vor, zumal die Herzsilhouette, ebenfalls wegen des Zwerchfellhochstandes, quergestellt und damit vergrößert erscheint. Die richtige Aufnahme in Inspiration beim gleichen Patienten zeigt einen absolut normalen Lungenbefund **(Abb. 7b)**.

12. Eine zu tiefe Inspiration führt ebenfalls zu Fehldiagnosen, da dann die Zwerchfelle so tief stehen, daß deren Muskelansätze sichtbar werden und eine Brustfellentzündung (pleuritische Verklebung des Sinus phrenico-costalis) vortäuschen.

13. Schon manchmal wurde eine diffuse Verschattung in einem Spitzen- und Oberfeld fälschlicherweise als Lungeninfiltrat gedeutet.
Geflochtene Haare müssen über den Kopf hochgebunden werden. Im freien Röntgenlicht, also neben dem Hals, werden Zöpfe komplett durchschlagen und bilden sich darum nicht ab, hingegen stellen sich diese innerhalb einer strahlenabsorbierenden Zone, z.B. der Lunge oder der Rippen, als diffuse Verschattung dar, so daß es leicht zur obengenannten Fehldiagnose „Lungeninfiltrat im Spitzen- und Oberfeld" kommt.

Zusätzliche Bemerkungen zur Aufnahmetechnik

Das Bild soll bei einer Fokus-Film-Distanz von 2 m, Teleaufnahmen bei einer solchen von mindestens 150 cm, aufgenommen werden.
Jeder Patient, vor allem aber auch Kinder, muß einen Bleischurz im Gebiet der Lendenwirbelsäule tragen. Außerdem ist stets stark einzublenden.
Die Röntgenassistenz muß den Arzt vor der Beurteilung der Aufnahme auf Fettgeschwülste, größere „Warzen" und kleine Tumoren der Haut des Brustkorbes wie auch auf deren Lokalisation aufmerksam machen, da diese Veränderungen Verschattungen auf dem Lungenbild ergeben können.
Zur Fragestellung eines Spontanpneumothorax fertigt man die Lungenaufnahme in Exspiration an.

Wiederholung der Aufnahme

Grundsätzlich sollten jede asymmetrisch eingestellte (Position 1) und jede abgeschnittene (Position 2–6) Lungenaufnahme sowie jede falsche Abbildung der Lungenspitze (Position 7 und 8), vor allem auch unscharfe Aufnahmen (Position 9), solche mit Fehlbelichtung (Position 10), in falscher Atemphase (Position 11) und mit Überdekkungen (Position 12) wiederholt werden.
Aus Strahlenschutzgründen muß man sich aber eine gewisse Zurückhaltung bei der Repetition auferlegen und die Aufnahme nur bei grober Asymmetrie, abgeschnittenen Sinus oder Lungenspitzen, störenden Verdekkungen durch die Schulterblätter, unscharfen Aufnahmen und groben Fehlbelichtungen wiederholen.

Aufnahmetechnik bei Zimmer-Brossy
Einstellungs-Nr. 147 u. 148 (2. Aufl.), 178 u. 179 (3. Aufl.).

Lungen, Schrägaufnahmen, speziell auch mit Darstellung des thorakalen Speiseröhrenteiles

Schrägaufnahmen der Lungen werden durchgeführt zur Größen- und Formbestimmung des Herzens, dies, ähnlich wie die Profilaufnahme des Herzens, mit Breipassage in der Speiseröhre (Oesophaguspassage). Diese Aufnahmen sind also vor allem bestimmt zur **Herzdiagnostik.**

Die **Schrägaufnahme**, als **Übersichtsbild der Speiseröhre (Abb. 1)** innerhalb des Brustteiles, gibt nicht so selten Anlaß zu Fehleinstellungen, wenn der falsche schräge Durchmesser gewählt wird.

Die *Oesophagusdarstellung* verlangt eine Untersuchung im ersten schrägen Durchmesser, also in Fechterstellung des Patienten (rechts vorn—links hinten!). In dieser Position projiziert sich die Speiseröhre vom Halsteil bis zum Zwerchfelldurchtritt vollständig frei von Störschatten. Sie zeigt sich retrokardial, bzw. zwischen Herz und Wirbelsäule, im sogenannten Holzknechtschen Raum.

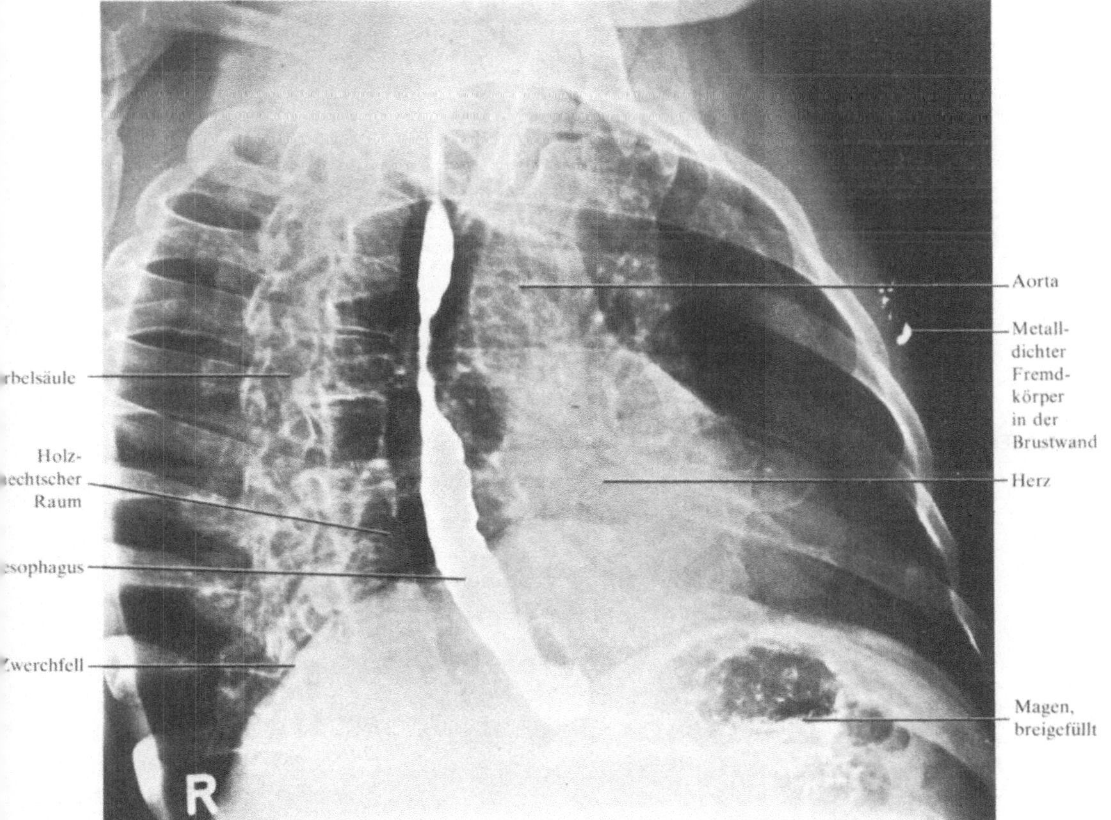

Abb. 1. Oesophaguspassage im ersten schrägen Durchmesser, richtige Einstellung in Fechterstellung

Häufige Fehler und ihre Ursache bzw. Behebung:

1. Bei falscher Stellung des Patienten, nämlich im zweiten schrägen Durchmesser (=Boxerstellung) verschwindet der Schatten des breigefüllten Oesophagus im Herzschatten **(Abb. 2)**.

   Korrektur:
   Entsprechend.

2. Bei richtiger Einstellung in Fechterstellung wird der Patient im 45–60°-Winkel gedreht. Ist die Drehung zu gering, so überdeckt die Herzsilhouette den unteren Speiseröhrenabschnitt.

   Korrektur:
   Starke Schrägdrehung des Patienten.

Aufnahmetechnik bei Zimmer-Brossy
Einstellungs-Nr. 150 und 151 (2. Aufl.), 181 und 182 (3. Aufl.).

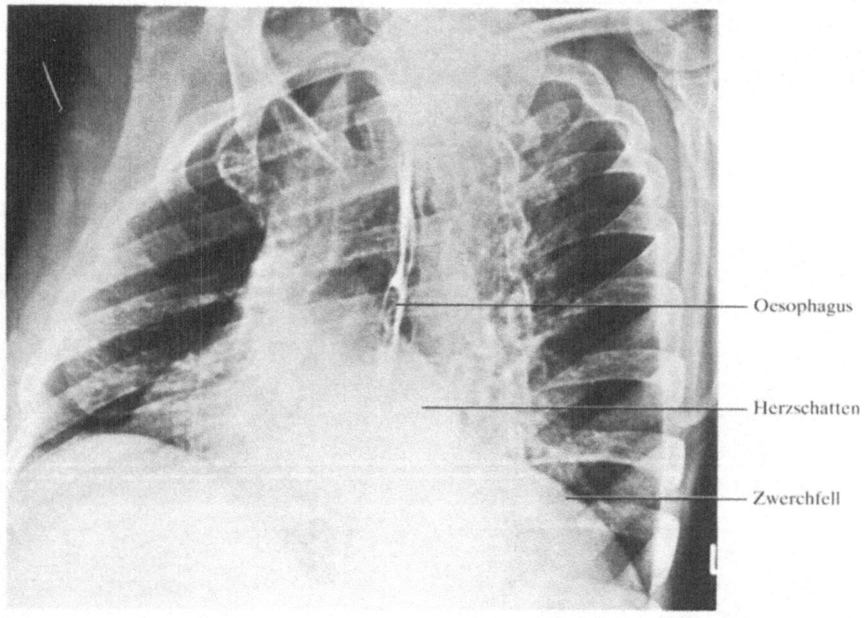

Abb. 2. Fehleinstellung einer Oesophaguspassage, nämlich im zweiten schrägen Thoraxdurchmesser

Abdomen

Röntgenaufnahmen des Abdomens und seiner Organsysteme

Während bei der Untersuchung des Skelets sehr viele Möglichkeiten einer Fehleinstellung bestehen, sind diese beim Abdomen und seinen Organen bedeutend seltener, so daß sie sich zusammengefaßt beschreiben lassen.

Abdomenaufnahmen in Bauchlage

Diese Position ist angezeigt bei der Suche nach Steinen und Verkalkungen (z.B. in der Gallenblase), bei verkalkten Lymph- und Mesenterialdrüsen, bei atypischen Blähungen, bei Vergrößerungen von Leber und Milz, bei Magen- und Darmuntersuchungen mit Kontrastmitteln und bei Gravidität (sofern die Bauchlage möglich ist). Bei Kontrastmitteluntersuchungen von Magen, Dünndarm und Dickdarm ist die Bauchlage wegen der Kompression des Bauches mit damit verbundener besserer Belichtung angezeigt.

Erkennungsmerkmale der richtigen Einstellung

A. Das Abdomen muß mitsamt den Zwerchfellkuppen abgebildet sein. Also hoch zentrieren!

B. Bei Gallenblasenkontrollen in Bauchlage muß das Abdomen rechts etwas angehoben werden. Die Aufnahmen sind bei Exspiration und absolutem Atemstillstand durchzuführen.

C. Auf Magenaufnahmen müssen die ganze Magenblase, die Zwerchfellkuppe und ein wenigstens handbreiter Teil des unteren Oesophagus dargestellt sein.

Abdomenaufnahmen in Rückenlage

Rückenlage ist angezeigt bei Kontrolle von Niere, Ureter, Harnblase und bei Verkalkungen in der Beckenlichtung (verkalkte Myome usw.).

Erkennungsmerkmale der richtigen Einstellung

A. Das Abdomen ist unterhalb der Symphyse abgebildet.

B. Die Aufnahme muß gestochen scharf sein, sonst werden die kleinen Konkremente, die in der Niere oder im Ureter vorkommen, verwaschen dargestellt und sind dann kaum sichtbar.

Abdomenaufnahmen im Stehen

Aufnahmen im Stehen sind angezeigt bei Darmverschlüssen, da sich dabei Spiegelbildungen in den Darmschlingen nachweisen lassen. Außerdem dienen sie dem Nachweis von Luftansammlungen unterhalb der Zwerchfelle, wie sie bei einer Darmperforation, bei Pneumatosis cystoides, aber auch postoperativ vorkommen.

Erkennungsmerkmale der richtigen Einstellung

A. Beide Zwerchfellkuppen sind mitabgebildet.

B. Wegen der Zwerchfelldarstellung ist absoluter Atemstillstand nötig.

Häufige Fehler bei Untersuchungen des Bauches und ihre Ursache bzw. Behebung

1. Falsche Lagerung des Patienten, so daß sich der eine oder andere der oben erwähnten wichtigen Körperabschnitte nicht darstellt.

   Korrektur:
   Entsprechend.

2. Überdeckungen mit Kleidungsstücken, Knöpfen etc.

   Ursache:
   Entweder wurde der Körper des Patienten nicht im nötigen Ausmaß von Kleidungsstücken freigemacht, oder es sind Kleidungsstücke bei Lageänderungen des Kranken auf dem Untersuchungstisch verschoben worden.

   Korrektur:
   Nach jeder Umlagerung und beim Verschieben eines Patienten, fordert man ihn auf, seinen Körper kurz anzuheben, um Kleidungsstücke zu entfernen wie auch um störende Überlagerungen durch Hautfalten zu vermeiden.

3. Auf veratmeten (auch leicht veratmeten) Aufnahmen ist ein zartes Nieren- oder Gallenblasenkonkrement nicht zu erkennen, ebensowenig die erste Skeletanlage bei einem Fetus.

   Korrektur:
   Vergleiche die Ausführungen über die richtigen Kommandos bei Lungenaufnahmen (Position 9c, S. 184).

Bemerkungen

Außer den angeführten Fehlern liegen für die Untersuchung des Bauchraumes in der täglichen Praxis nicht viele Fehlermöglichkeiten vor. Über das detaillierte einstelltechnische Vorgehen bei Abdomenaufnahmen siehe:

Aufnahmetechnik bei Zimmer-Brossy

Abdomenleeraufnahmen, Einstellungs-Nr. 165–167 (2. Aufl.), 207–209 (3. Aufl.).
Magendarmkanal, Einstellungs-Nr. 170–175 (2. Aufl.), 212–217 (3. Aufl.).
Gallenwege und Gallenblase, Einstellungs-Nr. 176–179 (2. Aufl.), 218–221 (3. Aufl.).
Nieren- und Blasensystem, Einstellungs-Nr. 180–183 (2. Aufl.), 222–225 (3. Aufl.).
Schwangerschaft, Einstellungs-Nr. 188–191 (2. Aufl.), 231–234 (3. Aufl.).

E. A. Zimmer, M. Brossy

Lehrbuch der röntgendiagnostischen Technik

für Röntgenassistentinnen und Ärzte

2., neubearbeitete Auflage. 1974. 680 Einzelabbildungen. XVI, 474 Seiten
Gebunden DM 118,–; US $ 64.90
ISBN 3-540-06427-3

2., verbesserte und erweiterte Auflage dieses Lehrbuches der Einstelltechnik für Röntgenassistentinnen und Ärzte. Auf die von der Ausbildung her bekannten physikalischen Daten sowie auf Gerätebeschreibungen wurde verzichtet zugunsten zusammenfassender Tabellen der wichtigsten Methoden und Einstellungen sowie eines zeitnahen Kapitels „Kommandos und Fragen in verschiedenen Sprachen".

Inhaltsübersicht: Allgemeiner Teil: Die Röntgenassistentin und ihr Berufskreis. Der Patient und seine allgemein-medizinische Betreuung in einem Röntgeninstitut. Die Röntgenuntersuchung, ihre Vorbereitung und Vorbedingungen. – Spezieller Teil – Einstelltechnik: Einstellungen – Skelet. Einstellungen – Innere Organe. – Spezielle Verfahren. – Bücher für Röntgenassistentinnen. – Röntgenkontrastmittel (in der Schweiz im Jahre 1972 im Handel.) – Übersicht über gebräuchliche Kontrastmittel (nach Angabe der Hersteller). – Verhaltensmaßnahmen bei Zwischenfällen und Notsituationen („Rotes Merkblatt"). – Terminologie-Sachverzeichnis

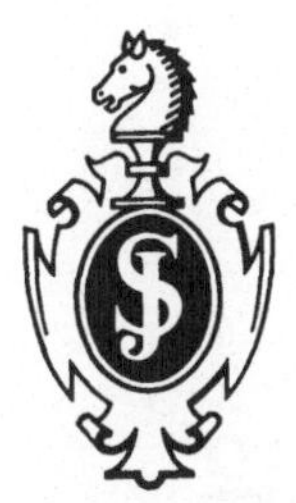

Springer-Verlag
Berlin
Heidelberg
New York

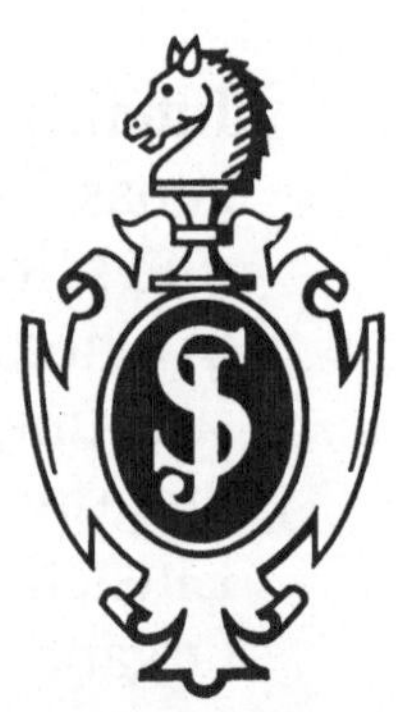